中国临床案例
ZHONGGUO LINCHUANG ANLI

临床实践与教学丛书

心血管内科病例精解

主　　编　赵水平　赵　旺　张大庆

上海科学技术文献出版社
Shanghai Scientific and Technological Literature Press

图书在版编目（CIP）数据

心血管内科病例精解 / 赵水平，赵旺，张大庆主编 .
上海：上海科学技术文献出版社，2024. --（中国临床
案例）. -- ISBN 978-7-5439-9147-7

Ⅰ. R54

中国国家版本馆 CIP 数据核字第 2024HB8028 号

策划编辑：张　树
责任编辑：应丽春
封面设计：李　楠

心血管内科病例精解

XINXUEGUAN NEIKE BINGLI JINGJIE

主　　编：赵水平　赵　旺　张大庆
出版发行：上海科学技术文献出版社
地　　址：上海市淮海中路 1329 号 4 楼
邮政编码：200031
经　　销：全国新华书店
印　　刷：河北朗祥印刷有限公司
开　　本：787mm×1092mm　1/16
印　　张：22.5
版　　次：2024 年 7 月第 1 版　2024 年 7 月第 1 次印刷
书　　号：ISBN 978-7-5439-9147-7
定　　价：158.00 元

http://www.sstlp.com

《心血管内科病例精解》
编委会名单

主 编

赵水平　中南大学湘雅二医院

赵　旺　中南大学湘雅二医院

张大庆　中国医科大学附属盛京医院

副主编

王　琦　中国医科大学附属第四医院

陈雅琴　中南大学湘雅二医院

曹立芳　中南大学湘雅二医院

编 委

（以姓氏拼音为序）

蔡永旭　大连医科大学附属第二医院

曹园园　中南大学湘雅二医院

戴如春　中南大学湘雅二医院

范庆坤　武汉亚洲心脏病医院

郭远林　中国医学科学院阜外医院

郭志刚　南方医科大学南方医院

李　斌　中国医科大学附属盛京医院

李忠艳　大连医科大学附属第二医院

刘　娜　中南大学湘雅二医院

刘思含　中国医科大学附属第四医院

刘伊丽　南方医科大学南方医院

罗　俊　中南大学湘雅二医院

欧阳明祈　中南大学湘雅二医院

沈　莉　中南大学湘雅二医院

史　瑾　中国医科大学附属盛京医院

宋　玮　大连医科大学附属第一医院

苏剑瑶　中国医科大学附属盛京医院

汪道文　华中科技大学同济医学院附属同济医院

王　帅　中南大学湘雅二医院

王　雨　中国医学科学院阜外医院

王国锋　中国医科大学附属第四医院

王俐达　大连医科大学附属第二医院

王莉芬　大连医科大学附属第二医院

王晓波　大连医科大学附属第二医院

王晓梅　大连医科大学附属第二医院

王晓文　中南大学湘雅二医院

王轶童　大连医科大学附属第一医院

吴陈璐　中南大学湘雅二医院

吴平生　南方医科大学南方医院

伍　莎　中南大学湘雅二医院

邢　钰　郑州大学第一附属医院

颜　冰　中国医科大学附属第四医院

杨翠绮　南方医科大学南方医院

杨斯琪　中南大学湘雅二医院

于　勤　大连大学附属中山医院

张　坡　中国医科大学附属盛京医院

张　英　大连医科大学附属第一医院

张绘莉　上海交通大学医学院附属第九人民医院

张绍真　中南大学湘雅二医院

张湘瑜　中南大学湘雅二医院

张真路　武汉亚洲心脏病医院

周　宁　华中科技大学同济医学院附属同济医院

周　游　上海交通大学医学院附属第九人民医院

朱　宁　大连医科大学附属第二医院

主编简介

赵水平，1992年2月获荷兰莱顿大学博士学位。中南大学湘雅二医院心血管内科一级主任医师，教授，博士生导师，国务院认定有突出贡献专家。兼任国际动脉粥样硬化学会亚太地区执行委员，中华医学会心血管病学分会第十一届委员会合作工作委员会副主任，中华预防医学会心脏病控制与预防专业委员会副主任委员，中国医促会动脉粥样硬化血栓性疾病专业委员会副主任委员。曾兼任中南大学湘雅二医院心血管内科主任（1997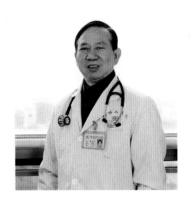—2014年），中南大学血脂与动脉粥样硬化研究所所长（2009—2014年），中华医学会心血管病学分会常务委员（2006—2012年）。曾被卫生部评为全国有突出贡献的中青专家（2007年度）。

获国家级、部省级科研基金31项（含国家自然科学基金7项），获部省级科研成果奖19项。主编学术专著40部。在SCI收录的国际英文期刊上发表科研论文212篇。培养博士和硕士研究生共计110名。

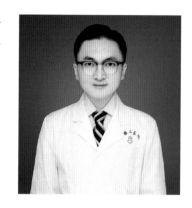

赵旺，医学博士，中南大学湘雅二医院心血管内科副主任医师，副教授，硕士生导师。现兼任湖南省预防医学会心脏病预防与控制专业委员会常务委员兼秘书，中国中西医结合学会心血管疾病专业委员会青年委员。

主要从事血脂异常、高血压、冠心病、心肌病等心血管疾病的临床诊断与治疗工作。主编《中国血脂学》《血脂血压科学管理手册》《胆固醇往事新传》等专著，参编学术著作10余部，发表学术论文20余篇，其中以第一/通讯作者发表SCI论文10余篇，主持国家自然科学基金、湖南省自然科学基金等科研课题3项，作为主要完成人之一获湖南省科学技术进步奖一等奖、辽宁省科学技术进步奖二等奖和湖南医学科技奖一等奖。

主编简介

张大庆，医学博士，主任医师，中国医科大学附属盛京医院心内科教授，博士生导师，师从赵水平教授。2007—2009年在美国TEMPLE大学医学院接受博士后训练，指导老师Wang Hong教授。兼任国家心血管病专家委员会心血管与代谢疾病中心专家委员会委员，中国医师协会心血管内科医师分会动脉粥样硬化工作委员会专业委员，中国医师协会检验医师分会心血管专家委员会委员，中国药理学会药源性疾病学专业委员会委员，国家卫健委住院医师规范化培训结业考核题库建设专家及辽宁省住院医师规范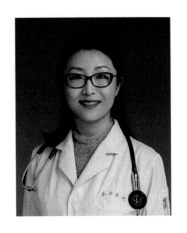化培训专家咨询组成员，辽宁省首席科学传播专家，辽宁省医学会医疗鉴定专家库成员，辽宁省医学会内科学分会副主任委员，辽宁省细胞生物学学会心血管代谢医学与细胞学研究专家委员会主任委员等。

长期从事血脂及代谢性风险因素与动脉粥样硬化性心血管疾病的基础及临床研究工作。临床方向主要关注心血管代谢相关疾病、心力衰竭、心律失常及心内科疑难重症的诊治。主持国家自然科学基金1项，部级课题2项，省级课题4项，横向课题3项，院内课题1项。以第一作者和通信作者身份发表论文60余篇，主要研究成果发表在*Circulation*、*Circulation Research*、*Diabetes*等国际著名杂志，发表SCI论文总影响因子达140余分，主编《中国血脂学》及参编、参译10余部著作，参与撰写心血管领域行业规范共识10余部。主持获得辽宁省自然科学学术成果奖一等奖和辽宁省科学技术进步奖二等奖。参与录制的《诊断学》中文和英文慕课均被评为辽宁省一流课程。获得中国医科大学优秀教师荣誉称号。

前　言

心血管疾病是危害人类健康最主要、最常见的疾病。近几十年来临床医学与基础研究、工程学科等有机结合，促进了心血管专业的迅速发展，从整体上提升了心血管疾病的诊治水平。云计算、大数据和人工智能等高新科技为医学模式带来了革命性改变，但也使现代医学面临诸多挑战。医学是以人为本的学科，具有复杂性、不确定性、群体性和个性化等特点。作为临床医生，如何从各种表像中剥茧抽丝，快速找到疾病的真相，并给予正确处理，既是一个长期训练的过程，也是一门终身的必修课。

我们邀请了全国十余家知名三甲医院的心血管疾病专家，认真整理其临床工作中亲自诊治过的少见、疑难或典型病例，并结合文献资料，系统介绍包括心肌、心脏结构、心脏传导系统、心包、动脉、静脉、肺循环、脂代谢异常、免疫炎症及肿瘤和药物治疗相关等32个心血管系统的精彩临床病例。为了充分还原病例的诊疗过程，各位编者投入了大量的精力和时间收集原始资料，分享自己及团队的诊疗经验，并紧跟国内外最新学术进展，反复修正，将每个病例的真实诊疗思路完整而有序地呈现给读者，供大家借鉴和讨论。虽然本书可能有不完美之处，亦或是仁者见仁、智者见智，但期望读者能从此书中感受到临床诊疗的魅力，领略到各位专家独到见解及宝贵经验。相信该书不仅可以增加临床医生对某些少见、疑难疾病的全面认识，亦可激发临床医生探究疾病的兴趣，从而进一步拓展临床思维，提升诊治能力，以更好地为广大心血管疾病患者服务。

医路漫漫，学无止境！每一位临床医生在繁重的临床诊疗过程中，应该不断学习、不断积累、不断探索，这样才能促进医学的可持续性发展。仅以此书献给各位同道，我们一起共勉前行！

编　者

2024年1月20日

目　录

病例1

核纤层蛋白基因突变性扩张型心肌病
并发严重心律失常

一、概述

核纤层蛋白（LMNA）基因定位于染色体1q21，由12个外显子组成，编码核纤层蛋白A/C。该基因突变引起细胞核结构的改变，致使相互作用蛋白的定位与表达错误，继而造成多种不同细胞信号通路的激活及基因表达的改变，可造成心肌变性，并使窦房结和心脏传导系统功能受损。临床表现为心脏扩大、病态窦房结综合征和心电传导阻滞。

本例患者为52岁男性，以活动后气促起病，心动过缓，并有黑矇和水肿等症状。心电图显示心房颤动伴慢心室率，动态心电图显示长R-R间期，心脏B超发现全心扩大合并室壁运动弥漫性减弱。最终通过基因检测确诊为核纤层蛋白基因突变性扩张型心肌病。

二、病例介绍

（一）病史简介

主诉：患者男性，52岁，主因"活动后气促2年，黑矇3个月，水肿1个月"入院。

现病史：患者诉2018年在快步走路时感到气促，医院检查发现心动过缓。2019年10月于当地医院诊断为"病态窦房结综合征""心房颤动"，建议置入永久心脏起搏器。未曾服用相关治疗药物，平时心率在36~48次/分。偶感心悸，持续10余秒后可缓解。2020年六七月份，患者体位改变时曾出现黑矇一次，无意识丧失，无摔倒，持续3~4秒后自行恢复。2个月前无明显诱因出现纳差，1个月前逐渐出现双下肢水肿，未予诊治。8天前自行服用螺内酯20mg，2次/日，双下肢水肿逐渐减轻。6天前就诊于当地医院，行B超检查示肝实质弥漫性病变，腹腔内大量积液。以"腹腔积液查因"收治入院。患者自起病以来，精神、睡眠一般，食欲差，近期体重减轻5kg左右。否认关节疼痛、口腔及外阴溃疡、脱发、光过敏、口眼干燥症状。

既往史：高血压1年余，规律服用左旋氨氯地平2.5mg，1次/日，血压控制在130/90mmHg左右。2型糖尿病7年余，空腹血糖控制在7~8mmol/L，未规律监测餐后血糖，规律服用二甲双胍和格列本脲治疗。自述初中时患有"肝炎"，予以治疗后好转。10余年前曾被疑患过心肌炎。

个人史：生于原籍，久居本地。否认血吸虫疫水接触史，否认毒物接触史。吸烟20年，6～7支/日，已戒烟1年。饮酒10年，2～3次/月，75～100ml/次。

婚育史：31岁结婚，育有1子，配偶及子女均体健。

家族史：父亲2016年11月因"病态窦房结综合征"在我院安装永久心脏起搏器，母亲因胆管肿瘤已故。有1弟弟，45岁发现心脏扩大，无心动过缓。家族成员中无意外死亡者。

（二）临床检查

体格检查：体温36.6℃，脉搏61次/分，呼吸20次/分，血压128/75mmHg，身高170cm，体重70kg，BMI 24.2kg/m²。颈静脉充盈，肝颈静脉回流征（－）。双下肺可闻及湿性啰音。心尖冲动点位于第六肋间锁骨中线外1.5cm，心界向左下扩大，心率72次/分，心律不齐，第一心音强弱不等，P2亢进，各瓣膜听诊区未闻及病理性杂音。腹部膨隆，腹部移动性浊音（＋），无压痛。四肢肌力正常，双下肢轻度对称性凹陷性水肿。

入院时心电图显示心房颤动伴慢心室率，肢体导联低电压，多导联ST段异常，Q-T间期延长，室性期前收缩。

（三）病例特点

①中年男性。②出现活动后气促和心动过缓2年，逐渐由左心衰竭进展为全心衰竭。③体格检查发现心脏扩大。④心电图提示窦房结、房室传导功能不良，2年前曾诊断为"病态窦房结综合征"，近期心电图显示心房颤动伴慢心室率，有过黑矇症状。⑤有高血压和糖尿病。⑥吸烟史。⑦其父曾因"病态窦房结综合征"行永久心脏起搏器治疗，患者弟弟被发现心脏扩大，提示有"心脏病"家族史。

三、专家点评

对于心脏扩大合并心动过缓、表现有全心衰竭的患者，首先要排除可导致大面积心肌严重缺血的冠心病及其引起的缺血性心肌病；其次要明确有无引起心脏前后负荷增加的疾病，如高血压、心脏瓣膜病；最后要排除以心动过缓为显著特征的扩张型心肌病。

另外，本患者是以"家族性心脏扩大＋心动过缓"为特征，以此为线索，还需考虑家族遗传性心肌病。某些基因突变可导致扩张型心肌病表型伴显著心动过缓，对于合并传导阻滞的患者可考虑进行基因检测，最常见的两个致病性基因突变即是核纤层蛋白和结蛋白基因突变。

此外，还要鉴别浸润性心肌病，如为心肌淀粉样变，可表现为双房增大，心室不大，射血分数多正常或有轻度下降；心电图上出现肢导联低电压或电压与心室增厚不匹配；心脏B超可显示左室室壁均匀增厚，伴右室壁、瓣膜增厚，心肌回声增强，限制型舒张功能不全，心肌应变减低而心尖不受累；心脏磁共振成像钆延迟强化，可有特征性的内膜下弥漫延迟强化及钆造影剂清除动力学改变。

四、诊疗过程及随访

血常规、大便常规、大便隐血、凝血功能、肾功能、电解质、血脂、降钙素原、糖化血红蛋白、血沉、C-反应蛋白、血清铜蓝蛋白、肌酸激酶、肌酸激酶同工酶、甲状腺功能、肌红蛋白、肌钙蛋白T、本周蛋白、免疫固定电泳、免疫球蛋白、C3补体、C4补体、抗核抗体、抗中性粒细胞胞质抗体、抗心磷脂抗体均未见异常。

D-二聚体1.13μg/ml；尿常规：尿比重1.048，尿糖（4+），尿胆原（+）；肝功能：总蛋白79.8g/L，白蛋白45.4g/L，球蛋白34.4g/L，总胆红素29.0μmol/L，直胆红素19.4μmol/L；乳酸脱氢酶185.0U/L；N端脑钠肽前体2471pg/ml；乳酸3.02mmol/L。

腹腔穿刺抽取腹水：黄色，浑浊，细胞总数760×10⁶/L，白细胞数121×10⁶/L，单核细胞80%，多核细胞20%，李凡他实验（+），腺苷脱氨酶3.9U/L；腹水可见组织细胞、淋巴细胞、间皮细胞，未见恶性肿瘤细胞。

心脏B超（病例1图1）：左室54mm，左房51mm，右室46mm，右房47mm，室间隔8mm，左室后壁9mm，主动脉37mm，肺动脉28mm，E/A单峰，射血分数39%。室间隔与

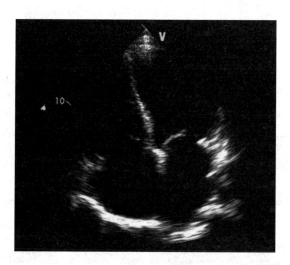

病例1图1　心脏B超

左室后壁不厚。下腔静脉内径23mm，随呼吸运动变化率＜50%。估测肺动脉压50mmHg。组织多普勒：e'（室间隔）5cm/s，e'（游离壁）10cm/s。全心增大；室壁运动弥漫性减弱、欠协调；升主动脉增宽，主动脉瓣钙化并（轻度）反流；二尖瓣（轻度）、三尖瓣（轻-中度）反流；肺动脉增宽，肺动脉瓣（轻度）反流，估测肺动脉压升高（轻-中度）；心律失常；左、右心功能减退。

心脏磁共振成像（病例1图2）：左房最大舒张径57.8mm，右房最大舒张径61.7mm，右室最大舒张径61.0mm，左室最大舒张径57mm。基底段：前壁7.0mm，前间隔10.6mm，前侧壁5.7mm，下壁8.4mm，下间隔9.3mm，下侧壁5.2mm。中央段：前壁5.0mm，前间隔9.9mm，前侧壁5.2mm，下壁8.6mm，下间隔11.3mm，下侧壁3.7mm。心尖段：前壁3.6mm，间隔壁6.5mm，下壁4.7mm，侧壁7.0mm。左室：射血分数46%，舒张末期体积246.33ml，收缩末期体积132.55ml，每搏输出量113.98ml，心输出量5.01L/min，心肌质量（舒张末期）115.57g，心肌质量（平均值）127.16g，心肌质量（标准差）5.75g。T_2WI左室各壁心肌未见明确水肿。

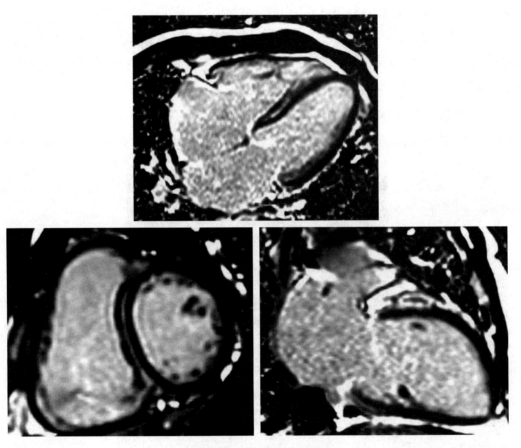

病例1图2　心脏磁共振成像

心脏电影所示：全心扩大，以右心明显，室壁不厚，左室收缩功能稍差。心包见少许积液。扫及肝周见少量积液。

心肌静息灌注成像：未见明显灌注缺损。心肌延迟强化成像；左室基底段至中央段间隔壁、下壁心肌中层见条状延迟强化。诊断意见：①全心扩大，心功能减低，左室心肌纤维化，扩张型心肌病待排。②心包少许积液；腹腔积液。

腹部CT：肝硬化，脾大，右肾小囊肿，腹腔大量积液。

冠脉造影：前降支近中段可见约50%管状狭窄性病变，回旋支远段可见斑块影，右冠脉中段可见散在斑块影，各支远端血流TIMI 2级。冠脉造影示有意义狭窄，冠脉慢血流。

胸部CT：双肺少许慢性炎症。双肺多发小结节，LU-RADS 2-3S类，纵隔多个淋巴结稍肿大。心影增大。

动态心电图结果为平均心室率过缓，持续性心房颤动，偶见长R-R间距，>2.5s的停搏1个（长2.593s），多导联ST-T改变。偶发多源室性期前收缩伴短阵室速及成对室早。极偶发室性逸搏。

家族史补充：2016年11月患者父亲在我院行心电图提示：交界性逸搏心律。心脏B超提示：左心室54mm，左心房45mm，右心室35mm，右心房40mm，室间隔与左室后壁不厚（室间隔10mm，左室后壁10mm），室壁运动欠协调。E/A>2，射血分数64%。主动脉内径不宽，主动脉30mm，主动脉瓣钙化并轻度反流。二尖瓣前后瓣对合不良并轻中-度反流。三尖瓣中度反流，流速2.8m/s。肺动脉增宽，肺动脉26mm，肺动脉瓣轻度反流。心动过缓。左室舒张功能减退。

专家分析指导意见：该患者冠脉造影显示慢血流，但未见严重狭窄；心脏B超和心脏磁共振成像未见无节段性室壁变薄和运动异常；心脏磁共振成像钆延迟强化相显示室间隔中层线样强化；这些结果不支持缺血性心肌病和应激性心肌病。该患者心脏B超未提示室间隔及心室壁增厚，组织多普勒未发现舒张早期二尖瓣环运动速度明显下降，且未提示重度舒张功能不全，生化检查未发现本周蛋白水平异常和M蛋白血症，心脏磁共振成像钆延迟强化未呈弥漫性、房室同时强化，故不考虑淀粉样变心肌病。此外，现有检查结果可排除心脏瓣膜病、甲状腺功能减退。

结合患者病史和临床表现，需排除结节病性心肌病。为排除患者可能为结节病性心肌病，完善了血管紧张素转化酶、白介素-2可溶性受体等检查，未见明显异常，故可排除该病。根据患者家族史，目前怀疑为遗传性心肌病，建议进行基因检测。

基因检测（病例1图3）显示LMNA基因杂合突变NM_170707，c.497G>C

（p.R166P），即编码LMNA基因DNA第497位点碱基鸟嘌呤（G）被碱基胞嘧啶（C）替代，导致第166位氨基酸由精氨酸（Arg，R）改变为脯氨酸（Pro，P），该位点SIFT预测为有害。ACMG评分等级证据：PS3+PP1+PM2+PP3。PS3体内外功能实验明确该变异影响基因功能，PP1多个家系患者中共分离，PM2在所知的参考人群基因数据库中没有报道，PP3计算机辅助分析预测这个变异影响蛋白质结构/功能的可能性较大。结合患者的临床表现和检测结果，依据美国ACMG变异分类指南，该变异为"2类-可能致病"。

基因名称	OMIM编号	遗传方式	HG19位置	转录本	核苷酸与氨基酸改变	合子状态	人群频率	ACMG变异分类
LMNA	150330	AD/AR	chr1:156100548	NM_170707	c.497G>C (p.R166P)	杂合	-	2类-可能致病

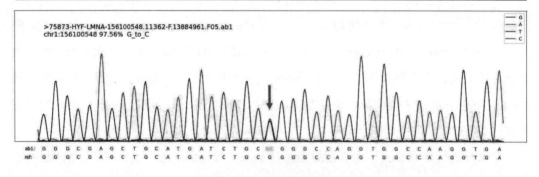

病例1图3　患者基因检测

最后诊断患者为核纤层蛋白基因突变性扩张型心肌病，心脏扩大，肺动脉高压，心房颤动伴慢心室率，心功能Ⅲ级；冠状动脉粥样硬化性心脏病，稳定性心绞痛；高血压2级，很高危；2型糖尿病；瘀血性肝硬化。建议安装埋藏式心脏复律除颤器（ICD），患者拒绝安装ICD，拒绝心肌及外周组织活检。给予患者沙库巴曲缬沙坦100mg、2次/日，琥珀酸美托洛尔缓释片23.75mg、1次/日，呋塞米20mg、1次/日，螺内酯20mg、1次/日，利伐沙班20mg、1次/日，阿托伐他汀20mg、1次/日，达格列净10mg、1次/日，兰索拉唑30mg、1次/日。经治疗后，患者病情好转出院，纳差、水肿症状消失，无气促胸闷心悸，无头晕黑矇。对患者家系其他成员进行基因追踪，发现患者儿子检测到相同的LMNA基因杂合突变NM_170707，c.497G＞C（p.R166P），但无任何临床症状和表现。患者弟弟和患者弟弟儿子未检测到相关基因的定点变异。

五、相关知识点

核纤层蛋白（LMNA）基因定位于染色体1q21，由12个外显子组成，编码核纤层蛋白A/C。此蛋白是核纤层的组成成分，是维持核膜正常形态的主要骨架蛋白，在细胞核装配、染色质组织、端粒动力学中发挥重要作用，对周围神经系统、骨骼和骨骼肌的正常发育有重要意义[1]。LMNA基因突变引起的效应主要包括：细胞核结构的改变、相互作用蛋白的定位与表达错误、多种不同细胞信号通路的激活及基因表达的改变等。LMNA基因突变相关疾病主要为LMNA基因突变致家族性扩张型心肌病、埃默里–德赖弗斯（Emery–Dreifuss）肌营养不良、腓骨肌萎缩症、哈钦森–吉尔福德早衰综合征（Hutchinson–Gilford Progeria）等[2, 3]。

LMNA基因突变在扩张型心肌病患者中的检出率为5%～10%[4]，其致扩张型心肌病的特点为，①该病的外显性与年龄相关：携带LMNA突变基因人群的疾病外显率20岁时为60%～70%，60岁时为100%。79例无症状LMNA突变携带者每年有9%出现新发心脏受累表型，在4.4±2.9年的随访中，有61%（19/31）出现新发心脏表型；②疾病病程特点：早发房性心律失常–传导阻滞–心源性猝死高风险；③通常仅有左心室轻度扩张，射血分数轻度减低；④LMNA基因突变携带者发生恶性室性心律失常的危险因素包括非持续性室性心动过速（NSVT）、左室射血分数（LVEF）＜45%、男性[5]和非错义突变（插入/缺失突变、截短突变、影响剪切的突变）；当存在≥2个危险因素时，发生恶性室性心律失常的风险增加[6, 7]。

目前扩张型心肌病的基因检测阳性率为30%～35%。即使基因检测阳性，对扩张型心肌病患者特异性治疗的指导意义较小。然而，编码核纤层蛋白A/C的基因突变则不同，因为LMNA突变者发生恶性心律失常和心源性猝死的风险高，应积极考虑ICD植入，不受LVEF减少程度的影响。

LMNA基因突变性扩张型心肌病为常染色体显性遗传，通常在儿童早期或中期起病，70岁时外显率为90%～95%。临床表现主要为左心室扩大、收缩功能降低、心律失常、心源性猝死等，而部分患者可能仅伴有轻微或无收缩功能障碍。心肌组织病理分析可见大量心肌细胞变性、坏死、显著心肌纤维化和脂肪浸润。LMNA基因突变性扩张型心肌病合并心律失常的特征性表现为进行性加重的窦房结功能减低和（或）房室传导阻滞。发病率最高的是心房颤动、心房扑动等快速型室上性心律失常，伴或不伴束支阻滞，其次为房室传导阻滞。部分患者可出现室性心动过速、心室颤动等恶性心律失常，是患者猝死的首要原因。

该患者的罕见基因变异在多个扩张型心肌病和伴有晚期房室传导阻滞的家族性心肌病相关临床病例中被报道过[8-10]。类似患者的临床表现有扩张型心肌病、心房颤动、左束支传导阻滞、室性心动过速、冠脉慢血流[11]等。这些类似患者中既有双亲正常，也有遗传自有病母亲的个体。体外实验显示此变异改变了细胞核形态及核被膜相关的核纤蛋白A/C的聚集[12]。

有研究显示，高强度竞技运动是心源性猝死的独立预测因子，建议有症状的患者不应参加大多数竞技运动[13]。治疗方面，对于心力衰竭，遵循常规心力衰竭治疗方案，包括β受体阻滞药、血管紧张素转换酶抑制剂或血管紧张素Ⅱ受体拮抗剂或血管紧张素受体脑啡肽酶抑制剂。心力衰竭晚期患者可能需要安装心室辅助装置或心脏移植。对于心律失常，可予以药物治疗，如果药物治疗无效，可行导管消融术。对于房室传导阻滞，可安装永久心脏起搏器[14]。为预防心源性猝死，无论LVEF值如何，应安装ICD治疗[15]。

六、病例要点及小结

本例患者以活动后气促并发现心动过缓起病，逐渐出现心悸、黑蒙和水肿等症状。心电图显示心房颤动伴慢心室率，动态心电图出现长R-R间期，心脏B超表现为全心扩大合并室壁运动弥漫性减弱。通过冠脉造影、心脏B超、心脏磁共振成像和生化检查，排除缺血性心肌病、应激性心肌病、心肌淀粉样变、心脏瓣膜病和结节病性心肌病等疾病，考虑遗传性心肌病，最终通过基因检测而确诊为LMNA基因突变性扩张型心肌病。

对于扩张型心肌病患者，应注意追踪家属病史和家系筛查。以非典型扩张型心肌病表型为主合并房室传导阻滞的广泛心肌病变可见于淀粉样变心肌病、结节病性心肌病和遗传性心肌病。心肌及外周组织活检、基因检测是诊断遗传性心肌病的重要手段。

（赵　旺　曹立芳：中南大学湘雅二医院）

参考文献

[1]Jimenez-Escrig A，Gobernado I，Garcia-Villanueva M，et al. Autosomal recessive Emery-Dreifuss muscular dystrophy caused by a novel mutation （R225Q） in the lamin A/C gene

identified by exome sequencing[J]. Muscle Nerve, 2012, 45（4）: 605-610.

[2]Vaikhanskaya T, Sivitskaya L, Danilenko N, et al. LMNA-related dilated cardiomyopathy[J]. Oxf Med Case Reports, 2014, 2014（6）: 102-104.

[3]Sinagra G, Dal Ferro M, Merlo M. Lamin A/C cardiomyopathy: cutting edge to personalized medicine[J]. Circ Cardiovasc Genet, 2017, 10（6）: e002004.

[4]Hasselberg NE, Haland TF, Saberniak J, et al. Lamin A/C cardiomyopathy: young onset, high penetrance, and frequent need for heart transplantation[J]. Eur Heart J, 2018, 39（10）: 853-860.

[5]Arimura T, Onoue K, Takahashi-Tanaka Y, et al. Nuclear accumulation of androgen receptor in gender difference of dilated cardiomyopathy due to lamin A/C mutations[J]. Cardiovasc Res, 2013, 99（3）: 382-394.

[6]Zhou H, Tan L, Lu T, et al. Identification of target genes and transcription factors in mice with LMNA-Related dilated cardiomyopathy by integrated bioinformatic analyses[J]. Med Sci Monit, 2020, 26: e924576.

[7]van Rijsingen IA, Arbustini E, Elliott PM, et al. Risk factors for malignant ventricular arrhythmias in lamin A/C mutation carriers a European cohort study[J]. J Am Coll Cardiol, 2012, 59（5）: 493-500.

[8]Parks SB, Kushner JD, Nauman D, et al. Lamin A/C mutation analysis in a cohort of 324 unrelated patients with idiopathic or familial dilated cardiomyopathy[J]. Am Heart J, 2008, 156（1）: 161-169.

[9]Saga A, Karibe A, Otomo J, et al. Lamin A/C gene mutations in familial cardiomyopathy with advanced atrioventricular block and arrhythmia[J]. Tohoku J Exp Med, 2009, 218（4）: 309-316.

[10]Akinrinade O, Ollila L, Vattulainen S, et al. Genetics and genotype-phenotype correlations in finnish patients with dilated cardiomyopathy[J]. Eur Heart J, 2015, 36（34）: 2327-2337.

[11]Montone RA, Galiuto L, Meucci MC, et al. Coronary slow flow is associated with a worse clinical outcome in patients with Takotsubo syndrome[J]. Heart, 2020, 106（12）: 923-930.

[12]Cowan J, Li D, Gonzalez-Quintana J, et al. Morphological analysis of 13 LMNA variants identified in a cohort of 324 unrelated patients with idiopathic or familial dilated cardiomyopathy[J]. Circ Cardiovasc Genet, 2010, 3（1）: 6-14.

[13]Pasotti M, Klersy C, Pilotto A, et al. Long-term outcome and risk stratification in dilated cardiolaminopathies[J]. J Am Coll Cardiol, 2008, 52（15）: 1250-1260.

[14]Chen SN，Sbaizero O，Taylor MRG，et al. Lamin A/C cardiomyopathy：implications for treatment[J]. Curr Cardiol Rep，2019，21（12）：160.

[15]Priori SG，Blomström-Lundqvist C，Mazzanti A，et al. 2015 ESC guidelines for the management of patients with ventricular arrhythmias and the prevention of sudden cardiac death[J]. Eur Heart J，2015，36（41）：2793-2867.

病例2

肌球蛋白重链基因变异致限制型心肌病

一、概述

肌球蛋白重链基因（MYH7）变异可造成肌球蛋白头部与三磷腺苷、肌动蛋白或调节性轻链的结合位点异常，引起肌肉舒张障碍或粗肌丝结构改变。近年来发现MYH7变异除了引发肥厚型心肌病[1]，也可致限制型心肌病发生[2]。在该异常蛋白的影响下，心内膜发生广泛纤维化，以心房最为明显，致使心房不同程度扩张，但并无明显心肌肥厚。

本例患者为58岁女性，胸闷气促起病多年，病情逐渐加重，出现心悸、腹胀等症状。心电图显示心房扑动和心房颤动。心脏B超结果为左房扩大，二尖瓣关闭不全，无明显心肌肥厚，以双房大为主的全心扩大。最终通过基因检测确诊为肌球蛋白重链基因变异致限制型心肌病。

二、病例介绍

（一）病史简介

主诉：患者女性，58岁，主因"反复胸闷气促，伴心悸腹胀12年，加重1个月"入院。

现病史：患者自2010年3月（当时46岁）起，在无明显诱因下反复出现胸闷气促，进食后加重，休息后症状可稍缓解。无胸痛、大汗，无恶心、呕吐，无头晕、晕厥。就诊于我院门诊，行心脏B超检查发现左房扩大，二尖瓣反流（病例2表1），我院诊断为"心脏瓣膜病，二尖瓣关闭不全"，予以护心等对症支持治疗。随后，患者多次在我院门诊就诊治疗，并于2012年9月复查心脏B超示左房扩大，二尖瓣关闭不全，主动脉瓣反流（轻度），心律失常，左室顺应性减退（病例2表1）。经治疗后症状稍有缓解，但仍反复出现。2013年2月初患者自觉胸闷气促症状加重，出现心悸、腹胀等症状，且无明显诱因出现胸骨及后背部胀痛，持续数分钟至数小时不等，因出现夜间阵发性呼吸困难，就诊于我院门诊，以"心脏瓣膜病"第一次收治入我院病房。患者本次起病以来，精神、睡眠、食欲欠佳，大小便可，体重下降5kg。

既往史：否认高血压、糖尿病、冠心病病史；否认肝炎、结核、疟疾病史；否认脑血管疾病、精神病史；否认手术、外伤、输血史；否认食物、药物过敏史；预防接种史不详。

个人史：生于原籍，久居本地。否认血吸虫疫水接触史，否认毒物接触史。无吸烟、饮酒史。

月经史：初潮14岁，5～7/28～30，无血块，无痛经，已绝经。

婚育史：23岁结婚，育有1子1女，配偶及子女均体健。

家族史：父母已故，兄弟姐妹健在，否认家族性遗传病史。

（二）临床检查

体格检查：体温36.3℃，脉搏86次/分，呼吸20次/分，血压119/79mmHg。双侧颈静脉充盈；心尖冲动点位于第五肋间左锁骨中线上，心界向左扩大，心率147次/分，心律不齐，第一心音强弱不等，二尖瓣听诊区可闻及2～3/6级收缩期吹风样杂音；中上腹饱满，轻压痛，无反跳痛；四肢肌力正常，双下肢无水肿。

入院时心电图显示不纯型心房扑动伴快速心室率，多导联ST-T段异常，频发室性期前收缩。血生化检查：N端脑钠肽前体（NT-proBNP）3949pg/ml。

复查心脏B超（病例2表1）发现，除左房较前有扩大外，左室也有轻度扩大，二尖瓣关闭不全（轻度），合并中量心包积液。

病例2表1　患者心脏B超

时间（年-月）	LV (mm)	LA (mm)	RV (mm)	RA (mm)	IVS (mm)	LVPW (mm)	AO (mm)	PA (mm)	E/A	EF (%)	MR (m/s)	TR (m/s)	AR (m/s)
2010-03	44	46	27	27	8	9	31	22	>1	65	4.2	—	—
2012-09	44	51	24	25	11	11	26	24	<1	60	4.5	—	2.5
2013-02	51	52	32	29	10	8	26	22	>1	60	3.4	2.1	—
2013-08	49	56	34	29	12	10	23	22	单峰	63	4.09	2.45	—
2020-10	61	62	47	38	9	8	30	28	>1	53	—	3.3	—
2021-02	61	61	47	35	8	8	25	28	—	42	—	—	—
2022-04	61	60	49	35	10	9	23	31	单峰	45	4.3	2.0	2.0
2022-07	61	56	51	37	8	8	23	27	单峰	48	2.9	1.4	2.2

注：LV，左室；LA，左房；RV，右室；RA，右房；IVS，室间隔；LVPW，左室后壁；AO，主动脉；PA，肺动脉；EF，射血分数；MR，二尖瓣反流；TR，三尖瓣反流；AR，主动脉瓣反流。

（三）病例特点

①中年女性；②临床表现为胸闷、气促，逐渐加重伴心悸、腹胀等症状；③体格检

查发现心脏扩大，心律不齐，第一心音强弱不等，二尖瓣听诊区可闻及收缩期吹风样杂音，中上腹饱满；④心电图示不纯型心房扑动伴快速心室率；⑤心脏B超示左房扩大，二尖瓣关闭不全；⑥生化检查示NT-proBNP明显升高。

三、专家点评

根据患者病史和症状，结合心电图、心脏B超和生化检查等相关检查结果，可初步诊断为"心脏瓣膜病，二尖瓣关闭不全，心脏扩大，心房扑动，心功能Ⅲ级"。建议完善冠脉造影等相关检查以排除冠心病等其他心血管疾病。

四、诊疗过程及随访

患者及家属拒绝行冠脉造影等相关检查，继续药物治疗，症状无明显改善。2013年8月患者在家自行增加抗凝药物剂量，出现四肢皮下瘀斑，伴有肢体疼痛、腹痛、恶心、呕吐，呕吐物为胃内容物，遂第二次收治入我院病房。入院后查心脏B超提示左心扩大、二、三尖瓣反流，左室舒张功能下降（病例2表1）。继续予以抗心室重构、利尿、改善心功能、控制心室率、抗凝等对症支持治疗后，患者病情稳定出院。

出院后患者在家自行规律药物治疗和定期门诊复诊，于2020年10月在我院门诊复查心脏B超（病例2图1）示全心扩大，二、三尖瓣反流（轻-中度），肺动脉内径稍宽，肺动脉收缩压约58mmHg，左室舒张功能减低，收缩功能正常范围。腹部彩超示肝脏脂肪沉积，肝静脉增宽声像。

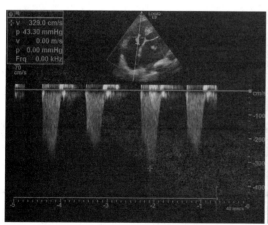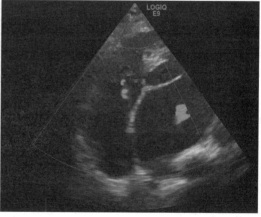

病例2图1　心脏B超（2020-10）

2021年2月患者无明显诱因再发气促、胸闷、心悸、腹胀等症状，伴双下肢水肿，夜间需端坐呼吸，遂第三次收治入我院病房。入院体格检查发现双下肺可闻及啰音；心界扩大，心律不齐，第一心音强弱不等，二尖瓣听诊区可闻及收缩期杂音；腹部隆起，肝大；双下肢中度凹陷性水肿。

入院后生化检查示血常规、大便常规、电解质、肌酸激酶、肌酸激酶同工酶、血脂、血沉、C-反应蛋白、淀粉酶、本周蛋白、免疫固定电泳、多肿瘤标志物、ANA、ENA、免疫球蛋白均正常。24小时动态心电图示心房颤动，频发室性期前收缩，短阵性室性心动过速，ST段下移，T波低平。腹部彩超示肝静脉增宽。心脏B超（病例2图2）示全心扩大，左室壁运动弥漫性减弱、不协调，二、三尖瓣反流，心律不齐，左心室收缩功能减退（病例2表1）。

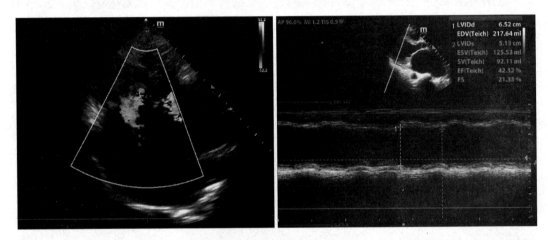

病例2图2　心脏B超（2021-02）

冠状动脉CT血管成像（病例2图3）显示：冠脉解剖优势，右冠优势型。畸形和变异：左右冠状动脉起源、走行、终止未见明显畸形和变异；未见明显冠状动脉扩张或冠状动脉瘤；未见心肌桥。左冠状动脉，①左主干：未见狭窄。②左前降支：开口未见狭窄，近段、中段、远段未见斑块及狭窄。第一对角支未见斑块及狭窄。③左回旋支：开口未见狭窄，近段、中段、远段未见斑块及狭窄。第一钝缘支未见斑块及狭窄。右冠状动脉：近段、中段、远段未见斑块及狭窄。右后降支未见斑块及狭窄。诊断意见：冠脉未见明显异常。

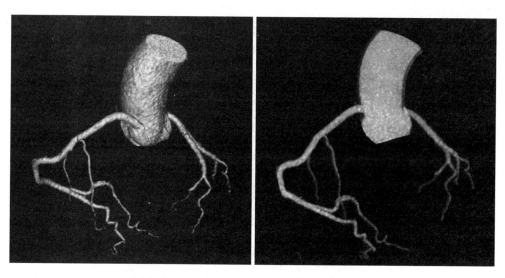

病例2图3 冠状动脉CT血管成像（2021-02）

心脏磁共振成像（病例2图4）显示：左室最大舒张末径56.9mm。基底段：前壁9.5mm，前间隔12.0mm，前侧壁7.4mm，下壁6.2mm，下间隔8.0mm，下侧壁6.4mm。中央段：前壁5.3mm，前间隔8.6mm，前侧壁3.4mm，下壁5.9mm，下间隔8.2mm，下侧壁4.7mm。心尖段：前壁5.4mm，间隔壁7.1mm，下壁4.0mm，侧壁4.5mm。左室：射血分数37%。舒张末期体积201.65ml，收缩末期体积127.06ml，每搏输出量74.58ml，心输出量6.04L/min，心肌质量（舒张末期）100.71g，心肌质量（平均值）104.99g，心肌质量（标准差）2.62g。T_2WI及T_2star扫描未见明显异常。心脏电影所示：双房左室扩大，室壁不厚，室壁运动减弱，二、三尖瓣区可见反流信号。心包内见少许积液。心肌静息灌注成像：室间隔灌注稍减低。心肌延迟强化成像：室间隔及左室下壁可见心外膜下延迟强化。诊断意见：二、三尖瓣关闭不全，心肌纤维化。

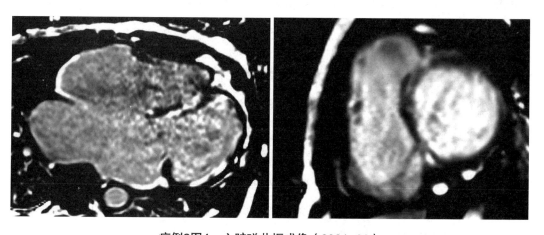

病例2图4 心脏磁共振成像（2021-02）

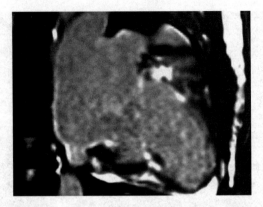

病例2图4　心脏磁共振成像（2021-02）（续）

家族史补充：再次仔细询问患者家族史，患者父亲49岁死于"心脏病"，三个叔叔均患有"心脏病"并去世，两个弟弟及一个妹妹均有"心脏病"史，其中一个弟弟于30岁及妹妹于40岁去世。

专家第一次分析指导意见：患者从胸闷气促等左心衰竭症状，逐渐发展为腹胀、水肿等右心衰竭症状，心脏B超提示全心扩大，尤其是以双房扩大为主，心脏瓣膜没有器质性损害，并且心脏磁共振成像提示心外膜下延迟强化，患者也没有风湿热病史。这些症状和检查结果无法用心脏瓣膜病解释。同时患者冠状动脉CT血管成像也排除了冠心病导致缺血性心肌病的可能。

考虑患者为限制型心肌病，但心脏B超没有出现心肌肥厚，心电图也没有出现肢导联低电压和胸导联R波递增不良等表现，因此限制型心肌病具体类型不明，是否心肌淀粉样变或是代谢相关性心肌病？患者本周蛋白和免疫固相电泳均为阴性，没有心肌淀粉样变诊断依据。患者无糖尿病，也没有高尿酸血症，所以代谢相关性心肌病也没有明确诊断依据。

结合患者的家族史，提示为家族遗传性心肌病，可能与基因变异有关，但基因分型不明，建议进行基因检测。

患者同意进行基因检测，继续予以药物治疗，症状好转后出院。

2021年2月患者再次无明显诱因出现胸闷气促，夜间平卧加重，伴心悸、腹胀、乏力，遂第四次收治入我院病房。腹部彩超示下腔静脉及肝静脉内径增宽，考虑淤血肝声像。予以利尿药物治疗，症状好转出院。

基因检测（病例2表2）显示患者MYH7基因杂合突变NM_000257，c.1543A＞G（p.M515V），即编码MYH7基因DNA第1543位点碱基发生变异，腺嘌呤（A）被鸟嘌呤（G）替代，导致第515位氨基酸由甲硫氨酸（Met，M）改变为缬氨酸（Val，V）。变异所在区域是MYH7蛋白重要组成部分，不同物种的氨基酸序列高度保守。计算机辅助分析预测这个变异影响蛋白质结构/功能的可能性较大。尽管患者并未出现典型的肥厚型心肌病的症状，但结合临床表现和检测结果，依据美国ACMG变异分类指南，该变异为"2类-可能致病"。最终根据影像学检查以及患者的症状，确诊为限制型心肌病。

病例2表2　基因检测

基因名称	OMIM编号	遗传方式	HG19位置	转录本	核苷酸与氨基酸改变	合子状态	人群频率	ACMG变异分类
MYH7	160760	AD/AR	chr14:23897744	NM_000257	c.1543A > G（p.M515V）	杂合	-	2类-可能致病

出院后患者虽规律药物治疗，但胸闷、气促、心悸、腹胀等症状无明显改善，夜间平卧加重，并伴乏力、纳差。2022年4月第五次收治我院病房。住院期间行动态心电图示持续性心房颤动，频发室性期前收缩，短阵室速，多导联ST-T改变。

复查心脏B超示全心扩大，双房扩大为主，室壁运动弥漫性减弱、不协调，二、三尖瓣关闭不全，心律不齐，左室收缩功能减退。腹部B超示瘀血肝声像，盆腹腔大量积液。

予以药物对症治疗，患者病情稳定后出院。2022年7月患者因胸闷、气促、心悸、腹胀等症状加重，并伴乏力、纳差、呕吐，小便明显减少，第六次收治我院病房。入院体格检查发现双侧颈静脉怒张；双下肺可闻及啰音；心尖冲动位于第六肋间左锁骨中线外2cm，心界向左下扩大，心律不齐，第一心音强弱不等，二尖瓣听诊区可闻及2/6级收缩期吹风样杂音，主动脉瓣第二听诊区可闻及可疑舒张期杂音，三尖瓣听诊区可闻及3/6级收缩期杂音；腹部膨隆，左侧腹部压痛，肝肋缘2cm触及，腹部移动性浊音阳性；双下肢中度凹陷性水肿。

入院时心电图（病例2图5）：不纯性心房扑动，多导联ST-T段异常。

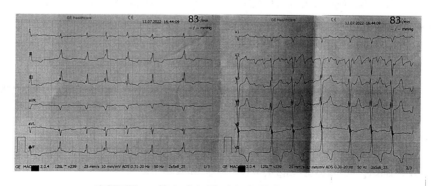

病例2图5　第六次入院时心电图（2022-07）

生化检查：尿素氮31.1mmol/L，肌酐389μmol/L，尿酸368μmol/L。

心脏B超示：全心扩大，双房扩大为主，室壁运动欠协调，搏幅减低，二、三尖瓣（重度）关闭不全，肺动脉增宽，肺动脉瓣（轻度）反流，下腔静脉内径稍增宽，其内径随呼吸变化率基本消失，心律不齐，左心收缩功能减退（病例2表1）。

专家第二次分析指导意见：患者全身多器官衰竭，治疗预后差，猝死风险极高。在予以患者抗心室重构、利尿改善心功能、控制心室率、抗凝等对症支持治疗基础上，酌情择期血液透析，并建议患者心脏移植治疗，注意观察尿量、血压及心率情况。建议患者子女完善相关基因检测和心脏彩超等检查，以作参考和筛查。

经了解，患者有多名直系亲属有"心脏病""心脏扩大"史，均在中年时死于"心脏病"（病例2图6）。

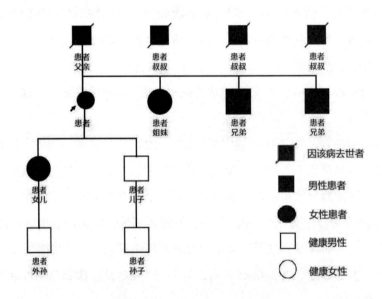

病例2图6　患者家族遗传谱系图

考虑到该基因变异位点为常染色体显性遗传，患者直系亲属均进行该变异位点检测，结果显示仅有其女儿遗传了该变异位点（病例2表3）。

病例2表3　患者女儿基因检测

基因名称	OMIM编号	遗传方式	HG19位置	转录本	核苷酸与氨基酸改变	合子状态	人群频率	ACMG变异分类
MYH7	160760	AD/AR	chr14：23897744	NM_000257	c.1543A＞G（p.M515V）	杂合	-	2类-可能致病

注：患者女儿基因变异位点与患者相同

通过询问患者女儿，得知其从2021年（36岁）起感胸闷气促，伴乏力及活动耐量下降，心电图结果显示多导联T波异常，ptfV1扩大；心脏B超示左室49mm，左房47mm，右室28mm，右房27mm，室间隔10mm，左室后壁8mm，主动脉26mm，肺动脉28mm，E/A＞2，射血分数58%。左房扩大，室壁运动欠协调，前间壁及后间隔基底段运动减弱，二尖瓣轻度反流，流速4.7m/s，三尖瓣轻度反流，流速3.4m/s，肺动脉增宽，肺动脉瓣轻度反流，流速2.2m/s，估测肺动脉压54mmHg，中度增高，右室流出道肌束增粗，内径稍窄，约12mm，心律不齐，左室舒张功能减退。

心脏磁共振成像示：左室最大舒张末径49.8mm。基底段：前壁16.1mm，前间隔13.5mm，前侧壁8.3mm，下壁8.6mm，下间隔7.1mm，下侧壁6.6mm。中央段：前壁7.7mm，前间隔12.3mm，前侧壁9.0mm，下壁10.0mm，下间隔16.6mm，下侧壁7.5mm。心尖段：前壁3.7mm，间隔壁5.9mm，下壁16.1mm，侧壁5.3mm。左室：射血分数61.01%。舒张末期体积111.51ml，收缩末期体积43.47ml，每搏输出量68.04ml，心输出量5.72L/min，心肌质量（舒张末期）112.68g，心肌质量（平均值）109.73g，心肌质量（标准差）2.32g。T_2WI左室各壁心肌未见明确水肿。心脏电影所示：左房增大，左室心尖段室壁局限性增厚，以间隔壁增厚为主，室壁运动可。左室流出道无狭窄。心肌静息灌注成像：未见明显灌注缺损。心肌延迟强化成像：间隔壁可见延迟强化。诊断意见：考虑非梗阻性肥厚型心肌病，室间隔心肌纤维化，继发左房增大。

五、相关知识点

β肌球蛋白重链与肌动蛋白、ATP结合，维持心肌的正常收缩和舒张。MYH7是β肌球蛋白重链的编码基因，一直以来MYH7基因变异都被认为与肥厚型心肌病密切相关。该患者的基因变异在肥厚型心肌病相关临床病例中被报道过[3]，并且这个位点的其他变异p.M515R也在肥厚型心肌病病例中被报道过[4]，有研究显示肥厚型心肌病患者的变异显著聚集于该位点所在的蛋白质区域[5]。但近年来有越来越多证据表明，MYH7变异亦有导致限制型心肌病的可能。例如MYH7基因第870位氨基酸由精氨酸（Arg，R）改变为半胱氨酸（Cys，C），即R780C变异，可导致家族性限制型心肌病，心肌活检可发现心肌排列紊乱、间质纤维化，在电镜下可见肌纤维Z带消失[6]。这些变化使心肌原有的肌小节结构受到破坏，严重影响肌动蛋白和肌球蛋白结合与分离，从而影响心肌正常收缩和舒张。其他部位如P838L变异也可使患者出现限制表型的心肌病[7]。

限制型心肌病是最少见的原发性心肌病之一，由于心肌纤维化、心内膜瘢痕形成，心室顺应性下降、舒张功能障碍，增加了心房后负荷，导致心房扩大，最终引起全心扩大。在疾病进展过程中，患者常有活动耐力下降、乏力和双下肢凹陷性水肿等表现，体格检查常见典型的右心衰表现——颈静脉怒张、肝大、腹部移动性浊音阳性及四肢水肿等，心脏听诊可闻及第三、第四心音奔马律。对于这类疾病，影像学检查如心脏彩超、心脏核磁成像都是有效的无创检查手段，有创检查如心导管、心肌活检对确诊疾病以及鉴别诊断具有重要价值[8]。目前对于这类患者的药物治疗以利尿、扩血管、抗心室重构等抗心力衰竭治疗为主，对于药物治疗效果不佳的终末期患者，诉诸外科手术治疗可能是最终的解决方法。

MYH7变异致限制型心肌病的发病机制目前仍不清楚。在携带MYH7基因变异的肥厚型心肌病患者中，存在着细胞间变异蛋白/正常蛋白表达不均衡，造成每个细胞收缩力不一致，继而引起心肌排列紊乱和间质纤维化[9]。由于受力不均，当心肌细胞受到拉伸时，转化生长因子-β（TGF-β）分泌增多，并激活TGF-β/Smad信号通路，导致心肌纤维化；同时，基因变异引发的心肌细胞过早死亡和间质扩张也容易引起纤维化。MYH7变异不仅影响心肌的功能，也引起胶原合成增多并沉积，而且携带致病基因的患者出现心肌纤维化的风险也高于无致病基因者[10]。Ho等人也指出，发生变异可以作为预测不良后果的依据之一，携带了MYH7变异者较其他基因变异者更容易出现预后差、需要心脏辅助装置或心脏移植等情况[11]。然而并非所有发生纤维化的患者都会出现心功能不全，出现症状与否和严重程度与变异基因表达量有密切关系，异常mRNA或蛋白合成越多，症状出现越早，疾病进展也越快。

值得关注的是，患者及其女儿均携带相同的MYH7基因变异，但患者表现为限制型心肌病而女儿则为肥厚型心肌病。考虑到这两种疾病有着相同的基因背景，临床表现也有相似之处——均是心肌舒张功能受损导致心室充盈受限，因此在一个家族中可同时存在限制型心肌病和肥厚型心肌病的患者，亦可在肥厚型心肌病患者身上出现限制表型[12]。虽然该患者和女儿都有相同的基因变异位点，但是两者细胞内异常蛋白表达水平不一定相同，这可能是引起患者和女儿基因变异相同但表型不同的因素之一。同时，MYH7变异引起基因功能改变可能使翻译产物改变原有的生物学活性，导致细胞内蛋白质沉积，也有可能使新合成的蛋白质获得与其他物质结合的功能，从而促进细胞外基质合成和分泌，这可能是引起基因变异相同但表型不同的因素之二。有研究发现，肌球蛋白重链变异使Mef2家族被激活并诱导细胞重新表达胎儿基因，这些细胞随后坏死并由纤维组织修复，最后造成心室重塑、室壁僵硬[13]。然而Mef2激活并不引起心肌肥厚，且其激活有异质性，因而每个患者临床表现也不一样。此外，MYH7各个变异点引起蛋白结构的变化也不尽相同，这可能是引起基因变异相同但表型不同的因素之三。

六、病例要点及小结

本例患者以胸闷、气促起病，后渐出现腹胀、肝瘀血、水肿等右心衰竭表现，伴NT-proBNP升高。心脏表现最初为"左房大，二尖瓣关闭不全"，随后逐渐出现以双房扩大为主的全心扩大，并出现二尖瓣、三尖瓣和主动脉瓣反流。心电图表现为心房扑动和心房颤动。心脏磁共振成像提示左室广泛纤维化，呈限制型心肌病，但室间隔和左室后壁无明显变薄或增厚，也没有淀粉样变证据。结合临床表现、影像学检查及基因检测证实为MYH7变异所致限制型心肌病。

本例患者早期临床突出表现为二尖瓣关闭不全，曾考虑为心脏瓣膜病。临床上引起瓣膜损害的常见原因是风湿性心脏病。由于患者并无风湿热病史，40多岁后出现症状，且心脏B超并没有发现心脏瓣膜有器质性损害，不符合心脏瓣膜病的诊断。所以，该患者不宜进行心脏瓣膜置换手术。

目前针对限制型心肌病并无特殊治疗措施。主要是对症支持治疗。该例患者从出现症状起，在较好的医疗条件照料下，12年多后才出现了明显的心力衰竭症状，目前的治疗措施应是尽早进行心脏移植。

（赵　旺　张绍真：中南大学湘雅二医院）

参考文献

[1]Richard P, Charron P, Carrier L, et al. EUROGENE heart failure project. Hypertrophic cardiomyopathy: distribution of disease genes, spectrum of mutations, and implications for a molecular diagnosis strategy[J]. Circulation, 2003, 107（17）: 2227-2232.

[2]Greenway SC, Wilson GJ, Wilson J, et al. Sudden death in an infant with angina, restrictive cardiomyopathy, and coronary artery bridging: an unusual phenotype for a β-myosin heavy chain（MYH7）sarcomeric protein mutation[J]. Circ Heart Fail, 2012, 5（6）: 92-93.

[3]Mora R, Merino JL, Peinado R, et al. Miocardiopatía hipertrófica: baja frecuencia de mutaciones en el gen de la cadena pesada de la betamiosina cardiaca [Hypertrophic cardiomyopathy: infrequent mutation of the cardiac beta-myosin heavy-chain gene][J]. Rev Esp Cardiol, 2006, 59（8）: 846-849.

[4]Van Driest SL, Jaeger MA, Ommen SR, et al. Comprehensive analysis of the beta-myosin heavy chain gene in 389 unrelated patients with hypertrophic cardiomyopathy[J]. J Am Coll

Cardiol，2004，44（3）：602-610.

[5]Walsh R，Thomson KL，Ware JS，et al. Reassessment of mendelian gene pathogenicity using 7 855 cardiomyopathy cases and 60 706 reference samples[J]. Genet Med，2017，19（2）：192-203.

[6]Kawano H，Kawamura K，Kanda M，et al. Histopathological changes of myocytes in restrictive cardiomyopathy[J]. Med Mol Morphol，2021，54（3）：289-295.

[7]Karam S，Raboisson MJ，Ducreux C，et al. A de novo mutation of the beta cardiac myosin heavy chain gene in an infantile restrictive cardiomyopathy[J]. Congenit Heart Dis，2008，3（2）：138-143.

[8]吴炜，张抒扬，严晓伟，等. 家族性限制型心肌病临床特点分析[J]. 中国循环杂志，2013，28（03）：203-206.

[9]Kraft T，Montag J. Altered force generation and cell-to-cell contractile imbalance in hypertrophic cardiomyopathy[J]. Pflugers Arch，2019，471（5）：719-733.

[10]Shabani M，Dutta D，Ambale-Venkatesh B，et al. Rare genetic variants associated with myocardial fibrosis：multi-ethnic study of atherosclerosis[J]. Front Cardiovasc Med，2022，9：804788.

[11]Ho CY，Day SM，Ashley EA，et al. Genotype and lifetime burden of disease in hypertrophic cardiomyopathy：insights from the sarcomeric human cardiomyopathy registry（SHaRe）[J]. Circulation，2018，138（14）：1387-1398.

[12]Vio R，Angelini A，Basso C，et al. Hypertrophic cardiomyopathy and primary restrictive cardiomyopathy：similarities，differences and phenocopies[J]. J Clin Med，2021，10（9）：1954.

[13]Konno T，Chen D，Wang L，et al. Heterogeneous myocyte enhancer factor-2（Mef2）activation in myocytes predicts focal scarring in hypertrophic cardiomyopathy[J]. Proc Natl Acad Sci USA，2010，107（42）：18097-18102.

病例3

扩张型心肌病伴发冠状动脉非阻塞性心肌梗死

一、概述

冠状动脉非阻塞性心肌梗死是指确诊为急性心肌梗死，但冠状动脉造影检查并没有发现冠状动脉阻塞的证据。根据发病原因可分为三大类[1-3]：一是心外膜源性，如冠状动脉斑块破裂、冠状动脉痉挛；二是微血管源性，如情绪性心肌病、类心肌梗死性心肌炎、冠状动脉微血管痉挛、冠脉微血管栓塞；三是非心脏疾病原因，如肺动脉栓塞。扩张型心肌病是因多种因素造成心脏房室增大和心脏功能下降的一类疾病。扩张型心肌病合并冠状动脉非阻塞性心肌梗死尚未见报道。

本例患者为41岁男性，在有明确的心脏增大和心脏功能减退背景情况下，因胸闷、气促症状加重收入院治疗。在住院期间突然发生急性心肌梗死，但冠状动脉造影结果未见明显血管阻塞。

二、病例介绍

患者男性，41岁，2018年月4日入院。患者于入院前8天先有"感冒"症状，继之出现胸闷气促，夜间不能平卧伴咳嗽、腹胀、体重明显增加，当地医院检查发现心脏扩大，左心功能不全。入院时生命体征正常，心率123次/分，心律整齐，心音减弱，三尖瓣区3/6级收缩期杂音，无心包摩擦音，双肺底有少许湿性啰音，颈静脉显露，肝肋下2cm，下肢不肿。化验：肌钙蛋白I 0.04ng/ml，N端前体脑钠肽5132pg/ml，C-反应蛋白6.19mg/L，低密度脂蛋白胆固醇1.72mmol/L，高密度脂蛋白胆固醇0.85mmol/L，糖化血红蛋白5.2%，血肌酐124μmol/L，尿酸588μmol/L，丙氨酸氨基转移酶119U/L，肌酸激酶233U/L，甲状腺功能、自身抗体14项、狼疮4项、血管炎2项、抗心磷脂抗体，三大常规、心肌坏死标志物三项均正常。入院后查X线胸片提示心脏普遍扩大，双肺门瘀血，双侧胸腔积液（病例3图1）。

心脏B超检查显示，心脏各腔室普遍扩大：左室（LV）62mm，左房（LA）54mm，右室（RV）37mm，右房（RA）51mm；左室容积（LVV）：舒张末期容积（EDV）137ml，收缩末期容积（ESV）104ml，射血分数（EF）24%，室壁运动普遍减弱；二尖瓣中度关闭不全，三尖瓣重度关闭不全（病例3图2）。

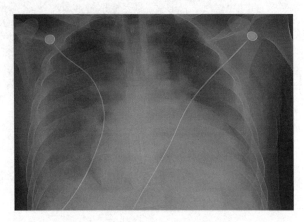

病例3图1　X线胸片示双侧胸腔积液）

心电图提示：窦性心律，电轴左偏，顺钟向转位，R波为主导联T波低平（病例3图3）。

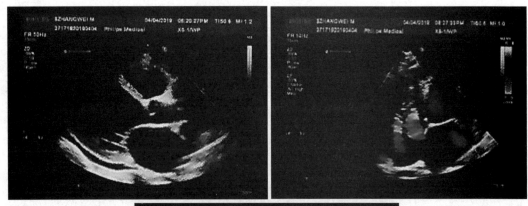

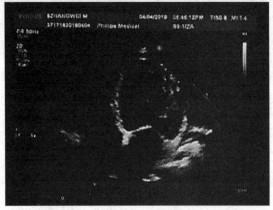

病例3图2　心脏B超见各室腔普遍增大，心功能不全

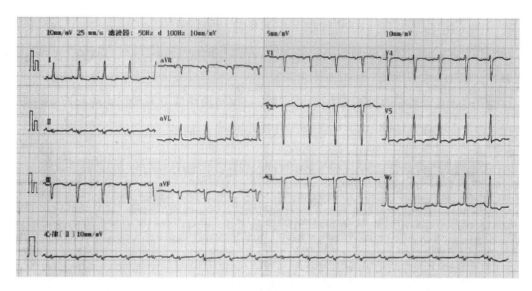

病例3图3　心电图R波为主导联T波低平（2018-04-09）

2018年4月10日行冠脉造影检查：左主干（LM）、左前降支（LAD）、回旋支（LCX）、右冠（RCA）四主支冠脉均无明显狭窄。2018年4月15日凌晨1：40患者突发胸痛，含服硝酸甘油症状不缓解。2：36急查心电图提示广泛前壁ST段抬高型心肌梗死（STEMI）（病例3图4）。

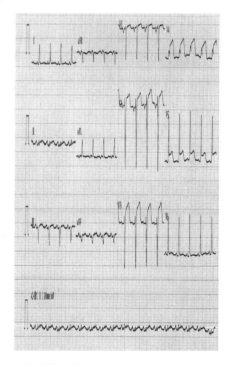

病例3图4　住院期间胸痛发作时心电图示广泛前壁STEMI

急诊行冠脉造影示：LAD近中段发出大对角支后完全闭塞，LCX、RCA未见异常（病例3图5），指引导丝顺利到达LAD远端，吸出1.5mm×3mm血栓，血流仍为0级，送球囊导管于LAD通行无阻，LAD血流未恢复，注入替罗非班及硝普钠，手术结束。cTnI一过性升高，按急性冠脉综合征（ACS）进行双联抗血小板及其他相关抗心力衰竭药物治疗，临床症状逐渐稳定。

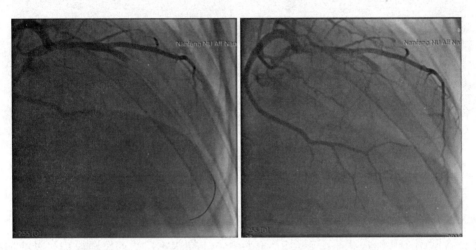

病例3图5　冠脉造影截图：LAD近中段发出的对角支后完全闭塞

三、专家点评

本病例出现冠脉突然闭塞的原因分析：本例患者急诊冠脉造影未发现有自发性冠状动脉夹层的影像；血抗心磷脂抗体阴性，无房颤及其他易形成血栓的心血管疾病，故不支持冠脉血栓性栓塞。急诊冠脉造影未做IVUS及OCT检查，不知是否存在斑块破裂或其他不稳定斑块情况；冠状动脉痉挛可发生在无明显狭窄冠脉病变的冠脉基础上，可由一些诱发因素触发，也可发生于无明确诱因或未知诱因的基础上[4-8]。根据冠脉LAD突发闭塞和自发解除，考虑冠脉痉挛可能性大。本病例是在扩张型心肌病的基础上发生了一次急性冠脉事件。

四、诊疗过程及随访

2018年4月24日复查冠脉造影显示：冠状动脉左前降支血流恢复。2018年4月26日行心脏核磁共振（CMR）检查：全心扩大（左室为主）伴左室收缩功能减退，LVEDV：269.9ml（正常89.0～138.0ml），LVESV：232.9ml（正常16.0～49.0ml），LVEF：14%。左室中部间隔（8段）心尖部间隔（14段）呈条片状延迟强化，以透壁型为主，符合

LAD供区心肌梗死。

经积极抗血小板治疗，防止再次冠脉内血栓形成；应用药物利尿和改善心室重构，使心功能明显好转，患者病情稳定后出院。

五、相关知识点

本例患者冠脉突然发生完全闭塞，并且在没有实施直接血管内干预治疗下，血流自行恢复，没有阻塞的冠脉突然闭塞后又自行开放的因素主要考虑以下情况：冠状动脉痉挛、自发性冠状动脉夹层（SCAD）、冠状动脉血栓栓塞和冠状动脉不稳定斑块破裂[7-15]。

1. 冠状动脉痉挛　冠脉痉挛常发生于无明显动脉粥样硬化（AS）斑块的冠脉，也可发生于斑块形成的冠脉，痉挛常发生于冠脉的一个区域，在未发生痉挛时常显示正常，但不代表功能正常。冠脉痉挛常见于吸烟者、高血压或高胆固醇患者，诱发因素主要有饮酒、情绪激动、冷的环境、使用刺激血管药物，如兴奋剂、可卡因等。

2. 自发性冠状动脉夹层　自发性冠状动脉夹层（spontaneous coronary artery dissection，SCAD）是指夹层病变原发于冠状动脉本身，而非冠脉介入治疗、外伤等引起的继发性病变。SCAD是一种罕见的心血管疾病，发病率较低，但死亡率极高，约为70%～75%，其中50%直接猝死，约20%在自发夹层形成数小时内死亡。

3. 冠状动脉血栓栓塞　冠状动脉血栓可由遗传性或获得性血栓紊乱引起；同时，冠脉栓塞可由冠脉或系统动脉血栓引起。遗传性易栓症包括莱顿突变（凝血因子Ⅴ的突变）、蛋白C缺乏（PC）、蛋白S缺乏（PS）等。此外，临床估计冠脉血栓栓塞还包括矛盾性栓塞。

冠状动脉不稳定斑块破裂应用IVUS的研究证明，40%冠脉无阻塞的心肌梗死有斑块破裂或溃疡，斑块腐蚀、斑块上附着血栓、伴有完整或不完整纤维帽、斑块上有钙化结节同样提示是AMI的原因[16-18]。合并斑块破裂患者的CMRI发现有大面积的心肌水肿，伴有或不伴有小范围心肌坏死，提示在较大的血管区有暂时的血流受损伴冠脉血栓自溶。

六、病例要点及小结

本例临床特点：患者临床表现为夜间不能平卧，体重明显增加，查体心音减弱，三尖瓣收缩期杂音，化验结果提示pro-BNP显著升高，心脏B超提示各个室腔均扩大，室壁运动减弱，左室收缩功能显著降低（射血分数24%）。入院时冠脉造影未显示有阻塞性冠脉病变，几天后夜间突然出现明显胸痛症状，cTnI显著升高，心电图提示广泛前壁

STEMI，再次冠脉造影提示LAD发出的对角支完全闭塞，心脏磁共振提示全心扩大，心功能明显受损，9天后行冠脉造影检查发现LAD血流自行恢复。

　　该患者在未发生急性冠脉事件前心脏已有明显扩张，且排除了病毒性心肌炎及缺血性心肌病所致的心脏扩大可能性，而后出现STEMI，考虑为特发性扩张型心肌病和急性冠脉事件的一次偶然叠加，冠脉痉挛所致心肌梗死进一步加重了心功能不全，查阅文献未查到类似病例，因此属于罕见病例。

（刘伊丽　吴平生：南方医科大学南方医院）

参考文献

[1]Bugiardini R，Manfrini O，De Ferrari GM. Unanswered questions for management of acute coronary syndrome：risk stratification of patients with minimal disease or normal findings on coronary angiography[J]. Arch Intern Med，2006，166：1391-1395.

[2]Planer D，Mehran R，Ohman EM，et al. Prognosis of patients with non-ST-segment-elevation myocardial infarction and nonobstructive coronary artery disease：propensity-matched analysis from the acute catheterization and urgent intervention triage strategy trial[J]. Circ Cardiovasc Interv，2014，7：285-293.

[3]Niccoli G，Scalone G，Crea F. Acute myocardial infarction with no obstructive coronary atherosclerosis：mechanisms and management[J]. Eur Heart J，2015，36：475-481.

[4]Shibata T，Kawakami S，Noguchi T，et al. Prevalence，clinical features，and prognosis of acute myocardial infarction attributable to coronary artery embolism[J]. Circulation，2015，132：241-250.

[5]Garg RK，Jolly N. Acute myocardial infarction secondary to thromboembolism in a patient with atrial fibrillation[J]. Int J Cardiol，2007，123：18-20.

[6]Taniike M，Nishino M，Egami Y，et al. Acute myocardial infarction caused by a septic coronary embolism diagnosed and treated with a thrombectomy catheter[J]. Heart，2005，91：34.

[7]Hern á ndez F，Pombo M，Dalmau R，et al. Acute coronary embolism：angiographic diagnosis and treatment with primary angioplasty[J]. Catheter Cardiovasc Interv，2002，55：491-494.

[8]Takenaka T，Horimoto M，Igarashi K，et al. Multiple coronary thromboemboli complicating valvular heart disease and atrial fibrillation[J]. Am Heart J，1996，131：194-196.

[9]Crump R，Shandling AH，Van Natta B，et al. Prevalence of patent foramen ovale in patients with acute myocardial infarction and angiographically normal coronary arteries[J]. Am J Cardiol，2000，85：1368-1370.

[10]Sastry S，Riding G，Morris J，et al. Young adult myocardial infarction and ischemic stroke：the role of paradoxical embolism and thrombophilia（The YAMIS Study）[J]. J Am Coll Cardiol，2006，48：686-691.

[11]Ilia R，Weinstein JM，Wolak A，et al. Coronary thrombus in ST elevation myocardial infarction and atrial fibrillation[J]. J Thromb Thrombolysis，2013，35：119-122.

[12]Ito S，Endo A，Okada T，et al. Acute myocardial infarction due to left atrial myxoma[J]. Intern Med，2016，55：49-54.

[13]Lazaros G，Latsios G，Tsalamandris S，et al. Cardiac myxoma and concomitant myocardial infarction. Embolism，atherosclerosis or combination[J]? Int J Cardiol，2016，205：124-126.

[14]Kobayashi N，Shibata Y，Hata N，et al. Formation of infectious coronary artery aneurysms after percutaneous coronary intervention in a patient with acute myocardial infarction due to septic embolism[J]. JACC Cardiovasc Interv，2017，10：21-22.

[15]Wojciuk J，Goode GK，More RS. Unusual presentation of endocarditis as inferior STEMI[J]. Eur Heart J，2012，33：2499.

[16]Sakai K，Inoue K，Nobuyoshi M. Aspiration thrombectomy of a massive thrombotic embolus in acute myocardial infarction caused by coronary embolism[J]. Int Heart J，2007，48：387-392.

[17]Jia H，Abtahian F，Aguirre AD，et al. In vivo diagnosis of plaque erosion and calcified nodule in patients with acute coronary syndrome by intravascular optical coherence tomography[J]. J Am Coll Cardiol，2013，62：1748-1758.

[18]Falk E，Nakano M，Bentzon JF，et al. Update on acute coronary syndromes：the pathologists' view[J]. Eur Heart J，2013，34：719-728.

病例4

冠脉痉挛诱发双向性室性心动过速

一、概述

冠状动脉痉挛是由心外膜冠状动脉或冠脉微血管收缩导致的心肌缺血，典型的临床表现为静息下发生的可通过短效硝酸酯药物迅速缓解的心绞痛。然而，心肌缺血也可导致室性心动过速、心肌梗死或猝死。在排除严重冠脉狭窄的基础上，冠脉痉挛的诊断依据典型症状、发病时一过性缺血心电图改变或冠脉造影时自发出现或激发试验诱导的冠脉痉挛的证据。

本例患者为中年女性，近3年反复在静息下发作心绞痛，2次冠脉造影未发现严重狭窄病变。由于该患者合并存在焦虑、抑郁情绪，心绞痛症状曾被认为是由心理疾病引起的躯体化症状。直到此次住院期间发病时心电图记录到一过性下壁导联ST段抬高，继发短阵双向性室性心动过速，上述改变在使用硝酸酯药物后消失，最终诊断为冠脉痉挛。

二、病例介绍

（一）病史简介

主诉：患者女性，56岁，主因"反复胸闷3年，再发加重3天"于2019年4月24日入院。

现病史：患者2016年出现发作性心前区紧缩感，向咽喉、双上肢放射，继而出现心悸，持续3~5分钟后可自行缓解，每天发作1~2次，与活动、情绪激动无关。2016年住院时最多一天发作4次，每次持续3~5分钟，未记录到发病时全导联心电图，心电监护回顾发病时段可见"频发房早、阵发性房颤"。2016年冠脉造影示：前降支中段可见60%局限性狭窄，血流TIMI 3级。心脏超声示：心脏大小正常，左室收缩功能正常，舒张功能减退。患者症状频发，合并焦虑、抑郁情绪，诊断为冠心病和焦虑状态，予以阿司匹林、氯吡格雷、瑞舒伐他汀、单硝酸异山梨酯、地尔硫卓治疗冠心病，同时予以帕罗西汀等改善焦虑、抑郁情绪的药物。患者出院后规律服药，胸闷症状明显改善，发作频率约1~2次/年，于是半年前患者自行停止服用除瑞舒伐他汀、帕罗西汀以外的其他药物。停药后患者自觉症状发作逐渐频繁，尤其近3天在洗澡、上楼、夜间静息下均反复发作胸闷，每天发作4~6分钟，每次持续十余分钟至半小时不等。患者为求进一步诊治入我院。患者在办理住院手续时胸痛再发，入病房时胸痛持续20分钟，诉胸前区及咽喉部紧缩感，伴四肢乏力、出汗。

既往史、个人、家族史：发现血压升高2年，最高血压150/90mmHg，间断服用降压药，未规律监测血压。

（二）临床检查

体格检查：体温36.4℃，脉搏78次/分，呼吸20次/分，血压110/70mmHg，身高158cm，体重50.6Kg，BMI 20.72kg/m²。无颈静脉充盈。双肺呼吸音清晰。心尖冲动点位于第五肋间左锁骨中线内0.5cm，心界无扩大，心率78次/分，心律不齐，可闻及期前收缩，呈二联律。心音无明显增强和减弱，各瓣膜听诊区未闻及病理性杂音。腹平软，全腹无压痛、反跳痛及腹肌紧张，双下肢不肿。

辅助检查：

心电图：入院胸闷时心电图示室早二联律，与门诊无症状时心电图比较可见广泛导联（$V_2 \sim V_6$，Ⅱ、Ⅲ、aVF，Ⅰ、aVL）T波倒置（病例4图1A～B）。舌下含服硝酸甘油后症状逐渐缓解，14分钟后复查心电图示室早消失，T波倒置恢复（病例4图1C）。

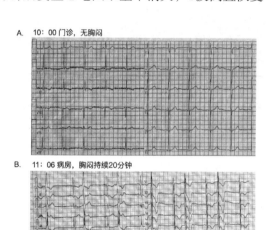

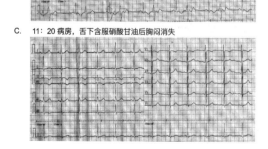

病例4图1　胸闷前后心电图改变

A. 无症状时心电图。B. 胸闷时心电图。C. 含服硝酸甘油后胸闷症状缓解后心电图

急诊冠脉造影：立即予以阿司匹林300mg、替格瑞洛180mg嚼服，低分子肝素4000U皮下注射。11：30行急诊冠脉造影（病例4图2）＋血管内超声检查示：前降支中段可见60%狭窄病变；OM1、OM2开口及近段可见60%局限性狭窄；右冠脉：中远段可见散在斑块，后降支开口及近段可见60%局限性狭窄。各支血管远端血流TIMI 3级。血管内超声检查：未见斑块糜烂和血栓。

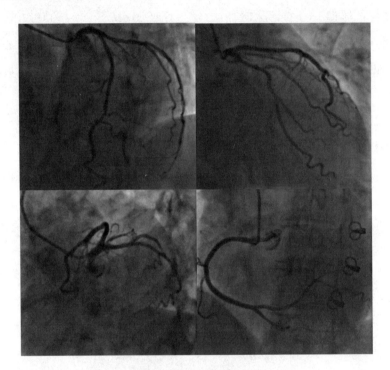

病例4图2　冠脉造影截图

显示前降支中段、OM1与OM2开口、后降支及近段可见60%狭窄

生化检查，肌钙蛋白T：3.94pg/ml，3小时后复查6.21pg/ml（参考值＜14pg/ml）。CK、CK-MB正常，3小时后复查正常。NT-proBNP 248pg/ml（参考值0～250pg/ml）。血常规、尿常规、大便常规＋OB、肝肾功能、电解质、凝血功能、甲状腺功能、肝炎＋HIV＋TP：正常。血脂：LDL-C 2.0mmol/L，TG正常。

焦虑、抑郁筛查自评量表，躯体化症状自评量表评分：49分；GAD-7自评分：8分；PHQ-9自评分：10分。

（三）病例特点

①该例患者为绝经后中年女性。②临床表现为典型心绞痛症状，舌下含服硝酸甘油有效。③曾接受过冠心病标准治疗，以及扩冠、解痉治疗有效，胸痛发作明显减少。④胸痛时心电图表现为频发室早、广泛导联T波倒置。⑤冠脉造影仅发现前降支中段、

OM1与OM2开口、后降支及近段60%狭窄。⑥焦虑、抑郁自评分量表提示患者存在明显躯体化症状和轻、中度焦虑、抑郁。

三、专家点评

该患者胸痛时心电图表现为广泛前壁和下壁弥漫导联的T波改变，冠脉造影并未见显著冠脉狭窄（无显著的冠脉狭窄指：冠脉狭窄<50%，或FFR>0.8），属于非冠脉阻塞性心肌缺血，结合该患者自发发作的特点，需考虑冠脉痉挛或冠脉微血管病变的可能。典型冠脉痉挛的心电图表现为：当痉挛发生在心外膜大血管时在受累血管对应的相邻导联上出现一过性ST段上抬≥0.1mV；当痉挛发生在冠脉微血管时表现为弥漫或相邻导联ST段压低≥0.1mV，或在相邻导联上出现新发U波。需要与冠脉微血管重构导致的微血管性胸痛相鉴别：①后者可具有典型劳力性心绞痛特征。②在进行冠脉造影时虽然两者均FFR>0.8，但是进行腺苷实验时冠脉微血管病变患者冠脉血流储备（coronary flow reserve，CFR）<2.0，冠脉微血管阻力指数（index of microvascular resistance，IMR）<25，心肌灌注流速阻力（hyperaemic myocardial velocity resistance，HMR）>1.9；而冠脉痉挛患者CFR≥2.0，IMR<25，HMR<1.9。

该患者在胸痛时心电图记录到表弥漫T波倒置，虽然不是典型的冠脉痉挛表现，但是也有冠脉痉挛导致T波改变的报道，这可能与心电图在缺血恢复期记录有关。

GAD-7与PHQ-9分别用于筛选焦虑和抑郁，PHQ-15与SSS用于评估躯体化障碍。GAD-7，PHQ-9和PHQ-15这三个表的评分<5为正常，5~9为轻度，10~14为中度，≥15为重度。SSS评分<30为正常，30~39为轻度，40~59为中度，60或以上为重度。该患者自评分量表提示存在中度躯体化症状、轻度焦虑和中度抑郁。一方面胸痛的反复发作可以引起躯体化症状和焦虑、抑郁情绪；另一方面，诊断为焦虑、抑郁的患者发生冠脉痉挛的风险较普通冠心病人群高2倍。

四、诊疗过程与随访

（一）入院诊断

1. 冠状动脉粥样硬化性心脏病 不稳定型心绞痛？频发室性期前收缩 阵发性心房纤颤 心功能Ⅱ级；

2. 焦虑、抑郁状态。

（二）初步治疗方案

予以阿司匹林100mg、1次/日口服，替格瑞洛90mg、2次/日口服，瑞舒伐他汀

10mg、1次/日口服，单硝酸异山梨酯20mg、2次/日口服，氟哌噻吨美利曲辛10mg、2次/日口服，帕罗西汀10mg、1次/日口服。

病情变化及心电图记录：入院当晚22：00患者出现胸闷、心悸伴四肢乏力、大汗淋漓、有濒死感。体格检查：心律失常，血压148/80mmHg。22：03心电图显示下壁导联Ⅱ、Ⅲ、aVF导联ST段抬高，对应前壁$V_2 \sim V_6$导联ST段压低，频发室早（病例4图3A）。22：04心电图记录到宽QRS心动过速，QRS波形态交替变化（病例4图3B）。立即予以硝酸甘油舌下含服，继而予以静脉硝酸甘油持续泵入。22：06心电图显示下壁导联ST段回落至基线，T波倒置。前壁导联ST段压低改善，T波浅倒（病例4图3C）。22：21患者胸闷症状完全缓解，ST恢复正常（病例4图3D）。

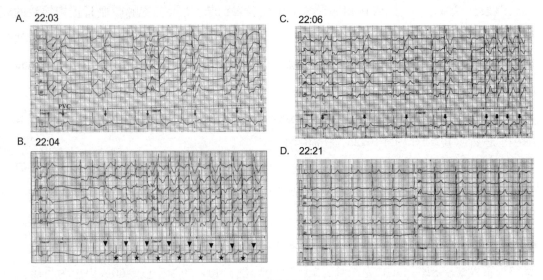

病例4图3　心电图记录到一过性下壁导联ST段上抬伴随室性心动过速

A. 22：03心电图示下壁导联ST段抬高，$V_2 \sim V_6$导联ST段对应性压低，频发室性期前收缩（PVC）。B. 22：04心电图示宽QRS心动过速，呈两种形态交替出现。C. 22：06分时下壁导联ST段抬高较前回落，前壁导联压低改善，T波倒置，频发室性期前收缩。D. 22：21心电图恢复正常。

考虑冠脉痉挛诱发双向性室速，完善相关检查排查嗜铬细胞瘤引起继发冠脉痉挛。肾上腺CT（−）、24小时3-甲氧基-4-羟苦杏仁酸（−）、血去甲肾上腺素（−）。

（三）修正诊断

1. 冠状动脉粥样硬化性心脏病 不稳定型心绞痛（变异型心绞痛） 阵发性房颤 频发房性期前收缩 心功能Ⅱ级；

2. 高血压2级（极高危）；

3. 焦虑抑郁状态。

（四）治疗

阿托伐他汀20mg、每晚一次口服；氯吡格雷75mg、1次/日口服；地尔硫卓90mg、2次/日口服；单硝酸异山梨酯20mg、2次/日口服；尼可地尔5mg、3次/日口服；奥沙西泮15mg、3次/日口服。

（五）随访

出院后半年随访，胸痛症状未再发。

五、相关知识点

器质性心脏病患者（冠心病心绞痛）也是患焦虑、抑郁情绪的高危人群。反之，合并焦虑、抑郁的人群发生冠脉痉挛的风险增加。即使有明显的焦虑、抑郁，不能忽视其背后可能"隐藏"的器质性疾病。原发器质性疾病的治疗，兼顾"双心"同治，选择安全的药物。

1. 冠脉痉挛的诊断与治疗

（1）概述：指冠状动脉对刺激的异常增强收缩导致冠脉血流减少、心肌缺血，可以合并冠脉固定狭窄与冠脉微血管病变。冠脉痉挛的发生与血管平滑肌细胞Rho-kinase信号通路活性异常增加、内皮细胞NO生成减少、血管外膜和血管旁脂肪组织炎症有关。典型的冠脉痉挛引起的心绞痛多在静息下发生，夜间多发，可由短效硝酸酯类药物迅速缓解。过度通气可诱发冠脉痉挛，钙通道阻滞药可减少其发生。在吸烟、合并雷诺综合征、偏头痛的人群中发生率增加。

（2）诊断（病例4表1）：对于有典型缺血性胸痛症状但冠脉造影显示无严重冠脉狭窄的患者，若自发出现硝酸酯类药物能有效缓解的心绞痛，伴发病时一过性缺血心电图改变；或发病时（自发出现或激发试验诱导）有冠脉痉挛的影像学证据时，可确诊冠脉痉挛[1]。

病例4表1　冠脉痉挛的诊断标准

1. 硝酸酯类药物能有效缓解的心绞痛，且满足以下一条：
a. 静息心绞痛，尤其好发于夜间和清晨
b. 一天中活动耐量变异大，清晨差，发作间期可正常
c. 过度通气可诱发
d. CCB可减少心绞痛发作，β受体阻滞药易诱发发作
2. 一过性缺血心电图改变（在自发出现心绞痛症状时，至少相邻2个导联记录到以下至少一条改变）
a. ST段压低 ≥ 0.1mV

b. ST 段抬高 ≥ 0.1mV

c. 新出现的负向 U 波

3. 冠脉造影显示冠脉痉挛：自发或通过激发试验（过度通气、乙酰胆碱或麦角新碱）诱发一过性冠脉闭塞或次全闭塞（≥ 90% 狭窄）伴心绞痛症状、缺血心电图改变

（3）治疗，①生活方式改善：冠脉痉挛患者往往和动脉粥样硬化性心血管疾病患者有相似的风险因素。冠脉痉挛患者也应采取冠心病患者的生活方式改善，包括戒烟、减重、适度有氧运动等。②危险因素管理：高血压、高脂血症、糖尿病等慢性疾病参与血管重塑，导致内皮、平滑肌舒缩功能障碍，在冠脉痉挛发生的病理生理过程中起重要作用。对上述疾病应进行积极的管控。③改善冠脉痉挛的药物治疗：a. 钙离子通道阻滞药通常作为冠脉痉挛患者的一线治疗药物。常用药物及剂量包括：氨氯地平10mg、1次/日；或维拉帕米240mg、1次/日；或地尔硫卓90mg、2次/日。b. 硝酸酯类药物也用于治疗冠脉痉挛：单硝酸异山梨酯30mg、1次/日。c. 若仍有症状，可加用尼可地尔5～10mg、2次/日。

2. 双向性室速 该患者发生心绞痛时，伴随着下壁导联ST段抬高出现双向性室速，即QRS波额面电轴呈左偏、右偏交替出现。其发生机制可能与细胞内钙离子增加导致延迟后除极，在希氏-浦肯野纤维有解剖位置不同的两个局灶，他们由于延迟后除极产生室早二联律的心率阈值不同。当心室率超过较低的阈值则出现室早二联律，若此时的心率超过第二个阈值则第二个位点也形成室早二联律。两个位点相互激动，形成"乒乓现象"。也有认为当室早的起源灶靠近左束支，兴奋由左前分支、左后分支交替下传，则出现V_1导联呈RBBB，额面电轴交替左、右偏的室性心动过速图形。除心肌缺血以外，双向性室速多被报道见于洋地黄中毒、儿茶酚胺敏感性多形性室速、乌头碱中毒，此外也有在心肌炎、LQTS7型（Andersen-Tawil Syndrome）、心脏结节病、嗜铬细胞瘤、心脏肿瘤、家族性低钾周期性麻痹的患者中被报道[2]。

3. 冠脉痉挛与恶性心律失常/心源性猝死 冠脉痉挛也可导致持续性室速、室颤、心源性猝死。日本一项研究纳入34个中心在2014—2018年间发生心源性猝死的5726例患者进行回顾分析，发现808例（14%）由冠脉痉挛导致[3]。在发生冠脉痉挛的患者中，合并高血压、有SCD家族史、多支冠脉痉挛、前降支冠脉痉挛、心电图出现早复极图形是发生恶性心律失常和心源性猝死的危险因素[4, 5]。因此对于已经发生过由冠脉痉挛诱发的室速/室颤患者，如果血管痉挛性心绞痛在药物治疗后仍再发，推荐植入式心脏除颤器以进行SCD的二级预防[6]。

4. 焦虑与冠脉痉挛　新发冠心病/冠脉痉挛的患者，出现焦虑的情况显著增加，另一方面冠心病合并焦虑增加冠脉痉挛发生的风险[7]。冠心病与焦虑患者均存在自主神经功能紊乱和下丘脑–垂体–肾上腺轴的功能异常，两者可能通过这两种机制互相作用，相互影响，引起恶性循环。焦虑患者的5-HT神经递质水平降低，阻断交感神经抑制信号的传入，从而引起交感神经兴奋，自主神经功能紊乱，儿茶酚胺等激素水平持续升高，增加冠状动脉痉挛的风险[7, 8]；同时心肌缺血的发生导致交感神经兴奋，引起血管损伤，微循环缺血，增加海马神经元损伤，加重焦虑症状[9]。焦虑等心理因素引起下丘脑–垂体–肾上腺轴（HPA）功能异常，导致体内皮质醇调控失衡，增加炎症反应，慢性炎症引起血管内皮损伤，增加冠心病患者冠脉痉挛发生风险；同时，皮质醇、炎症因子等神经元危险因素负反馈作用于HPA轴，引起神经递质代谢紊乱，可能增加焦虑等心理疾病的风险[10]。

此外，合并焦虑显著增加冠心病患者室性心律失常的发生风险。在矫正了冠脉病变、糖尿病、抗心律失常药物使用、心功能以后，焦虑评分高者发生VT/VF的风险显著增加[8, 11]。

六、病例要点及小结

本病例的显著特征是女性患者发生心肌缺血性胸痛，心电图典型心肌缺血改变，而服用硝酸酯类药物可有效缓解，且冠脉造影无严重狭窄病变。患者在发生心绞痛时，心电图出现下壁导联ST段抬高，心电图记录到"双向性室性心动过速"。双向性室速最常见于洋地黄中毒、儿茶酚胺敏感性室速和LQTS 7型，也可见于冠脉痉挛引起的心肌缺血。所以，焦虑与冠脉痉挛有相同的发病机制，两者相互影响，形成恶性循环，合并焦虑的患者更容易发生冠脉痉挛，而冠脉痉挛的反复发作会加重焦虑症状。

（王　帅：中南大学湘雅二医院）

参考文献

[1]Kunadian V，Chieffo A，Camici PG，et al. An EAPCI expert consensus document on ischaemia with non-obstructive coronary arteries in collaboration with european society of cardiology working group on coronary pathophysiology & microcirculation endorsed by coronary vasomotor disorders international study group[J]. Eur Heart J，2020，41：3504-3520.

[2]Almarzuqi A，Kimber S，Quadros K，et al. Bidirectional ventricular tachycardia：challenges and solutions[J]. Vasc Health Risk Manag，2022，18：397-406.

[3]Sueda S，Shinohara T，Takahashi N，et al. Questionnaire in patients with aborted sudden cardiac death due to coronary spasm in Japan[J]. Heart Vessels，2020，35：1640-1649.

[4]Ahn JM，Lee KH，Yoo SY，et al. Prognosis of variant angina manifesting as aborted sudden cardiac death[J]. J Am Coll Cardiol，2016，68：137-145.

[5]Kitamura T，Fukamizu S，Hojo R，et al. Early repolarization pattern and its day-to-day dynamic change as markers for ventricular fibrillation in patients with vasospastic angina[J]. Europace，2016，18：1252-1258.

[6]Hokimoto S，Kaikita K，Yasuda S，et al. JCS/CVIT/JCC 2023 guideline focused update on diagnosis and treatment of vasospastic angina（coronary spastic angina）and coronary microvascular dysfunction[J]. Circ J，2023，87：879-936.

[7]Sirois BC，Burg MM. Negative emotion and coronary heart disease[J]. Behav Modif，2003，27：83-102.

[8]Wang G，Cui J，Wang Y，et al. Anxiety and adverse coronary artery disease outcomes in Chinese patients[J]. Psychosom Med，2013，75：530-536.

[9]Nestler EJ，Barrot M，DiLeone RJ，et al. Neurobiology of depression[J]. Neuron，2002，34：13-25.

[10]Nijm J，Jonasson L. Inflammation and cortisol response in coronary artery disease[J]. Ann Med，2009，41：224-233.

[11]Watkins LL，Blumenthal JA，Davidson JR，et al. Phobic anxiety，depression，and risk of ventricular arrhythmias in patients with coronary heart disease[J]. Psychosom Med，2006，68：651-656.

病例5

法布雷病

一、概述

法布雷病是一种罕见的X连锁遗传溶酶体贮积症，是由于基因突变导致α半乳糖苷酶A（α-Gal A）活性降低或完全缺乏，造成代谢底物三己糖酰基鞘脂醇（GL-3）及其衍生物脱乙酰基GL-3（Lyso-GL-3）在心脏、大脑、肾脏、神经、皮肤等多脏器贮积，引起多脏器病变甚至引发危及生命的并发症。

本例为一位42岁男性，以发现心脏结构异常而就诊。心电图显示左室肥大劳损。心脏B超显示室间隔和左室后壁明显增厚。心脏磁共振成像显示左室室间隔及下壁可见斑片状延迟强化。左室造影显示心尖部心肌收缩障碍。患者最初被诊断为肥厚型心肌病，但因伴发蛋白尿考虑肾脏损害而进一步检查，最终通过基因检测确诊为法布雷病。

二、病例介绍

（一）病史简介

主诉：患者男性，42岁，主因"发现心脏结构异常1个月"入院。

现病史：自诉1个月前体检时发现心脏杂音，无胸闷胸痛，无气促乏力，无头晕头痛，无恶心呕吐，无水肿纳差等症状。就诊当地医院，心脏B超示室间隔20mm，左室后壁17mm，左室41mm，左室射血分数59%，二尖瓣轻度反流，心包少量积液，左室舒张功能减退。心电图示窦性心动过缓。当地医院诊断为"肥厚型心肌病"。为求进一步诊治，于2019年11月就诊我院门诊，并收治入我院病房。患者自起病以来，精神、睡眠、食欲可，大小便正常，体重无明显减轻。

既往史：否认高血压、糖尿病、冠心病病史；否认肝炎、结核、疟疾病史；否认脑血管疾病、精神病史；否认手术、外伤、输血史；否认食物、药物过敏史，预防接种史不详。

个人史：生于原籍，久居本地，否认血吸虫疫水接触史，否认毒物接触史。吸烟10年，每天10根，无饮酒史。

婚育史：22岁结婚，育有1子1女，爱人及子女均体健。

家族史：父亲88岁因"脑梗死"去世，母亲73岁因"心脏病"去世，兄弟姐妹健在，否认家族性遗传病史。

（二）临床检查

体格检查：体温36.6℃，脉搏64次/分，呼吸20次/分，血压117/56mmHg。发育正常，营养良好，正常面容，神志清楚，精神尚可，自动体位，查体合作，问答切题，全身皮肤黏膜未见黄染，全身浅表淋巴结未触及肿大。头颅无畸形、双眼睑无水肿，眼球活动自如，无外突，结合膜无充血及水肿，巩膜无黄染，角膜透明，双侧瞳孔等大等圆，对光反应灵敏。耳郭无畸形，外耳道无溢脓，乳突无压痛。外鼻无畸形，鼻通气良好，无鼻翼翕动，副鼻窦区无压痛。唇无发绀，口腔黏膜无出血点，伸舌居中，无震颤，咽部无充血，扁桃体无肿大，无脓性分泌物。颈软无抵抗，无颈静脉怒张，甲状腺无肿大，无血管杂音，气管居中，肝颈静脉回流征（−）。胸郭无畸形，双侧呼吸动度对称，语颤无增强，双肺叩诊清音，双肺呼吸音清晰，未闻及干湿性啰音和胸膜摩擦音。心前区无隆起，心尖冲动位于第五肋间左锁骨中线上，未触及细震颤，心界向左扩大，心率64次/分，心律齐，心音无明显增强和减弱，胸骨左缘第3、4肋间可闻及收缩期3/6级喷射样杂音。腹部平软，未见腹壁静脉曲张，无胃肠型及蠕动波，全腹无压痛及腹肌紧张，未触及腹部包块，肝、脾肋缘下未触及，墨菲征（−），肝及肾区无叩击痛，腹部移动性浊音（−），双肾区无叩击痛。肠鸣音正常。脊柱无畸形，活动自如，关节无红肿，无杵状指（趾），双下肢无水肿，双下肢皮肤无色素沉着。四肢肌力、肌张力正常。腹壁反射及双膝反射正常，巴氏征、克氏征、布氏征（−），肛门、外生殖器未查。

入院时心电图显示窦性心动过缓，多导联T波倒置明显，提示左室肥大劳损。

入院初步诊断为：肥厚型心肌病，心脏扩大，心功能Ⅰ级。

（三）病例特点

①中年男性。②临床无明显症状。③体格检查发现心界向左扩大，胸骨左缘第3、第4肋间可闻及收缩期3/6级喷射样杂音。④心电图示窦性心动过缓，左室肥大劳损。⑤心脏B超示室间隔和左室后壁增厚＞15mm。⑥有冠心病危险因素：吸烟史，但无心脏病家族史。

三、专家点评

患者需排除导致心脏后负荷增加的疾病，例如高血压性心肌肥厚、主动脉瓣狭窄等。患者无高血压病史，仅有心电图提示左室肥大劳损，高血压性心肌肥厚无诊断依据。同时，主动脉瓣狭窄可在胸骨右缘第2肋间闻及收缩期喷射样杂音，向颈动脉、胸骨下缘和心尖部传导，常伴有收缩期震颤，心脏B超可见主动脉瓣叶增厚，收缩期开放受限，瓣口面积缩小，但该患者查体仅在胸骨左缘第3、第4肋间可闻及收缩期3/6级喷射样杂音，并未在胸骨右缘第2肋间闻及杂音，并且外院心脏B超也没有发现主动脉瓣狭窄，所以主动脉瓣狭窄也无诊断依据。另外还要排除其他心脏、系统或代谢性疾病导致的左室肥厚，例如心肌淀粉样变等。心肌淀粉样变可表现为双房增大，心室不大，射血分数多正常或有轻度下降；心电图上出现肢导联低电压或电压与心室增厚不匹配；心脏B超可见双房增大，心室不大，室间隔和室壁均匀增厚，可伴瓣膜增厚，心肌颗粒状回声增强，限制型舒张功能不全，射血分数正常或轻度下降，心肌应变减低而心尖不受累；心脏磁共振成像可有特征性的内膜下弥漫延迟强化及钆造影剂清除动力学改变，通过完善相关生化检查可进行鉴别。即使确诊肥厚型心肌病，由于该疾病主要是由于编码肌小节相关蛋白基因致病性变异导致的，建议患者完善基因检测以明确病因。需行冠脉造影节+左室造影+拉管测压明确患者有无左室流出道梗阻，以指导治疗。肥厚型心肌病药物治疗主要目的是改善左室流出道梗阻，进而改善患者症状，目前暂予以不具有血管扩张作用的β受体阻滞药美托洛尔。药物治疗反应不佳时，可进一步选择室间隔缩减术等治疗。

四、诊疗过程及随访

生化检查：血常规、大便常规、大便隐血、凝血功能、血沉、C-反应蛋白、降钙素原、肌酸激酶（CK）、肌酸激酶同工酶、糖化血红蛋白、乳酸、本周蛋白、免疫固定电泳、免疫球蛋白、C3补体、C4补体、抗核抗体、抗中性粒细胞胞质抗体、抗心磷脂抗体：未见异常。

尿常规：蛋白质（2+）；肌钙蛋白T 14.54pg/ml；N端脑钠肽前体（NT-proBNP）1599pg/ml。肝功能：血清总蛋白63.0g/L，白蛋白39.5g/L；肾功能：尿素氮7.19mmol/L；电解质：钠136.7mmol/L，钙2.09mmol/L；血脂：脂蛋白（a）320.0mg/L；甲状腺功能：促甲状腺素7.69mIU/L；乳酸脱氢酶319.7U/L。

胸部X线（病例5图1）：心影增大。

心脏B超（病例5图2）：左室41mm，左房38mm，右室30mm，右房34mm，室间隔16mm，左室后壁17mm，主动脉33mm，肺动脉26mm，E/A<1，射血分数60%，未见"SAM"征。结果提示：①室间隔及左室后壁增厚；②左房增大；③升主动脉、肺动脉稍宽；④二尖瓣、三尖瓣、肺动脉瓣（轻度）反流；⑤左室舒张功能减退。

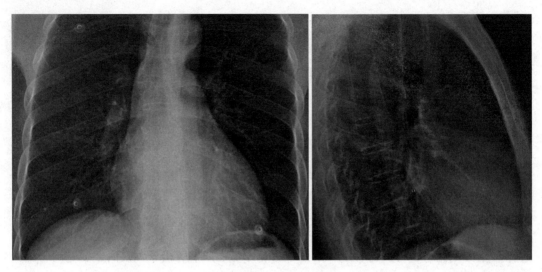

病例5图1　胸部X线

左：后前位；右：左侧位

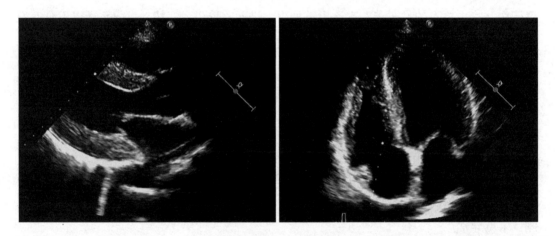

病例5图2　心脏B超

　　心脏磁共振成像（病例5图3）：左室最大舒张末径43mm。基底段：前壁13.2mm，前间隔14.6mm，前侧壁13.1mm，下壁12.4mm，下间隔10.8mm，下侧壁17.1mm。中央段：前壁9.0mm，前间隔19mm，前侧壁11.1mm，下壁8.7mm，下间隔17.8mm，下侧壁12.1mm。心尖段：前壁14.8mm，间隔壁12.8mm，下壁11.4mm，侧壁14.8mm。左室射血分数55%。T_2未见明显心肌水肿。心脏电影所示：左室不大，左室壁增厚，左室流出道未见明显狭窄。心肌静息灌注成像：未见明显灌注缺损。心肌延迟强化成像：左室间隔壁及下壁可见斑片状延迟强化。诊断意见：肥厚型心肌病。

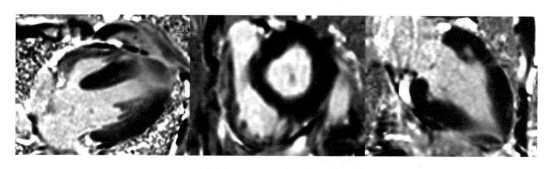

病例5图3 心脏磁共振成像

冠脉造影：未见明显阻塞性病变。

左室造影：（右前斜30°）可见心尖部心肌收缩障碍，符合肥厚型心肌病改变（心尖部型），测量左侧射血分数为71%。

拉管测压：左室心尖98/8（39）mmHg，左室中部108/4（41）mmHg，左室流出道95/7（39）mmHg，升主动脉根部109/67（80）mmHg。

24小时动态心电图：①偶发房性期前收缩及短阵房速；②不完全性右束支阻滞；③左室肥大伴显著ST-T改变。

专家分析指导意见：患者心脏B超提示室间隔及左室后壁增厚；心脏磁共振成像提示左室间隔壁及下壁可见斑片状延迟强化；左室造影可见心尖部心肌收缩障碍，符合肥厚型心肌病改变（心尖部型）。虽然这些检查均提示患者为肥厚型心肌病，但患者尿常规中蛋白质（2+），提示可能有肾脏损害，而肥厚型心肌病一般不伴有肾脏损害，故不能轻易地确诊为单纯的肥厚型心肌病，需进行基因检测以明确诊断。

患者基因检测（病例5表1）结果显示：GLA基因半合突变NM_000169，c.287T>G（p.M96R），即编码GLA基因DNA第287位点碱基胸腺嘧啶（T）被鸟嘌呤（G）替代，导致第96位氨基酸由甲硫氨酸（Met，M）改变为精氨酸（Arg，R）。该患者的基因变异没有在相关临床病例中被报道过，但同一氨基酸位置的其他致病突变c.288G>A（p.M96I），已经在法布雷病的临床病例中被报道过[1]。即编码GLA基因DNA第288位点碱基鸟嘌呤（G）被腺嘌呤（A）替代，导致第96位氨基酸由甲硫氨酸（Met，M）改变为异亮氨酸（Ile，I）。到目前为止，这个变异在已知的参考人群基因数据库中没有报道。变异所在区域是这个蛋白质的重要组成部分，不同物种的氨基酸序列高度保守，计算机辅助分析预测这个变异影响蛋白质结构/功能的可能性较大。结合患者的临床表现和检测结果，依据美国ACMG变异分类指南，这个变异为"2类-可能致病"。最终该患者确诊为法布雷病，立刻停用美托洛尔，嘱患者前往可进行酶替代治疗的医院就诊，并对其子女进行基因检测。

病例5表1　患者基因检测

基因名称	OMIM编号	遗传方式	HG19位置	转录本	核苷酸与氨基酸改变	合子状态	人群频率	ACMG变异分类
GLA	300644	XL	chrX:100658881	NM_000169	c.287T > G（p.M96R）	半合	–	2类 – 可能致病

五、相关知识点

法布雷病（fabry disease，FD）是一种罕见的X连锁显性遗传性溶酶体贮积症。是由德国学者Fabry和英国学者Anderson于1898年首次报道。该病是由位于X染色体长臂中段（Xq22.1）的GLA基因突变所致。GLA基因编码α半乳糖苷酶A（α-galactosidase A，α-Gal A），当GLA基因突变时，其编码的α-Gal A结构功能异常，完全缺乏或活性下降，导致α-Gal A的代谢底物三己糖酰基鞘脂醇（globotriaosylceramides，GL-3）及其衍生物脱乙酰基GL-3（globotriaosylsphingosine，Lyso-GL-3）在心脏、大脑、肾脏、神经、皮肤等多器官组织大量贮积，继而引起相应的多脏器损伤[2]。FD发病机制主要与脂质沉积有关，最常见的部位是血管内皮细胞和平滑肌细胞，易于导致血管阻塞、缺血，从而导致器官功能障碍；当GL-3沉积于其他细胞中，可引起细胞结构和功能改变，继发细胞能量代谢异常、小血管损伤、离子通道功能障碍、细胞肥厚、炎症及氧化应激等一系列事件，在心脏、肾脏等器官可引起不可逆的纤维化[3]。当FD累及心血管系统时，最典型的病变是肥厚型心肌病：在病程早期，心脏结构特征性改变为心肌肥厚，但随疾病进展，心肌间质异常和纤维化逐渐成为主要病理表现[4]。

FD可发生在所有种族中，我国心脏病（含左心室肥厚和肥厚性心肌病）患者中FD患病率男性为0.94%，女性为0.90%。FD临床表现和症状复杂而没有特异性，包括不明原因的血尿、蛋白尿、肌酐升高、心律失常、心功能不全、眼角膜涡状浑浊、头晕头痛、听力损失、间歇性肢端剧烈疼痛或肢端感觉异常、皮肤血管角质瘤、腹痛腹泻、脑卒中等。FD多在儿童期或青春期发病，常见首发症状是四肢剧烈疼痛，少汗或无汗，不散热，并随病程进展而逐渐加重，但更多患者的临床表现不典型，易导致误诊为慢性肾炎、血管炎、周围神经病、心肌病等。

心脏、大脑、肾脏是FD后期主要受累器官，多数FD患者死于心肌肥厚或脑卒中及肾脏功能衰竭等严重并发症。研究表明，性别、表型和血浆GL-3水平与临床事件发生率及心脏、大脑和肾脏受累密切相关；而且，与非经典FD患者和女性相比，男性经典FD

患者发生并发症的风险增加，心脏和肾脏疾病更严重，GL-3水平也更高；与非经典FD的女性患者相比，经典FD的女性患者发生并发症的风险也较高[5]。根据临床表现，可将其分为经典型和迟发型，在疾病全程可出现尖锐湿疣、汗腺功能异常和血管角膜瘤等症状，并出现心、脑、肾等器官损害的相关表现[6]。在罹患FD的患者中，心脏病和脑卒中往往是常见的并发症，且是女性患者死亡的常见原因[4]。心血管系统受累的表现多样，包括左心室肥厚（left ventricular hypertrophy，LVH）、心律失常、胸痛、心力衰竭等，尤以LVH最为常见，且没有明确的性别差异[4, 7]。当患者仅以心脏病为主要症状而缺乏全身表现时，往往难以和其他原因引起的心脏病相鉴别，此时需要借助影像学检查及心电图等进行鉴别诊断。

FD需采用多种检测方法来帮助患者尽早诊断：

1. α-Gal A活性检测　男性患者α-Gal A活性严重下降或缺失，可提示患有FD。女性患者因X染色体随机失活，α-Gal A活性水平不一，需结合基因检测、底物及衍生物水平来确诊。

2. 基因检测　需结合底物及衍生物水平、病理等综合判断。

3. 生物标志物检测　①血浆GL-3水平：是诊断FD常用的生化指标，男性患者血浆GL-3水平明显高于健康人群，对女性诊断的意义有限；②血浆Lyso-GL-3水平：其敏感度比GL-3更高，且与临床表型有良好的相关性，有助于区分经典型和迟发型。对男性患者而言，可监测疾病严重度和进展。对女性诊断的敏感度高于α-Gal A活性检测，但假阳性率偏高。亦可用于评估ERT治疗效果。

4. 组织病理学活检　光镜下可见相应组织细胞呈空泡改变；电镜下可见相应组织细胞胞质内充满嗜锇性"髓样小体"，小体呈圆形或卵圆形，小体内部呈层状，类似洋葱皮或髓鞘结构，是溶酶体糖脂聚集的典型病理特征。

5. 心脏B超能够有效发现包括同心性左心室肥厚、乳头肌不对称肥大、右心室肥厚伴收缩功能正常等典型症状，是辅助诊断FD的一线方法，"二元征"和心内膜条纹是FD的特征性标志[8]。

6. 心脏磁共振成像对发现基因检测阳性患者心脏受累敏感性较高，其具有准确测量左心室重量、发现心肌纤维化、诊断LVH的大小和部位等优点。典型特征包括基底外侧下壁的钆增强（LGE），以及低的T_1信号等。有助于与其他原因所致的心室肥厚进行鉴别诊断，因此是诊断FD的首选检查[8]。

FD是为数不多的可防可治的罕见病之一。目前针对FD的特异性治疗主要是酶替代治疗和分子伴侣治疗[2]。ERT是通过外源性补充α-Gal A，促进GL-3分解，减少GL-3和

Lyso-GL-3在体内贮积，从而改善疼痛、蛋白尿等症状，阻止或延缓疾病进展；而分子伴侣治疗则是通过一类小分子药物选择性结合异常α-Gal A，帮助其恢复活性并进入溶酶体而清除贮积的GL-3[2]。目前，酶替代治疗的药物包括阿加糖酶β（推荐治疗剂量1.0mg/kg，每2周静脉输注1次）和阿加糖酶α（推荐治疗剂量0.2mg/kg，每2周静脉输注1次），这两种药物的基因来源相同，结构和功能相似，具有与天然人类α-Gal A相同的氨基酸序列。

自2001年酶替代治疗应用于临床，20余年的临床实践证明，对法布雷病患者治疗效果显著。尽早启动酶替代治疗，患者获益更大，对于防止疾病进展、不可逆病理改变及减少器官损伤有积极意义，甚至能使患者在较长时间内无并发症生存[9]。酶替代治疗可显著减少血浆GL-3和Lyso-GL-3贮积，并长期维持低水平。多项研究提示，高剂量酶替代治疗降低血浆Lyso-GL-3水平更显著，能有效减缓肾脏和心脏的病情发展，并延迟了发病和死亡时间[10]。FD导致的心脏病患者，接受酶替代治疗后左心室质量、室间隔厚度、炎症因子等水平显著下降，表明有效的治疗对改善心脏肥厚、减轻炎症有积极作用[11]。但是，由于酶替代治疗并不能完全改善患者症状，也并非是所有患者在症状上有所获益，因此对接受这种治疗后症状仍持续存在或没有完全缓解者，仍需要进行对症治疗[4]。但对症治疗不针对FD发病机制，不能单独应用。心脏的对症治疗方面，考虑使用血管紧张素转换酶抑制剂或血管紧张素受体拮抗剂；应谨慎使用β受体阻滞药，避免使用胺碘酮；如有心动过缓或明显房室传导阻滞，可考虑使用心脏起搏器；如有心房颤动症状，应开始抗凝治疗；如有恶性心律失常症状，考虑使用埋藏式心脏复律除颤器。

由于该病是X染色体连锁遗传病，男性患者的女性后代患病风险100%，男性后代正常，女性患者的男性及女性后代患病风险均为50%。因此该患者的女儿极有可能也是FD患者，儿子则正常。应对所有育龄的男性和女性患者提供孕前和产前的遗传咨询，以及产前诊断或胚胎植入前遗传学诊断，从而早期筛查、早期诊断FD，通过特异性治疗，能有效延缓病情的进展；另一方面，对优生优育也具有很重要的价值。

六、病例要点及小结

本例患者以发现心脏结构异常起病，没有明显的临床症状和表现。但心电图显示左室肥大劳损，心脏B超显示室间隔和左室后壁明显增厚，心脏磁共振成像显示左室室间隔及下壁可见斑片状延迟强化，左室造影显示心尖部心肌收缩障碍，因此被诊断为肥厚型心肌病，并予以了β受体阻滞药治疗。不过，患者有明显的蛋白尿，通过这个疑点，对肥厚型心肌病的诊断产生怀疑，进一步行基因检测，才最终明确为FD。

由于FD患者容易出现心动过缓，且未来有加重的可能，故该患者及时停用了β受体阻滞药。目前关于FD的治疗中，酶替代治疗至关重要，如有可能，应尽快实施。

（赵　旺　王晓文　赵水平：中南大学湘雅二医院）

参考文献

[1]Sakuraba H, Tsukimura T, Togawa T, et al. Fabry disease in a Japanese population-molecular and biochemical characteristics[J]. Mol Genet Metab Rep, 2018, 17: 73-79.

[2]中国法布雷病专家协作组. 中国法布雷病诊疗专家共识（2021年版）[J]. 中华内科杂志, 2021, 60（4）: 321-330.

[3]El-Abassi R, Singhal D, England JD. Fabry's disease[J]. J Neurol Sci, 2014, 344（1-2）: 5-19.

[4]Zarate YA, Hopkin RJ. Fabry's disease[J]. Lancet, 2008, 372（9647）: 1427-1435.

[5]Arends M, Wanner C, Hughes D, et al. Characterization of classical and nonclassical fabry disease: a multicenter study[J]. J Am Soc Nephrol, 2017, 28（5）: 1631-1641.

[6]Michaud M, Mauhin W, Belmatoug N, et al. When and How to Diagnose Fabry Disease in Clinical Pratice[J]. Am J Med Sci, 2020, 360（6）: 641-649.

[7]Pieroni M, Moon JC, Arbustini E, et al. Cardiac involvement in fabry disease: JACC review topic of the Week[J]. J Am Coll Cardiol, 2021, 77（7）: 922-936.

[8]Perry R, Shah R, Saiedi M, et al. The role of cardiac imaging in the diagnosis and management of anderson-fabry disease[J]. JACC Cardiovasc Imaging, 2019, 12（7 Pt 1）: 1230-1242.

[9]Germain DP, Charrow J, Desnick RJ, et al. Ten-year outcome of enzyme replacement therapy with agalsidase beta in patients with Fabry disease[J]. J Med Genet, 2015, 52（5）: 353-358.

[10]Beck M, Hughes D, Kampmann C, et al. Fabry outcome survey study group. Long-term effectiveness of agalsidase alfa enzyme replacement in fabry disease: a fabry outcome survey analysis[J]. Mol Genet Metab Rep, 2015, 3: 21-27.

[11]Chen KH, Chien Y, Wang KL, et al. Evaluation of proinflammatory prognostic biomarkers for fabry cardiomyopathy with enzyme replacement therapy[J]. Can J Cardiol, 2016, 32（10）: 1221. e1-1221. e9.

病例6

假性肾动脉瘤性高血压

一、概述

假性肾动脉瘤是一种罕见的疾病，通常是由于肾动脉血管壁膨胀形成假性动脉瘤所致。假性肾动脉瘤会影响肾脏的正常血流，继而激活肾素-血管紧张素-醛固酮系统，引发血压显著升高。

本例患者为20岁男性，以头痛，发现血压升高，左腰部痛起病。患者血压升高达180/100mmHg左右。住院期间患者又因大笑后突发左侧腹部剧烈疼痛，腹部彩超和肾脏输尿管膀胱CT提示左肾破裂出血并肾周血肿，肾动脉造影提示假性动脉瘤。肾动脉出血形成的假性肾动脉瘤压迫正常肾组织，造成血压进行性增高，最终确诊为假性肾动脉瘤性高血压。

二、病例介绍

（一）病史简介

主诉：患者男性，20岁，主因"后枕部头痛伴发现血压升高10余天，左腰部痛3天"入院。

现病史：患者10余天前劳累后出现头痛，以后枕部胀痛为主，头痛呈持续性。无黑矇、恶心、呕吐、眩晕、视物旋转等症状，无肢体活动障碍。就诊当地医院，发现血压升高达180/100mmHg，诊断为：头痛查因，高血压所致？颅内感染？高血压3级，很高危组。当地医院予以降压治疗（具体药物不详），症状好转出院。3天前（10月28日）患者休息时急起左腰部疼痛，为持续性胀痛，逐渐加重，伴大汗淋漓，无明显恶心呕吐，无发热。遂就诊我院急诊，查血常规：红细胞5.55×10^9/L，血红蛋白144g/L，血小板317×10^9/L，白细胞9.64×10^9/L，中性粒细胞比值78.5%；尿常规：尿隐血（+-），尿蛋白（+++），镜检白细胞4~8个/HP；胰淀粉酶未见异常。腹部B超：左肾及肾周声像改变：①考虑炎性，结核不排；②左肾功能受损。肾脏输尿管膀胱CT发现，双肾病变，左肾周稍高密度影考虑积脓，左肾周间隙、肾前筋膜、后腹膜多发渗出，性质待定，考虑双肾结核左肾旁冷脓肿形成。急诊予以复方双氯芬酸钠片口服及其他对症等治疗后，疼痛明显缓解，但仍有隐痛不适。患者为求进一步治疗，于2022年10月31日收治入我院病房。患者自起病以来精神、睡眠稍差，饮食一般，大小便正常，体重无明显变化。

既往史：否认高血压、糖尿病、冠心病病史；否认肝炎、结核、疟疾病史；否认脑血管疾病、精神病史；否认手术、外伤、输血史；否认食物、药物过敏史，预防接种史不详。

个人史：生于原籍，久居本地，在外地参军两年。否认血吸虫疫水接触史，否认毒物接触史。无吸烟史，偶有饮酒少量。

家族史：祖父60岁已故，祖母60岁左右发现高血压，78岁去世。父母健在，否认高血压等其他病史。独生子，否认家族性遗传病史。

（二）临床检查

体格检查：体温36.2℃，脉搏119次/分，呼吸20次/分，体重67kg，身高168cm，BMI 23.7kg/m^2。血压：左上肢189/137mmHg，左下肢209/121mmHg，右上肢176/125mmHg，右下肢202/123mmHg。发育正常，急性痛苦面容。颈软无抵抗，甲状腺无肿大，无血管杂音。胸廓无畸形，双肺呼吸音清晰。心界无扩大，心率119次/分，心律不齐，各瓣膜听诊区未闻及病理性杂音。腹部平软，左中腹部压痛，无反跳痛，未触及腹部包块。左肾区叩击痛，右肾区无叩击痛。双下肢无水肿。

入院时心电图（病例6图1）：窦性心动过速。

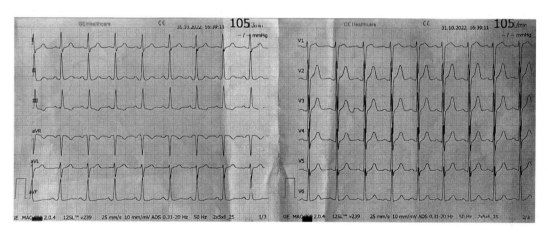

病例6图1 入院时心电图

（三）病例特点

①青年男性；②劳累后头痛，以后枕部闷胀痛为主，为持续性发作；③血压升高：左上肢189/137mmHg，左下肢209/121mmHg，右上肢176/125mmHg，右下肢202/123mmHg；④左中腹部压痛，左肾区叩击痛；⑤腹部B超检查提示左肾及肾周声像改变；⑥肾脏输尿管膀胱CT考虑双肾结核左肾旁冷脓肿形成。

三、专家点评

患者为青年男性，既往史、个人史、婚育史和家族史均无异常，近期发现血压明显升高。这种高血压不应考虑原发性高血压，而需要考虑继发性高血压的可能。患者没有夜间睡眠打鼾史，初步排除睡眠性高血压。左右肢血压对称，下肢血压高于上肢血压，初步排除机械性血流障碍性高血压。没有脑外伤和脑部疾病史，初步排除神经源性高血压。无服用药物和化学物质，初步排除外源性高血压。根据病史和症状，结合腹部B超和肾脏输尿管膀胱CT等相关检查结果，考虑肾性高血压可能性大。因此入院诊断：①高血压3级，很高危；继发性高血压可能大。②双肾结核并左肾冷脓肿待删。完善继发性高血压的病因筛查，同时治疗上暂予以特拉唑嗪、地尔硫卓控制血压。

四、诊疗过程及随访

入院当天晚上19点左右患者大笑后突发左侧腹部剧烈疼痛，大汗淋漓，进行性加重。左侧腰部拒按，弥漫至左侧腹部。无恶心呕吐等症状。心率100次/分。血压：左上肢189/129mmHg，左下肢205/125mmHg，右上肢182/131mmHg，右下肢202/140mmHg。立即予以特拉唑嗪降压、曲马多缓释片缓解疼痛，服药半小时后复测血压仍大于180mmHg，再予以特拉唑嗪，复测血压仍大于170mmHg。患者诉心前区刺痛，吸气时加重。复查心电图示窦性心动过速。

专家第一次分析指导意见：入院前肾脏输尿管膀胱CT提示左肾肾周脓肿，现有左肾区疼痛剧烈，可能有肾脓肿破裂，同时合并感染性腹膜炎、感染性休克及肾动脉破裂出血、失血性休克、心搏骤停的风险，但需排除主动脉夹层、急性胰腺炎、急性心肌梗死等其他疾病。急查血常规、肾功能、电解质、凝血功能、D-二聚体、CK、CK-MB、血沉、降钙素原、cTnT、NT-proBNP、脂肪酶、胰淀粉酶未见异常。同时予以硝酸甘油持续泵入降压、扩冠，并予以强痛定肌内注射止痛。请相关科室急会诊，判断情况以行诊治。

血生化检查，血常规：红细胞4.02×10^9/L，血红蛋白107g/L，血小板272×10^9/L，白细胞11.24×10^9/L，中性粒细胞比值89.3%。电解质：血钠134.6mmol/L，血钾3.39mmol/L，血氯98.1mmol/L。D-二聚体定量1.03μg/ml，血沉84mm/h，降钙素原0.282ng/ml。

急请泌尿外科医师会诊，查体发现左腰腹部有触痛，张力较对侧稍高，无明显膨隆、青紫。泌尿外科医师诊断为左肾周脓肿？血肿？建议绝对卧床，止痛，预防性抗感染，积极控制血压，动态复查血常规、肾功能、凝血功能，完善腹部B超、肾脏输尿管膀胱CT和肠系膜上动脉CTA，尽快请放射介入科会诊评估是否行肾动脉造影＋栓塞止血；监测血红蛋白变化，必要时输血治疗。

腹部B超：左肾轮廓模糊，左肾中下极可见一大小约110mm×86mm混合回声包块，边界清，形态规则，内回声不均匀，可见无回声暗区。彩色多普勒血流显像：左肾中下极混合回声包块未见明显血流信号，余未见明显异常血流。结合临床考虑左肾中下极混合回声包块可能为血肿。

肾脏输尿管膀胱CT（病例6图2）：与10月28日的检查对比发现，左肾体积较前增大，边缘轮廓不光滑、欠连续，实质密度不均，肾实质强化程度减低，肾周见团片状及弧形稍高密度影较前明显增多、强化不明显，邻近肾周间隙、脾周条片状稍高密度影和

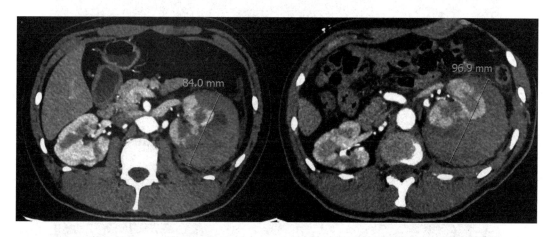

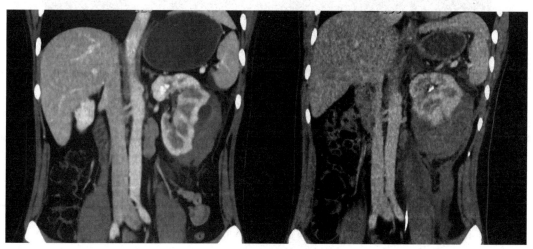

病例6图2　肾脏输尿管膀胱CT

左：10月28日肾脏输尿管膀胱CT；右：10月31日肾脏输尿管膀胱CT

积液较前增多。右肾边缘不光整，实质强化不均匀且程度减低。腹膜后（左肾动脉平面下方）可见软组织密度结节，大小约27mm×22mm，平扫CT值约55HU，增强CT值约75HU。CT诊断意见：①考虑左肾破裂出血并肾周血肿，腹膜后、腹腔积液（积血），血肿较前增大。②双肾边缘不光滑，实质强化不均匀、强化程度减低，提示弥漫性病变，性质待定：炎性病变？淋巴瘤？其他？请结合临床及进一步检查。③腹膜后结节，性质待定：肿大淋巴结？其他性质肿瘤？建议进一步检查。④右侧肾动脉为双支。

肠系膜上动脉CTA（病例6图3）：腹腔干、肠系膜上下动脉、双肾动脉走行正常，显影良好，未见明显狭窄及扩张，未见明显充盈缺损及造影剂外渗征象。右肾动脉为双支。双侧肾静脉显影良好。双下肺后基底段胸膜下见少许实变影。

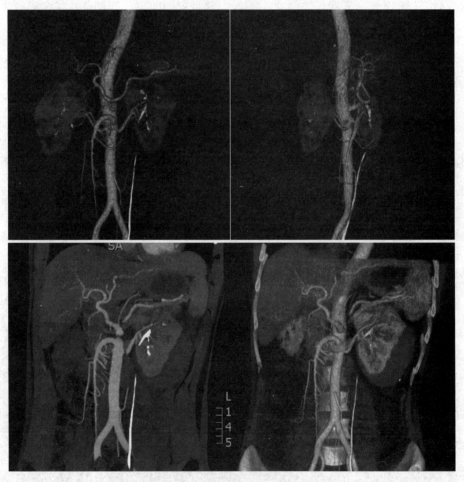

病例6图3　肠系膜上动脉CTA（2022-10-31）

急请放射介入科医师会诊，查体发现左腹部疼痛较前好转，神志清晰，血压171/90mmHg，心率107次/分，血红蛋白从144g/L下降至107g/L左右。左肾出血诊断明确，肠系膜上动脉CTA暂未见明显活动性出血，可疑动脉瘤可能，无明显手术禁忌证，可行急诊介入治疗。

患者于2022年11月1日在局麻下行左肾动脉造影并左肾动脉分支栓塞术，术中左肾动脉主干造影示左侧肾动脉中极分支见假性动脉瘤形成，提示出血，将3mm×2.5mm规格弹簧圈1枚及颗粒直径为500~700μm的聚乙烯醇颗粒栓塞剂进行出血动脉栓塞，完毕后再次造影见假性动脉瘤消失。术后诊断：左肾动脉出血。患者术后左腰部疼痛较前明显缓解，无头痛、头晕等不适，予以阿罗洛尔＋硝苯地平降压，碳酸氢钠碱化尿液。血压波动在125~135/65~80mmHg，体格检查示左腹部压痛；患者拒绝行肾脏叩诊。左腹股沟穿刺口包扎，足背动脉搏动可。

术后生化检查，尿常规：尿隐血（－），尿蛋白（+－），尿糖（+－），镜检红细胞0、白细胞0、脓细胞0。风湿免疫相关检查：抗SS-A抗体（+++），Ro-52（+++），抗SS-B抗体（++），类风湿因子-IgA 97U/ml，类风湿因子-IgM 36U/ml，ANA（1∶80）+核颗粒型，ANA（1∶160）+核颗粒型，免疫球蛋白IgA 4.34g/L，补体C4 0.50g/L。PPD皮试1∶2000（++），1∶10000（+）。T-SPOT（+）。结核杆菌抗体（－）。卧位RAAS检测：PRA 4.98ng/（ml·h），ALD 74.2ng/dl，ARR 14.90。

再次询问病史，患者无皮疹、间歇性跛行、口干、眼干等症状。患者两年半前参军入伍，军队训练活动量巨大，期间每年体检两次，均未查出血压升高。半年前退伍后入职城管，最近参与抗疫工作，有时感觉身体比较劳累。

患者术后复查心脏B超，提示二尖瓣、三尖瓣、肺动脉瓣（轻度）反流，左心功能测值正常范围。动态心电图和动态血压正常。2023年11月14日复查肾脏输尿管膀胱CT（病例6图4）：与2023年10月31日CT比对发现，左肾体积增大，外形不规则，边缘轮廓不光滑、欠连续，增强扫描左肾新增多发不强化灶，左肾动脉呈术后改变，术区可见金属缝线影，肾周见团片状及弧形稍高密度影范围略缩小，密度减低。肾周间隙、肾前筋膜、后腹膜及脾周条片状稍高密度影较前减少；右肾边缘不光整同前，双肾盂、输尿管未见扩张，右肾双支动脉、脾肾间隙可见两枚结节影，现较大者较前稍增大，最大截面积约为8.0mm×7.4mm，原约为6.7mm×6.3mm，平扫CT值约为38HU，增强明显强化。CT诊断意见：①左肾动脉呈术后改变，术区可见金属缝线影，左肾周血肿范围略缩小、密度减低，左肾周间隙、肾前筋膜、后腹膜多发渗出较前减少；左肾新增多发不强化灶，考虑梗死可能，建议复查。②双肾边缘不光滑同前，请结合临床。③腹膜后结节同前。

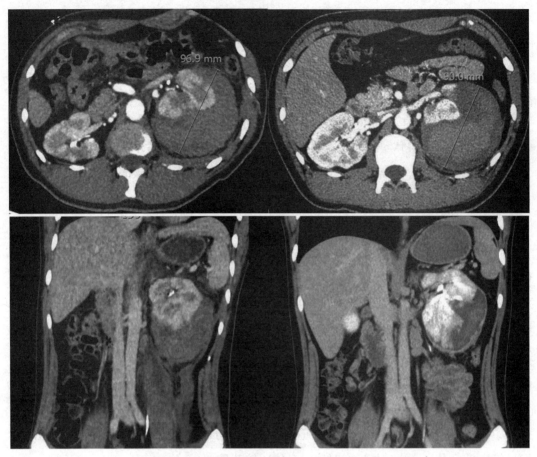

病例6图4　10月31日与11月14日肾脏输尿管膀胱CT

左：10 月 31 日肾脏输尿管膀胱 CT ；右：11 月 14 日肾脏输尿管膀胱 CT

　　专家第二次分析指导意见：患者继发性高血压诊断是明确的，既往无高血压病史，半年前多次体检均未发现血压升高，提示该继发性高血压为近期出现。突发肾动脉破裂，形成假性肾动脉瘤，肾动脉破裂原因不明，更加需要确认肾脏病变是否和高血压相关。结合影像学检查提示肾脏病变，以及生化检查多项风湿免疫指标异常、结核检查阳性等情况，需要进行分析和明确，是因为风湿免疫相关疾病、结核或左肾动脉分支先天发育异常等，致使左肾动脉分支狭窄而引发高血压，导致肾动脉破裂、假性肾动脉瘤和血肿；还是因为风湿免疫相关疾病、结核或左肾动脉分支先天发育异常等，导致肾动脉破裂、假性肾动脉瘤和血肿压迫肾脏，而引发高血压？

　　首先，风湿免疫相关检查提示干燥综合征、系统性血管炎可能。但无口干、眼干的临床表现和症状，且干燥综合征为小血管病变，以腺体病变为主，大中动脉不是好发部位，故可排除干燥综合征。另外，血管炎所致的肾损害常常是大量血尿，但尿常规示红细胞（+-），肠系膜上动脉CTA示血管管壁光滑，无溃疡、夹层等，并且患者为急性病程，故可排除系统性血管炎。因此肾脏病变不考虑风湿免疫相关疾病所致，考虑为未分化结缔组织病，先天性血管畸形可能；其次，无咳嗽咳痰、盗汗等结核中毒症状，肾脏无结核表现，而结核冷脓肿一般对肾脏本身的压力不会太大，无法解释患者剧烈疼痛，故可排除结核；再次，CT示患者肾形态正常，可见高血压时间不长，故排除肾实质性高血压。所以，该患者的继发性高血压极有可能是因左肾动脉分支先天发育异常，并在近期由于某些因素破裂出血，形成假性动脉瘤，包裹在肾包膜内，压迫正常肾组织，刺激肾素-血管紧张素-醛固酮系统，引起血压升高。由于一开始出血量较小，假性肾动脉瘤瘤体不大，压迫不强，血压升高不明显，但随着出血量逐渐增加，瘤体逐渐增大，使得压迫呈进行性增强，血压进行性升高，最终反过来在外部诱因下引发左肾动脉急性破裂出血。随着血液吸收，血压预期会下降。待病情稳定后择期完善肾和肾上腺增强CT或MRI。治疗上酌情加用血管紧张素转换酶抑制剂（ACEI）或血管紧张素Ⅱ受体拮抗剂（ARB），依血压调整降压方案。

　　患者病情平稳，于2022年11月16日出院。出院时情况：右胸部间断疼痛不适，不剧烈，深吸气或咳嗽时出现，安静时消失。偶有腰痛，可忍受，自行缓解。无头痛、咽痛、食纳、精神可，小便量尚正常，无血尿，大便正常。出院时查体：血压116/77mmHg，双侧呼吸运动幅度对称，语颤无增强，双肺叩诊清音，双肺呼吸音清晰，未闻及干湿性啰音和胸膜摩擦音。心率90次/分，律齐，各瓣膜听诊区未闻及病理性杂音。腹部无压痛，未查肾叩击痛。出院诊断：①高血压3级 很高危组 继发性高血压 血肿压迫所致；②左肾动脉中级分支破裂 假性动脉瘤形成 左肾积血 腹膜后、腹腔积血；③轻度贫血；④右肾副动脉；⑤未分化结缔组织病；⑥腹膜后结节。出院带药：阿利沙坦＋阿罗洛尔＋硝苯地平＋碳酸氢钠。出院医嘱：①复查肾和肾上腺增强CT或MRI。②定期复查风湿免疫疾病相关检查，代谢内分泌科、风湿免疫科、心血管内科、肾内科、泌尿外科随诊。

五、相关知识点

　　高血压是临床上最常见的慢性非传染性疾病，也是全球疾病负担最重的疾病[1]。高血压按发病原因分为原发性高血压和继发性高血压两大类。原发性高血压占所有高血压人群的80～90%，其确切原因还不清楚。继发性高血压是病因明确的高血压。通过针对病因的干预治疗后，其作为继发症状的高血压可被治愈或明显缓解。根据病因和发生部位的不同，继发性高血压可以分为肾性高血压、内分泌性高血压、睡眠性高血压、机械性血流障碍性高血压、神经源性高血压、外源性高血压和其他原因引起的高血压等。

肾性高血压为最常见的继发性高血压，是由肾脏实质、血管或外伤等病变引起的高血压，包括，①肾实质性高血压：肾小球肾炎、肾盂肾炎、多囊肾、肾盂积水、糖尿病肾病、结缔组织病肾病等；②肾血管性高血压：纤维肌性发育不良所致肾动脉缩窄、多发性大动脉炎所致肾动脉缩窄、动脉粥样硬化所致肾动脉狭窄、肾梗死、肾动脉血栓栓塞、肾动脉内膜剥离等[2]；③肾外伤性高血压：肾周围血肿、肾破裂等。内分泌性高血压是由各种腺体病变引起的高血压，包括，①肾上腺疾病：原发性醛固酮增多症[3]、嗜铬细胞瘤/副神经节瘤、库欣综合征、先天性肾上腺增生性异常综合征、糖皮质激素反应性肾上腺皮质功能亢进等；②甲状腺疾病：甲状腺功能亢进症、甲状腺功能减退症等；③甲状旁腺疾病：甲状旁腺功能亢进症；④垂体疾病：肢端肥大症；⑤卵巢：多囊卵巢综合征。睡眠性高血压在临床上以阻塞性睡眠呼吸暂停综合征最为常见[4]。机械性血流障碍性高血压包括主动脉缩窄、大动脉炎、动静脉瘘、主动脉瓣关闭不全、动脉粥样硬化性收缩期高血压等。神经源性高血压包括脑部肿瘤、脑外伤、脑炎、延髓型脊髓灰质炎、自主神经功能异常等。外源性高血压包括中毒、药物或化学物质所致高血压等[5]。其他原因引起的高血压包括妊娠期高血压[6]、真性红细胞增多症、单基因致病性高血压等。

某些人群需重点进行继发性高血压筛查[7]：①发病年龄＜40岁的高血压2级（血压＞160/100mmHg）患者；②高血压儿童患者；③既往血压长期稳定的患者高血压急性恶化；④血压难以控制，需要使用三种或以上降压药物；⑤常用降压药物效果不佳；⑥高血压3级（血压＞180/110mmHg）或高血压急症患者；⑦血压波动幅度大；⑧存在广泛的高血压靶器官损害；⑨高血压伴有尿常规异常，如大量蛋白尿、多量红/白细胞等；⑩单侧肾萎缩或高血压合并双肾大小不对称；⑪服用ACEI或ARB后肾功能急剧恶化，血肌酐明显升高；⑫与左心功能不匹配的发作性肺水肿，尤其是夜间发作多见；⑬低钾血症，排除利尿剂、进食差、腹泻等诱因后，常规补钾效果不佳；⑭阵发性高血压，尤其是合并头痛、出汗、心悸和面色苍白；⑮新发高血压伴有特殊体貌特征，如向心性肥胖、满月脸、痤疮等；⑯出现阻塞性睡眠呼吸暂停的临床特征；⑰双侧肢体血压不对称或下肢血压低于上肢；⑱体格检查闻及血管杂音。

该患者最后诊断为假性肾动脉瘤性高血压。假性肾动脉瘤是一种非常罕见的疾病，通常是由于肾动脉痉挛、撕裂或破裂所致，导致血管壁膨胀，形成假性动脉瘤[8]。该病可以引起继发性高血压，是因为肾动脉的破裂或痉挛影响肾脏的正常血流，继而激活了肾素-血管紧张素-醛固酮系统，致血压显著升高。

真性血管瘤与假性血管瘤的区别在于：①病因方面，真性动脉瘤主要是由于动脉硬化、高血压，以及结核、脓毒血症等导致血管出现瘤状膨出；假性动脉瘤多因外伤或者梅毒导致血管壁结构损伤[9]，血液从动脉壁破口处流出，人体内凝血机制被激活后，血小板、纤维素等物质等在动脉破口处形成血栓，并经过周围组织压迫后，局部纤维组织对破损的血管进行包裹，而形成假性的动脉管腔，从而不会造成血液流失。②结构方面，真性动脉瘤具有正常的动脉结构，包括血管的外膜、中央纤维弹力层和内膜三种正常血管结构，且具有搏动性；假性动脉瘤主要是由瘤壁纤维组织包裹形成假腔，并不具备完整的动脉三层结构。③预后方面，真性动脉瘤由于存在血管结构改变，因此发生病变后治愈难度相对于假性动脉瘤要大，恢复时间可能也要相对长一些，而且预后可能更差。④诊断方面，目前常用的影像学检查包括B超、CT、MRI等。其中，CT是最常用的一种诊断方法，可以确定动脉瘤的位置、大小和形态，同时可以评估瘤内血流情况和周围组织器官的受累情况。MRI是一种无创的检查方法，可以提供更加详细的软组织对比，同时可以评估血流动力学和血管壁的病理改变。此外，基于影像学检查的三维重建技术也越来越受到关注，可以提供更加直观的图像展示。⑤治疗方面，主要包括手术治疗和介入治疗[10]。手术治疗包括瘤体切除、动脉重建、移植等。手术治疗适用于较大的动脉瘤或出现严重并发症的患者。介入治疗则包括动脉栓塞[11]、栓塞剂栓塞、支架植入等方法，适用于动脉瘤较小或手术治疗存在较高风险的患者。

六、病例要点及小结

本例患者以头痛，发现血压升高，左腰部痛起病，住院期间又因大笑引发左侧腹部剧烈疼痛，影像学检查提示左肾破裂出血并肾周血肿，形成假性动脉瘤。再结合临床表现和生化检查，最终排除了风湿免疫相关疾病、结核等疾病引发的继发性高血压，而确诊为假性肾动脉瘤性高血压。

对于高血压年轻患者，首先需要排除继发性高血压。由于继发性高血压可迅速进展，因此需密切观察患者体征，必要时予以相应的诊治。如有破裂或夹层危险的动脉瘤，需及时进行介入或手术治疗。

（赵　旺　刘　娜　赵水平：中南大学湘雅二医院）

参考文献

[1]Poulter N R，Prabhakaran D，Caulfield M. Hypertension[J]. Lancet，2015，386（9995）：801–812.

[2]王鸿懿. 继发性高血压的筛查思路[J]. 临床荟萃，2015，30（11）：1202–1205.

[3]中华医学会内分泌学分会. 原发性醛固酮增多症诊断治疗的专家共识（2020版）[J]. 中华内分泌代谢杂志，2020，36（09）：727–736.

[4]李静，张迎花. 老年人继发性高血压的诊断和治疗[J]. 中国心血管杂志，2017，22（06）：394–396.

[5]李青泉，和丽丽，李刚. 药物相关性高血压——经常发生却易被忽视的继发性高血压[J]. 中华高血压杂志，2019，27（07）：687–691.

[6]中华医学会心血管病学分会女性心脏健康学组，中华医学会心血管病学分会高血压学组. 妊娠期高血压疾病血压管理专家共识（2019）[J]. 中华心血管病杂志，2020（03）：195–204.

[7]李南方. 继发性高血压的临床诊疗思路[J]. 中华高血压杂志，2014，22（06）：516–518.

[8]程灿，胡何节，王晓天，等. 内脏动脉瘤的诊断和治疗进展[J]. 中国血管外科杂志（电子版），2021，13（02）：183–187.

[9]Yin C，Chen F，Jiang J，et al. Renal pseudoaneurysm after holmium laser lithotripsy with flexible ureteroscopy：an unusual case report and literature review[J]. J Int Med Res，2023，51（3）：3000605231162784.

[10]郝洁雅，吕国义，梁惠民. 内脏动脉瘤的血管腔内介入治疗[J]. 临床放射学杂志，2021，40（04）：795–799.

[11]Bagheri SM，Ghadamzadeh M，Chavoshi M. Percutaneous embolization of renal pseudoaneurysms：a retrospective study[J]. Indian J Urol，2022，38（4）：296–301.

病例7

谷固醇血症

一、概述

谷固醇血症是一种罕见的遗传性植物固醇代谢障碍病，其病因是肠道上皮细胞编码的ATP结合蛋白转运体G（ABCG）5和ABCG8基因纯合或复合杂合突变[1-3]。主要临床表现为严重高谷固醇血症（血清菜油固醇、豆固醇、β-谷固醇等水平极度增高），常伴高胆固醇血症、皮肤黄色素瘤、早发动脉粥样硬化[4]。血清谷固醇水平通常采用高效液相层析或气相层析-质谱法进行检测[5]。

本例患者为14岁男性，因反复发作劳力性心绞痛1年来诊。患者8岁时因肘关节黄色瘤就诊，测定血清低密度脂蛋白胆固醇（LDL-C）水平显著升高达8.57mmol/L，但多次测定波动较大，同时合并轻度贫血和血小板减少。患者父母血脂水平均正常。患者13岁岁出现反复活动后胸痛，主动脉CT造影及心脏超声示主动脉弓缩窄、升主动脉瘤样扩张、主动脉瓣及瓣上严重狭窄。血清固醇谱检测提示谷固醇水平显著升高、基因检测提示为ABCG5致病性位点纯合突变，确诊为"谷固醇血症"[6]。

二、病例介绍

（一）病史简介

主诉：患者男性，2003年出生，汉族，主因"发现黄色瘤6年，胸痛1年"于2017年来我院就诊。

现病史：患者6年前（2011年）发现双侧肘关节黄色瘤，以右侧为著，无胸痛、胸闷，无头痛、头晕、恶心、呕吐、心慌、大汗、黑矇、晕厥等症状，肘关节黄色瘤组织活检提示"胆固醇沉积"，血清低密度脂蛋白胆固醇（LDL-C）最高值达8.57mmol/L，血常规提示血小板减少 [（27~120）× 10^9/L]，考虑为"高胆固醇血症"，曾短暂应用左卡尼丁、牛磺酸等药物治疗，服用3个月后自行停药，未服用他汀或依折麦布等降胆固醇药物，血脂水平检测显示血清总胆固醇（TC）7~8mmol/L、血清低密度脂蛋白胆固醇（LDL-C）5.2~6.9mmol/L、三酰甘油（TG）2mmol/L左右。3年前（2014年5月）行固醇谱检验示：血清谷固醇（菜油固醇、豆固醇、β-谷固醇）浓度显著增高（病例7表1）。2014年10月进一步行基因检测示：患者携带ABCG5基因致病性突变（纯合突变），其父母均携带该突变位点（杂合突变）（病例7图1）；遂明确诊断为"谷固醇血症"。予限制食用豆制品及限制植物油摄入等改善生活方式治疗，未规律定期诊治。

病例7表1　固醇谱检验报告（2014年5月，检测机构：北京福佑龙惠遗传病诊所）

检测项目	英文名称	检测结果	单位	状态	参考范围
角鲨烯	squalene	2.14	μ mol/L		0.30 ~ 4.00
二氢胆固醇	cholestanol	10.70	μ mol/L	↑	0.01 ~ 10.00
脱氢胆固醇	desmosterol	5.96	μ mol/L	↑	0.30 ~ 5.00
7-烯胆烷醇	lathosterol	3.52	μ mol/L		0.01 ~ 12.50
菜油固醇	campesterol	203.34	μ mol/L	↑	0.01 ~ 10.00
豆固醇	stigmasterol	61.82	μ mol/L		0.10 ~ 8.50
β-谷固醇	sitosterol	516.85	μ mol/L	↑	1.00 ~ 15.00

先证者

突变基因	突变位置	转录本编号	外显子编号	核苷酸变化	氨基酸变化	纯合/杂合	正常人频率	遗传方式	疾病名称
ABCG5	chr2-44050063*	NM_022436	exon10	c.1336C>T	p.R446X	hom	0.0048	AR	谷固醇血症

注：hom/het：hom 表示此突变位点为纯合突变，het 表示此突变位点为杂合突变。
位点 chr2-44050063*已报道过与疾病相关，参考文献见：Kratz, et al. Eur J Clin Nutr, 61, 896, 2007.

先证者之父

突变基因	突变位置	核苷酸变化	氨基酸变化	纯合/杂合
ABCG5	chr2-44050063*	c.1336C>T	p.R446X	het

先证者之母

突变基因	突变位置	核苷酸变化	氨基酸变化	纯合/杂合
ABCG5	chr2-44050063*	c.1336C>T	p.R446X	het

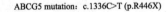
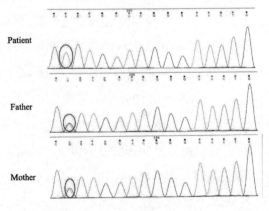

ABCG5 mutation：c.1336C>T (p.R446X)

Patient

Father

Mother

病例7图1　基因检验报告（2014年10月；检测机构：北京迈基诺基因科技有限责任公司）

1年前（2016年），患者间断发作活动后胸痛，位于心前区，持续数分钟后可自行缓解；此后症状反复发作，多在活动后或情绪激动时出现，休息及夜间睡眠期间无发作，半年前患者间断出现低热，体温波动于37.0～37.5℃，无明显咳嗽、咳痰、腹痛、腹泻、尿频、尿急、尿痛，于2017年10月至我院就诊，门诊行主动脉CT造影及三维重建（病例7图2）示：主动脉弓缩窄、升主动脉瘤样扩张；腹主动脉肠系膜上动脉水平缩窄。为进一步诊治收入我院血脂病房。

患者自发病来，饮食、二便、睡眠、精神可，体重自幼低于同龄人。

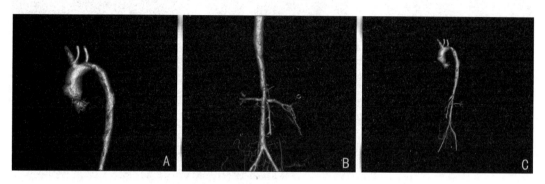

病例7图2　主动脉CT造影（2017年10月）

A. 主动脉根窦部明显缩窄，升主动脉瘤样扩张，主动脉弓缩窄。B. 腹主动脉腹腔干以远端狭窄，以肠系膜上动脉至肾动脉开口处最重。C. 全主动脉CT造影三维重建图。

既往史：患者否认高血压、糖尿病病史，否认自身免疫性疾病史；无吸烟、饮酒史。

家族史：父母及哥哥均无高脂血症病史，父母非近亲结婚（病例7图3）。

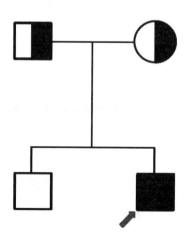

病例7图3　家系图（箭头所指为先证者，正方为男性，圆形为女性）

（二）临床检查

入院体格检查：体温36.5℃，脉搏102次/分，呼吸16次/分，右上肢血压106/70mmHg，左上肢血压100/66mmHg。神志清，双肺呼吸音清，心尖部抬举样搏动，心律齐，心率102次/分，A2＞P2，主动脉听诊区4/6级响亮收缩期杂音，腹软，无压痛、反跳痛，双下肢不肿。双侧肘关节黄色瘤，双侧跟腱增粗（病例7图4）。心电图示窦性心动过速，心室率102次/分，胸前导联T波高尖。

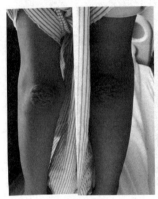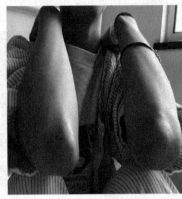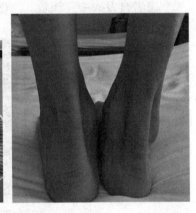

病例7图4　双侧肘关节黄色瘤，双侧跟腱增粗

实验室检查，血常规：白细胞6.08×10^9/L，中性粒细胞百分比64.4%，红细胞3.73×10^{12}/L，血红蛋白108g/L↓，血小板89×10^9/L↓。血脂四项：三酰甘油3.34mmol/L，总胆固醇5.33mmol/L，高密度脂蛋白胆固醇0.80mmol/L，低密度脂蛋白胆固醇3.92mmol/L↑。氨基末端脑利钠肽前体 338.7pg/ml，降钙素原0.03ng/ml，超敏C反应蛋白12.18mg/L↑，红细胞沉降率23mm/h↑，D-二聚体0.39μg/ml，肌钙蛋白I 0.002ng/ml，脂蛋白a 159.1mg/L。

彩色多普勒超声心动图（2017年11月）示：左心房（LA）28mm，左心室（LV）35mm、左室壁明显增厚（室间隔16mm、后壁14mm）、运动幅度尚可，左室射血分数70%；升主动脉增宽（内径29mm），升主动脉内似可探及飘动的内膜片回声；窦管结合部探及强回声斑块，距主动脉瓣环约16mm处升主动脉局限性狭窄、内径约9mm，远端升主动脉内径增宽；主动脉弓峡部缩窄、内径约7～8mm。主动脉瓣似呈三叶，瓣缘不均增厚，开放受限、关闭欠佳；二尖瓣前叶稍厚，A3区部分瓣叶收缩期脱向左房，致对合不拢，后叶形态尚可；收缩期升主动脉内血流速度明显增快、峰值压差85mmHg，主动脉瓣前向流速加快、平均跨瓣压差47mmHg、舒张期探及中量反流信号，主动脉弓峡部流速增快、压差约40mmHg。超声印象：主动脉弓缩窄，主动脉瓣及瓣上狭窄（中-重度），主动脉瓣中量反流（不除外主动脉瓣上赘生物形成），二尖瓣前叶脱垂伴少中量反流，主动脉夹层动脉瘤？建议进一步检查。

（三）入院初步诊断

1. 谷固醇血症；

2. 主动脉瓣及瓣上狭窄（中-重度）；

3. 主动脉瓣反流（中度）；

4. 主动脉弓缩窄；

5. 升主动脉瘤样扩张；

6. 肠系膜上动脉狭窄；

7. 贫血；

8. 血小板减少症。

三、专家点评

根据患者病史，结合主动脉CT血管成像、彩色多普勒超声心动图等相关辅助检查，目前诊断为：谷固醇血症，主动脉弓缩窄，主动脉瓣狭窄，升主动脉瘤样扩张。患者炎症指标增高，合并大血管病变，需除外并存大动脉炎可能。心脏超声显示左心室肥厚考虑与主动脉瓣病变有关，可疑心脏瓣膜赘生物，感染性心内膜炎不除外，监测体温，复查炎性指标，完善血培养检查。同时考虑患者存在胸痛，超声显示升主动脉内似可探及飘动的内膜片回声，需排除主动脉夹层动脉瘤可能。患者贫血、血小板减少，已于2015年行骨髓穿刺检查，不支持原发性血液系统疾病，考虑为谷固醇血症对造血系统的影响。需完善肢体动脉超声、冠脉CT血管成像、主动脉PET-CT等检查进一步明确诊治。治疗方面，给予限制劳动、低植物固醇饮食、依折麦布降脂（10mg，口服，每日一次）、阿替洛尔控制心率（12.5mg，口服，每日两次）等治疗。因尚需进一步排除主动脉夹层，且存在贫血、血小板减少，暂不予抗凝、抗血小板治疗。

外周动脉超声示：①双侧颈总动脉上中段管壁增厚，需除外大动脉炎改变，请结合临床；②左侧颈总动脉附壁强回声，斑块不除外；③左侧椎动脉流速减低，血流频谱收缩早期可见切迹，轻度窃血不除外；④右侧椎动脉流速增快，阻力增高；⑤左侧锁骨下动脉近心段管径明显较对侧细，左侧锁骨下动脉流速较对侧明显增高。⑥肾动脉、下肢动脉未见明显异常。

冠状动脉CT造影（病例7图5）示：①冠状动脉未见钙化灶；冠状动脉呈左优势型，左主干管壁不规则，余各支冠状动脉未见狭窄性改变。②主动脉根窦部管壁环形增厚伴部分钙化，主动脉瓣上狭窄（瓣上直径约16.2mm），主动脉瓣及二尖瓣前瓣增厚，升主动脉瘤样扩张（直径约29.9mm、同水平主肺动脉内径约19.7mm），左心室增大（横径49.5mm、心肌偏厚）。病原性质结合临床考虑与高胆固醇血症有关可能性大。

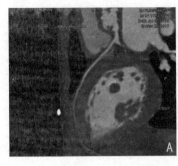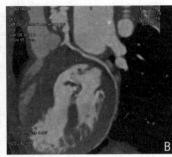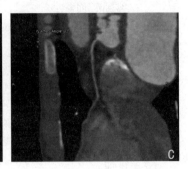

病例7图5　冠状动脉CT血管成像（2017年11月）

A：前降支；B：回旋支；C：右冠状动脉

主动脉PET-CT示：升主动脉局部扩张，主动脉弓降部狭窄，腹主动脉略狭窄，代谢欠均匀，未见明显代谢增高节段。

复查彩色多普勒超声心动图（2017年12月）示：主动脉瓣及瓣上狭窄（重度）、主动脉瓣少-中量反流；降主动脉狭窄（降主动脉近端管腔内探及低回声嵴样结构致管腔狭窄，最窄处约7~8mm）。多普勒：主动脉瓣收缩期峰值流速5.8m/s，跨瓣压差134.6mmHg。未见主动脉瓣赘生物及升主动脉内膜片。余较前无显著变化。

住院期间完善两次血培养检查均未见异常，感染性指标在正常范围，未行抗生素治疗。复查血常规基本同前，凝血功能未见异常。

心内科主任医师查房意见：患者入院期间无发热，血培养检查阴性，感染指标阴性，不支持感染性心内膜炎诊断。结合冠脉CT血管成像、主动脉CT血管成像、主动脉PET-CT检查，考虑大动脉炎可能性不大；复查心脏超声未见主动脉夹层征象。结合上述检查结果，考虑主动脉病变及主动脉瓣膜病变均为谷固醇血症所致，请心血管外科会诊评估手术指征。内科治疗：针对谷固醇血症，仍予以饮食控制；针对高胆固醇血症，该患者系谷固醇血症所致，冠脉CT血管成像未见动脉粥样硬化病变形成，故暂不考虑他汀类药物治疗；针对主动脉瓣及瓣上狭窄，继续阿替洛尔治疗，并限制活动量；针对大动脉粥样硬化病变，因患者存在血液系统损害，暂不考虑抗凝或抗血小板治疗。

心血管外科主任医师会诊意见：患者为青少年男性，"谷固醇血症"诊断明确，合并主动脉弓及主动脉瓣病变，病因考虑与高谷固醇血症、高胆固醇血症有关，存在手术指征，可行外科手术治疗。

四、诊疗过程及随访

本例患者为青少年男性，幼年以发现肘关节黄色瘤起病，测定LDL-C最高达8.57mmol/L，但多次测定LDL-C水平变化较大、最低3.92mmol/L，且无药物影响，父母血脂均正常。此外合并轻度贫血和血小板减少。血清固醇谱检测提示谷固醇水平显著增高，基因检测提示为ABCG5致病性位点纯合突变。入院前1年反复发作活动后胸痛症状，结合我院心脏超声、主动脉CT血管成像、冠脉CT血管成像等影像学检查，患者合并主动脉弓部、主动脉瓣及瓣上病变，故胸痛病因为主动脉瓣严重狭窄。患者既往有低热症状，血红蛋白、血小板轻度降低，炎症因子水平增高，需与大动脉炎等自身免疫病、感染性心内膜炎、原发性血液系统疾病相鉴别。但患者入院后反复检测体温正常，化验结果及影像学结果不支持大动脉炎诊断；反复血培养阴性，感染指标阴性，复查心脏超声未见赘生物，故不支持感染性心内膜炎诊断；外院骨髓穿刺检查不支持原发性血液系统疾病。综上所述，明确诊断为"谷固醇血症"，高胆固醇血症、主动脉瓣及主动脉病变、外周动脉病变、贫血及血小板减少均为谷固醇血症所致。治疗上建议日常低植物固醇饮食，并给予胆固醇吸收抑制剂降脂治疗，给予β受体阻滞药降低主动脉瓣跨瓣压差、控制胸痛，建议尽快行外科手术治疗主动脉瓣及主动脉病变。

向患者及家属交代病情及外科会诊意见，患者家属因经济原因要求出院。

出院诊断：谷固醇血症，高胆固醇血症，心脏瓣膜病，主动脉瓣上狭窄（重度），主动脉瓣狭窄（重度），劳力性心绞痛，主动脉瓣关闭不全（轻-中度），二尖瓣关闭不全（轻-中度），主动脉粥样硬化性疾病，升主动脉瘤样扩张，主动脉弓缩窄，降主动脉狭窄，外周动脉粥样硬化性疾病，肠系膜上动脉狭窄，贫血（轻度），血小板减少症。

出院前复查血脂四项：三酰甘油3.54mmol/L，总胆固醇4.81mmol/L，高密度脂蛋白胆固醇0.67mmol/L，低密度脂蛋白胆固醇3.34mmol/L。复查血常规：白细胞$7.71×10^9$/L，中性粒细胞百分比70.2%，红细胞$3.83×10^{12}$/L，血红蛋白112g/L↓，血小板$78×10^9$/L↓。

出院带药：依折麦布片10mg口服、1次/日；阿替洛尔片12.5mg口服、2次/日。

5年门诊随访（2023年4月）：患者未行手术治疗，平素低植物固醇饮食控制，间断服用依折麦布（近1年自行停药），因活动耐量差而一直休学居家。2023年4月复查血脂三酰甘油1.59mmol/L，总胆固醇5.84mmol/L，高密度脂蛋白胆固醇1.11mmol/L，低密度脂蛋白胆固醇4.15mmol/L；血常规示血红蛋白155g/L，血小板$96×10^9$/L↓；NT-proBNP

646pg/ml（＜150pg/ml）。2023年4月复查心脏超声示：主动脉根部发育不良、前向血流速度明显增快（平均压差89mmHg），最窄处位于窦管交界处、内径12mm，主动脉瓣及瓣上重度狭窄，主动脉缩窄（峡部内径7mm），腹主动脉局部狭窄（内径7mm），二尖瓣前后叶脱垂。目前活动量稍大则胸闷。嘱患者避免劳累、规律服药、定期复诊，再次建议患者尽早手术治疗。

五、相关知识点

谷固醇血症为常染色体隐性遗传病，临床极为罕见，发病率约1/20万人。该病于1974年被首次报道，截至2014年全球累计报道108例[7]，截至2023年全球累计报道近200例。

谷固醇血症的临床表现是复杂多变[8]，患者可为无症状或以黄色瘤为首发表现（伴或不伴高胆固醇血症）。谷固醇血症患者的血清谷固醇水平与饮食关系密切，随饮食中谷固醇含量高低而波动，进而使血清胆固醇水平也随之波动：当摄入低谷固醇饮食时，血清谷固醇水平降低，对胆固醇代谢的影响减小，血清胆固醇水平因而降低；反之，摄入高谷固醇饮食时，血清谷固醇水平显著升高，对胆固醇代谢的影响也显著增加，血清胆固醇水平也随之上升。因此，患者在没有接受药物干预的情况下，不同日期就诊时所测定的血清胆固醇水平可呈现较大波动，可以表现为轻中度的高胆固醇血症，也可能为严重升高（胆固醇＞13mmol/L）。由于谷固醇在大血管系统及主动脉瓣大量沉积，可能出现早发动脉粥样硬化性心脏病，包括早发冠心病、主动脉瓣病变及猝死。由于谷固醇可沉积于血细胞膜上，使得循环中的血细胞产生形态学和功能学异常[9]，导致患者出现血液学病变，包括：溶血性贫血伴口型红细胞增多、巨型血小板减少症、脾脏增大、异常出血等。同样的原因，谷固醇血症亦可表现为关节炎、肝功能衰竭等。

谷固醇血症的诊断要点[8]：①胆固醇水平，特别是LDL-C升高，但多次检测LDL-C水平，其升高程度波动较大；②合并黄色瘤而家族史阴性（隐性遗传）；③常伴主动脉瓣、冠脉损害；④合并血小板减少等血液学异常；⑤血清谷固醇水平显著升高；⑥基因检测为ABCG5或ABCG8纯合突变，或复合杂合突变。因此，疑诊谷固醇血症时可以通过胆固醇吸收抑制剂试验性治疗、红细胞和血小板检测、血浆谷固醇水平检测、ABCG5和ABCG8基因检测等进行诊断。

确诊谷固醇血症需与如下疾病相鉴别：

1. 家族性高胆固醇血症（familial hypercholesterolemia，FH）　由于谷固醇血症患者以早发黄色瘤及高胆固醇血症为首要表现，该病易误诊为FH。FH的主要临床特点包括：①未治疗的患者的LDL-C水平显著升高，纯合子可达＞13mmol/L（500mg/dl），且LDL-C水平呈持续、稳定升高；治疗后的LDL-C水平仍≥8mmol/L（300mg/dl）；②绝大多数呈显性遗传，即患者父母未治疗的LDL-C水平符合杂合型FH；③基因检测为LDLR、载脂蛋白B100、PCSK9或LDLRAP1双等位基因纯合或复合杂合突变[10]。由此可以和谷固醇血症相鉴别。

2. 肌腱黄瘤病　该病也是常染色体隐性遗传病，亦可LDL-C升高，严重肌腱黄色瘤为突出表现。但该病的发病机制为血浆胆甾烷醇水平显著升高沉积于脑组织所致，故患者常有神经系统症状及体征，包括痴呆、共济失调及白内障等视觉异常。患者的头部MRI显示齿状核及脑室周围白质高信号病灶[11]，基因检测提示CYP 27A1 纯合突变[12]。由此可以和谷固醇血症相鉴别。

谷固醇血症的治疗方面，首先是生活方式的改善，即日常给予低植物固醇饮食，包括限制食用植物油、橄榄油；其次应使用选择性胆固醇吸收抑制剂依折麦布治疗[13]。据既往病例报道[14]，依折麦布不仅可以降低患者血浆谷固醇水平，还可以促使黄色瘤的消退，改善瓣膜损害及改善血液系统异常。另外，胆酸螯合剂[15]也可作为降低谷固醇水平的补充治疗。对于合并高胆固醇血症和动脉粥样硬化性心脏病的患者，应同时给予他汀类[16]药物治疗。当患者出现严重冠状动脉病变、主动脉瓣病变、大血管病变时需考虑介入或（和）手术治疗。

综合目前的个案报道，该病发现时往往合并严重动脉粥样硬化及严重心脏瓣膜疾病，故预后很差[17]，一旦疑诊需尽快规范诊治。然而，由于谷固醇血症罕见、国内外累计报道病例较少，该病的预后仍需进一步研究归纳。

六、病例要点及小结

该谷固醇血症病例的特殊性在于，患者在青少年阶段即出现严重的大动脉病变，包括主动脉弓缩窄、升主动脉瘤样扩张。患者亦合并严重瓣膜病变，包括主动脉瓣及瓣上狭窄，主动脉瓣中量反流等病变。然而，该患者并无合并冠脉病变，亦无显著的外周血管病变。这说明谷固醇血症的临床表现，特别是心血管系统的病变严重程度并不完全一致，而是存在一定的异质性。在治疗方面，除了低固醇饮食，胆固醇吸收抑制剂等常规治疗以外，还需针对性地给予个性化治疗，包括药物控制症状、外科手术治疗、定期随访等。

（王　雨　郭远林：中国医学科学院阜外医院）

参考文献

[1]Tada H, et al. Sitosterolemia, hypercholesterolemia, and coronary artery disease[J]. J Atheroscler Thromb, 2018, 25（9）：783-789.

[2]Tada MT, et al. Screening of ABCG5 and ABCG8 genes for sitosterolemia in a familial hypercholesterolemia cascade screening program[J]. Circ Genom Precis Med, 2022, 15（3）：e003390.

[3]Tada H, et al. First case of sitosterolemia caused by double heterozygous mutations in ABCG5 and ABCG8 genes[J]. J Clin Lipidol, 2018, 12（5）：1164-1168 e4.

[4]Yoo EG. Sitosterolemia: a review and update of pathophysiology, clinical spectrum, diagnosis, and management[J]. Ann Pediatr Endocrinol Metab, 2016, 21（1）：7-14.

[5]Wu M, et al. Age-related reference intervals for serum phytosterols in children by gas chromatography-mass spectrometry and its application in diagnosing sitosterolemia[J]. Clin Chim Acta, 2023, 540：117234.

[6]Wang Y, et al. Severe aortic valve stenosis in a 14-year-old boy with sitosterolemia[J]. J Clin Lipidol, 2019, 13（1）：49-53.

[7]Ajagbe BO, Othman RA, Myrie SB. Plant sterols, stanols, and sitosterolemia[J]. J AOAC Int, 2015, 98（3）：716-723.

[8]Tada H, et al. Diagnosis and management of sitosterolemia 2021[J]. J Atheroscler Thromb, 2021, 28（8）：791-801.

[9]Bastida JM, et al. Sitosterolemia: diagnosis, metabolic and hematological abnormalities, cardiovascular disease and management[J]. Curr Med Chem, 2019, 26（37）：6766-6775.

[10]Sanchez-Hernandez RM, Civeira F. Homozygous familiar hypercholesterolemia: still a long way to go[J]. Lancet, 2022, 399（10326）：696-697.

[11]Vanrietvelde F, et al. MRI of the brain in cerebrotendinous xanthomatosis（van Bogaert-Scherer-Epstein disease）[J]. Eur Radiol, 2000, 10（4）：576-578.

[12]Jiang J, Chen G, Wu J, et al. c. 1263+1G＞A Is a Latent Hotspot for CYP27A1 Mutations in Chinese Patients With Cerebrotendinous Xanthomatosis[J]. Front Genet, 2020, 11：682.

[13]Hu M, Tomlinson B. Ezetimibe treatment should be considered for patients with sitosterolemia[J]. Pediatr Nephrol, 2014, 29（8）：1469-1470.

[14]Tada H, et al. Sitosterolemia[J]. Adv Clin Chem, 2022, 110：145-169.

[15]Othman RA, Myrie SB, Jones PJ. Non-cholesterol sterols and cholesterol metabolism in sitosterolemia[J]. Atherosclerosis, 2013, 231（2）：291-299.

[16]Kawamura R, et al. Acute myocardial infarction in a 25-year-old woman with sitosterolemia[J]. J Clin Lipidol, 2018, 12（1）: 246-249.

[17]Mymin D, et al. The natural history of phytosterolemia: observations on its homeostasis[J]. Atherosclerosis, 2018, 269: 122-128.

病例8

抗磷脂抗体综合征并发肺动脉高压

一、概述

抗磷脂抗体综合征（antiphospholipid syndrome，APS）是一种自身免疫性疾病，主要表现是反复出现静脉和（或）动脉血栓形成。因长期多次发生肺动脉血栓形成，造成肺血管阻力升高增加，继而引发肺高压（pulmonary hypertension，PH）。

该例患者为青年女性，因语言障碍，头部核磁共振显像（MRI）检查发现多处新发脑梗死灶。经食管超声心动图诊断卵圆孔未闭（patent foramen ovale，PFO），转入心内科行右心导管检查发现肺动脉压力升高。经选择性左右肺动脉造影及肺动脉CT血管成像示右上肺动脉起始部和左下肺动脉起始部慢性血栓闭塞性病变。结合患者反复流产史、贫血、血小板减少，以及抗心磷脂抗体显著升高，考虑为抗磷脂抗体综合征引起的脑卒中和慢性血栓栓塞性肺动脉高压。

二、病例介绍

（一）病史简介

主诉：患者女性，1979年出生，主因"语笨半个月，右上肢疼痛1周加重伴乏力3天"于2021-07-09急诊入院，完善头CT后入住我院神经内科。

现病史：患者自述半个月前无明显诱因自觉语笨，言语迟缓，偶有右侧颞区疼痛伴视物旋转，每次持续10分钟后可自行缓解，右眼球结膜出血。近一周偶有右上肢阵发性针刺样疼痛，每次持续数秒，近3日自觉右上肢乏力、握力下降，当地县中心医院行头部核磁共振检查结果提示多发新发脑梗死灶，就诊于我院急诊，急诊头部CT未见异常。患者自发病以来无发热，无咳嗽、咳痰，无饮水呛咳及吞咽困难，无腹痛，排便频率增多，每日2～3次，黄软成形便，排尿正常，近来食欲差，睡眠尚可，近5个月，体重下降2kg。

（二）临床检查

神经系统查体：神清，语笨；粗查记忆力、计算力、定向力正常；嗅、味觉未查；粗查视力视野正常，双侧眼球向各个方向运动正常，无复视，无眼震，双侧瞳孔等大正圆，D＝3.0mm，直接和间接对光反射灵敏；面部感觉正常，咀嚼肌对称有力，张口下颌无偏斜，额纹对称，闭目对称有力，示齿口角不偏，伸舌居中，双侧鼻唇沟对称；粗查听力正常；声音无嘶哑，咽反射对称灵敏，转颈耸肩对称有力；伸舌，无舌肌萎缩和震颤；四肢肢体肌力Ⅴ级，肌张力正常，无不自主运动，轮替试验、指鼻试验、跟膝胫试验稳准，深浅感觉粗查正常，肱二头肌反射（BCR）：左（++），右（++）；肱三头肌反射（TCR）：左（++），右（++）；膝反射（PSR）：左（++），右（++）；踝反射（ASR）：左（++），右（++）；掌颏反射：左（−），R（−）；Hoffmann征：左（+），R（−）；巴宾斯基征：左（−），R（−）；颈强（−）。余神经系统查体未见异常。神经功能缺损评分（NIHSS）评分：1分。

血细胞分析（急诊）（2021-07-09）：血红蛋白102g/L，血小板82×10^9/L，白细胞4.6×10^9/L，红细胞4.5×10^{12}/L。

头颈联合CTA（2021-07-12）示：头颈部血管未见确切异常，梗死部位不沿血管走形分布。双眼视觉诱发电位正常。

胸部CT（2021-07-14）示：双肺散在少许炎症。双肺散在小结节，定期复查。左肺上叶下舌段钙化结节。左侧胸膜局部稍增厚。右上纵隔气管旁含气囊肿。右侧第6肋骨腋段骨皮质扭曲。双肾结石或钙化灶。

心脏彩超（2021-07-15）示：心内结构大致正常，各瓣膜无狭窄及反流，右心房35mm，右心室18mm，左心房31mm，左心室43mm，肺动脉20mm，静息状态下左室整体收缩功能正常，左室射血分数62%。

右心声学造影（2021-07-15）示：静息状态下左心腔无气泡（病例8图1A）；valsava动作后3个心动周期内左心腔见20～30个微泡，发泡试验阳性（病例8图1B）。

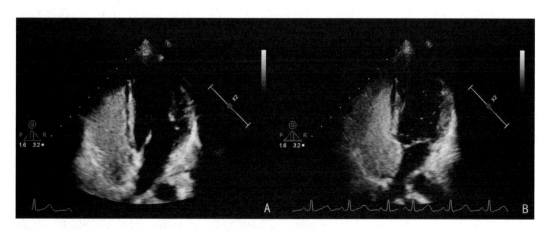

病例8图1　右心声学造影

经食管超声心动图（2021-07-21）示：房水平极少量左向右分流，左心耳功能正常。

动态心电图（2021-07-15，08：52～7：39，总时长22小时46分钟）：基础节律为窦性心律，平均心率77次/分，最慢心率52次/分，最快心率121次/分，室性期前收缩1363次，其中室早三联律72次。

三、专家（主任医师）分析指导意见

神经内科主任医师查房意见：患者为中青年女性，突发言语不清3天，头部MRI有多发梗死灶，头颈联合CTA未见血管狭窄、畸形等异常。24小时动态心电图未见心房颤动。考虑诊断为不明原因脑梗死、卵圆孔未闭。诊断依据：①有脑梗死症状；②头部MRI示多发脑梗死灶；③头颈联合CTA未见血管狭窄、畸形等异常；④无心房颤动症状和心电图表现；⑤经食管超声左心耳无血栓。

患者心脏彩超及发泡试验阳性，经食管超声诊断：心房水平偶可探及极少量左向右分流，左心耳无血栓。考虑患者多发脑梗死可能与卵圆孔未闭有关，建议患者转科至心内科行卵圆孔未闭封堵治疗。

心内科主任医师第一次查房意见：患者为中青年女性，不明原因脑卒中，无阵发及持续房颤症状和心电图表现，发泡试验阳性，经食管超声诊断：心房水平偶可探及极少量左向右分流，左心耳无血栓，无心腔自发显影。根据美国神经病学学会和心血管介入学会2022年发布的卵圆孔未闭的管理指南，60岁以下卵圆孔未闭合并不明原因脑卒中患者，建议行卵圆孔未闭封堵治疗。欧洲经皮心血管介入学会联合欧洲多个相关学会共同制定卵圆孔未闭患者处理策略欧洲立场文件建议合并不明原因脑卒中患者，行卵圆孔未闭封堵治疗。中国专家共识也建议不明原因脑卒中患者，如发泡试验阳性，行卵圆孔未闭封堵治疗。

患者转入心血管内科后体格检查：神志清楚，语言流利，无发绀、杵状指，无颈静脉充盈；双肺呼吸清，未闻及干湿性啰音。心界正常，心律齐，P2正常，未闻及异常心音；心电图示窦性心律，正常心电图。

追问病史获知：患者孕3产1（多次住院保胎治疗），有反复流产史，孕期存在贫血。有血小板减少病史。饮食正常，月经周期正常（3/28天），经量少。

2021年9月4日行右心导管检查、经皮卵圆孔未闭封堵治疗，术中常规测肺动脉收缩压、舒张压、平均压分别为51mmHg、22mmHg、32mmHg，右心室收缩压、舒张压、平均压分别为51mmHg、0mmHg、17mmHg，右心房收缩压、舒张压、平均压分别为12mmHg、4mmHg、7mmhg，肺小动脉收缩压、舒张压、平均压分别为16mmHg、4mmHg、8mmHg。分别行左肺动脉、右肺动脉造影，双肺外周带造影剂显影欠佳，左肺下动脉缺如，右肺上动脉缺如，右肺动脉发出右肺中叶动脉前有狭窄，测量右肺下动脉远端压力33mmHg、16mmHg，右肺下动脉近端压力38/13mmHg，测连续压见压力阶差5mmHg。偿试导丝通过闭塞动脉，未成功，提示为慢性机化性闭塞（病例8图2）。

右心导管诊断慢性肺动脉栓塞，肺动脉高压。未行卵圆孔未闭封堵治疗。应进一步寻找慢性肺动脉栓塞病因、并针对肺动脉高压进行干预。

结合患者病例特点，为寻找慢性血栓栓塞原因，进一步行下列检查：易栓症筛查：蛋白C活性75%、蛋白S活性145.0%（正常）；甲状腺功能检查：FT_3 4.2pmol/L，FT_4 12.86pmol/L，TSH 2.0223μIU/ml（甲状腺功能正常）；风湿免疫检查：血清$β_2$微球蛋白1.65mg/L（正常）；ANCA和抗核抗体系列（-）；抗α胞衬蛋白抗体（-）；免疫球蛋白IgG_4 0.212g/L；抗"O"抗体59.4IU/ml，类风湿因子＜20.0IU/ml（正常）；补体C3 0.752g/L、C4 0.153g/L（正常）；C-反应蛋白1.57mg/L，血沉20mm/h（正常）。

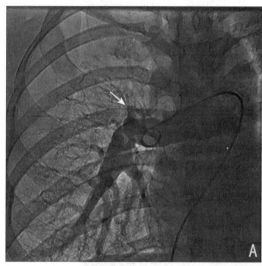
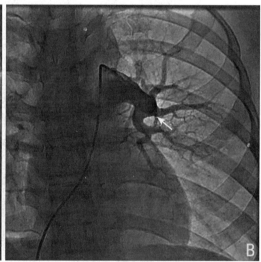

病例8图2　选择性左右肺动脉造影（2021-09-04）

A：右上肺动脉起始部闭塞（白色箭头），B：左下肺动脉起始部闭塞（白色箭头）

纵隔疾病排查：肺CT未见纤维纵隔炎表现。

结核感染T-spot排除活动性结核感染，混合淋巴细胞培养62×10⁶/ml，A抗原刺激＋干扰素：96个斑点形成细胞（SFCs）/2.5×10⁵外周血单个核细胞（PBMC），B抗原刺激＋干扰素：39个SFCs/2.5×10⁵PBMC。

常规检查：尿酸229μmol/L，血糖4.67mmol/L，糖化血红蛋白5.7%，同型半胱氨酸13.44μmol/L（均正常）。

阳性化验检查：血常规：红细胞$3.6×10×^{12}$/L，血红蛋白83g/L，血细胞比容

26.5%，平均红细胞体积74fL（正常值80～101fL），平均红细胞血红蛋白量23.2pg（正常值27.2～34.3pg），平均红细胞血红蛋白浓度315g/L（正常值329～360g/L），血小板113×10^9/L［正常值（135～350）×10^9/L］；贫血三项检查：血清铁蛋白3.9μg/L（低于正常值）；维生素B_{12} 138ng/ml，叶酸5ng/ml（均正常）。总胆固醇2.99mmol/L，载脂蛋白A1 1.06g/L，载脂蛋白B 0.48g/L，低密度脂蛋白胆固醇1.29mmol/L，三酰甘油0.77mmol/L；抗心磷脂抗体测定：IgG 643.7CU（正常值＜20CU），IgA 3.2CU，IgM 7.5CU（正常）；免疫球蛋白测定：IgM 2.00g/L（正常值0.4～1.59g/L），IgG 13.10g/L，IgA 2.14g/L，IgG_4 0.212g/L。

影像学检查见病例8图3。

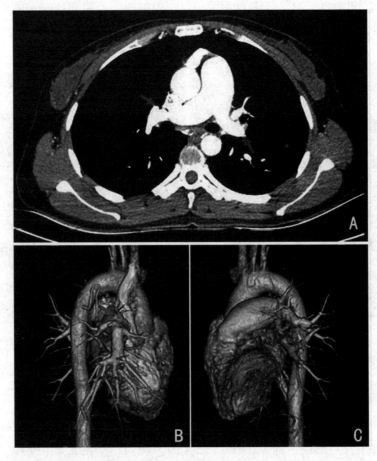

病例8图3　肺动脉CT血管成像及三维重建（2021-09-08）

A. 右上肺动脉起始部闭塞（紫色箭头表示闭塞血管近端位置），左下肺动脉起始部闭塞（紫色箭头表示闭塞血管近端位置）；B. 右上肺动脉起始部闭塞（红色箭头表示闭塞血管近端位置）；C. 左下肺动脉起始部闭塞（绿色箭头表示闭塞血管近端位置）

双下肢血管超声示：右小腿肌间静脉扩张，右下肢浅静脉、左下肢深静脉、左下肢浅静脉均正常。

四、诊疗过程及随访

根据患者病史，结合甲状腺功能、动态心电图、心脏超声、肺动脉成像、CTPA等相关辅助检查，目前诊断考虑"抗磷脂抗体综合征，慢性血栓栓塞性肺动脉高压、卵圆孔未闭"。我们组织了多学科专家会诊，进一步请神经内科、风湿免疫科和肺动脉高压专科主任医师会诊。

心内科主任医师会诊意见：目前根据抗磷脂抗体综合征诊断和治疗指南，给予抗凝预防血栓和肺动脉高压靶向药物治疗。抗凝治疗如无禁忌，终生服用华法林，国际标准化比值（INR）控制在2～3之间；降肺动脉压：他达拉非20mg，1次/日口服，长期服用；介入治疗：经皮肺动脉栓塞球囊成形术（BPA）。

神经内科主任医师会诊意见：患者突发卒中就诊，动态心电图无房颤心律，头颈部CT血管成像检查未见血管异常，外院脑MRI检查，患者梗死部位不沿血管走形，建议复查头部MRI，患者拒绝；建议完善腰椎穿刺，外送脱髓鞘疾病相关抗体，患者拒绝。心脏超声提示卵圆孔未闭，虽然发泡试验阳性，但梗死部位为非脑血管走行，与卵圆孔未闭所致矛盾栓塞的相关性不大。考虑该患者多发脑梗死与血栓栓塞有关，同意心内科主任医师依据，该患者脑梗死的治疗可采用华法林抗凝，预防血栓复发。

风湿免疫科主任医师会诊意见：考虑患者为中青年女性，有反复流产和贫血病史，饮食和月经正常，完善风湿免疫相关抗体检查，抗心磷脂抗体IgG结果异常。抗磷脂抗体综合征诊断标准包括持续阳性的抗磷脂抗体（aPL）。标准的"aPL"包括抗心磷脂抗体（aCL）、抗β₂-糖蛋白I抗体（anti-β₂GPI抗体）和狼疮抗凝物（LA）任一阳性即可诊断。该患者满足aPL阳性。诊断为抗磷脂抗体综合征，建议加用硫酸羟氯喹，患者拒绝。严密监测血小板数值，在征求患者意见基础上，考虑加用华法林抗凝，预防血栓复发。

肺动脉高压主任医师查房意见：抗磷脂抗体综合征是慢性血栓栓塞性肺动脉高压的主要原因之一，约占病因的10%。根据患者现病史、既往史及相关化验和肺血管影像学检查，初步考虑为：①肺动脉高压-慢性血栓栓塞性（PAH4组）；②抗磷脂抗体综合征；③继发性贫血和血小板减少；④卵圆孔未闭；⑤脑梗死（多发），无后遗症。

患者为抗磷脂抗体综合征、机体高凝状态，可能是慢性血栓性肺栓塞的病因，同时患者存在先天性卵圆孔未闭，发泡试验阳性有引起矛盾栓塞风险，患者脑梗死可能继发于抗磷脂抗体综合征，另外患者血红蛋白和血小板减少可能与抗磷脂抗体综合征有关。目前血小板110×10^9/L，可考虑给予华法林治疗，INR控制在2~3，预防血栓复发。给予他达拉非20mg，1次/日口服，降肺动脉压力，密切监测血小板数量和有无咯血、血尿、黑便和脑出血等症状。下一步可考虑行BPA治疗。

综合多学科专家会诊意见，结合患者意愿，目前治疗以对症抗凝和降肺动脉压为主，可择期行BPA治疗。征得患者同意，出院回家服用华法林和他达拉非治疗。

2022年2月患者为行BPA治疗，第3次收治入我院。入院化验血小板（39~41）$\times 10^9$/L，考虑系抗磷脂抗体综合征所致，INR 1.9，出血风险高，停用华法林。后因血小板低，术中出血风险较高，未行BPA治疗，继续他达拉非治疗，出院监测血小板数量，1周后连续复查血小板均为（90~110）$\times 10^9$/L，原剂量加用华法林。

目前随访无血栓复发相关症状，无出血相关症状，无右心功能不全临床表现。

五、相关知识点

抗磷脂抗体综合征（APS）是一种罕见而复杂的自身免疫性疾病，其特征是反复出现静脉和（或）动脉血栓形成和妊娠并发症。检查发现抗磷脂抗体（aPL）包括抗心磷脂抗体（aCL）、抗β_2-糖蛋白I抗体（anti-β_2GPI抗体）和狼疮抗凝物（LA）阳性。估计APS年患病率为（1.1~2.1）例/10万人[1-5]。发病机制以aPL介导的凝血和纤溶破坏为中心，随着对炎症和血栓形成相互作用的认识不断加深，涉及aPL介导的血小板、单核细胞和内皮细胞激活、黏附分子改变和促炎细胞因子激活、补体和中性粒细胞激活及组织因子上调[5, 6-10]。最近的数据表明，抗β_2GPI-β_2GPI复合体可能通过载脂蛋白E2'和GPI bα受体诱导血小板活化，从而释放几种促凝血介质，如血栓素B$_2$、血小板因子4和血小板因子4变异体（CXCL4L1）[7, 8]。β_2GPI硝基化增加可能影响血小板功能，硝基化β_2GPI水平升高是血栓风险增加的潜在指标[11, 12]。此外，抗β_2GPI抗体的N-糖基化改变可能会增强其促炎作用。高水平的血小板衍生趋化因子水平与临床和实验室的抗磷脂抗体综合征有关，如血栓事件、血小板减少、高aCL IgG滴度和两种或三种aPL阳性[13-15]。

aPL检测适用于与APS相关的临床表现、原因不明的反复血栓形成或罕见部位的血栓形成、没有动脉血栓形成危险因素的中风，尤其是在年轻患者，或无静脉血栓形成危险因素的不明原因血栓形成或激发后静脉血栓栓塞症。根据第16届国际抗磷脂抗体特别工作组关于APS的临床表现，对于免疫性血小板减少、年轻患者复发的重大急性心肌缺血事件，也应考虑aPL检测[16-19]。

确定APS的标准包括至少出现持续阳性的aPL，至少满足一个临床标准。建议对实验室AP分类标准中的所有三种aPL进行检测（"标准的aPL"：抗β$_2$GPI、aCL、LA），以改善患者的分类和危险分层[20, 21]。

APS临床分类：灾难性抗磷脂抗体综合征（CAPS）：第16届国际抗磷脂抗体大会CAPS工作组建议使用2003年制定并于2005年生效的CAPS初步分类标准：三个或三个以上器官血栓在不到1周内形成，至少一个器官出现微血管血栓，以及有或没有活检证实的抗磷脂抗体的存在[22, 23]。

产科抗磷脂抗体综合征（OAPS）：目前产科抗磷脂抗体综合征的分类标准包括原因不明的反复发作（≥连续3次）流产（<10周妊娠）、≥1胎儿死亡（>10周妊娠）、分娩（<34周妊娠）、先兆子痫或胎盘功能不全[23]。

预后：超过50%的患者在发生血栓事件时有传统的心血管危险因素。最近的研究发现，年龄、高血压、高胆固醇血症、糖尿病和吸烟是aPL阳性患者血栓形成事件的额外危险因素。但本例患者血压、血糖正常，血脂正常（神经科基线结果），无经典动脉粥样硬化危险因素[24]。

治疗策略：aPL阳性患者血栓一级预防：根据欧洲抗风湿病联盟（EULAR）对APS的治疗建议，一级血栓预防应基于血栓形成风险分层。小剂量阿司匹林（LDA）被推荐给无症状的个体和有"高风险aPL特征"的系统性红斑狼疮（SLE）患者，以及那些有OAPS病史的患者，所有这些都经过了充分的风险/益处评估[25]。

血栓性抗磷脂抗体综合征：维生素K拮抗剂（VKA）是治疗血栓性APS的主要抗凝药物。国际血栓和止血学会（ISTH）建议不要将新型口服抗凝剂（DOACs）[25]用于高危APS（3种aPL阳性，既往动脉血栓形成）和尽管达到目标国际标准化比值（INR），但仍反复发生血栓事件的患者[25]。

静脉血栓：根据EULAR对APS治疗的建议及其他国际指南和特别工作组的报告，对于APS的第一次静脉血栓事件，建议终生使用VKA治疗，INR目标为2~3。对于不明原因的静脉血栓，应终生抗凝治疗[26, 27]。

虽然在普通人群中，DOAC是首次静脉血栓发作后的一线治疗方法。最近关于DOAC在CAPS中的安全性和有效性尚存在争议。一项荟萃分析显示，接受DOAC治疗的患者中16%有血栓复发（其中33%阳性患者血栓复发），血栓复发率高于华法林[29]。不推荐DOAC用于三种aPL阳性的患者，因为血栓复发的风险很高，但对于不能达到目标INR的静脉血栓或具有VKA禁忌证（例如过敏或不耐受）的患者，可以考虑使用DOAC。根据ISTH最近的指南，已经服用DOAC的"低风险"患者如果坚持继续服用DOAC，可以继续使用，但"高风险"患者应该接受VKA治疗[28, 29]。

动脉血栓：对于第一次动脉血栓形成的确诊APS患者，考虑到个体出血和血栓复发的风险，建议使用目标INR为2～3或3～4的VKA治疗。也可以考虑使用INR 2～3加小剂量阿司匹林的双联治疗。动脉血栓形成事件的患者不推荐使用DOAC[24]。

复发血栓：解决APS血栓复发的第一步应该是评估治疗依从性。根据EULAR的建议，对于使用标准强度VKA的复发性动脉或静脉血栓患者，添加小剂量阿司匹林，并将INR目标值提高到3～4以及使用低分子肝素（LMWH）作为替代治疗方案。此外，治疗趋势特别工作组将他汀类药物或羟氯喹（HCQ）列为难治性患者的潜在辅助治疗。血浆置换、静脉注射免疫球蛋白（IVIG）和免疫调节疗法，包括B细胞去除，可以在个案的基础上使用[29]。

产科抗磷抗体脂综合征（OAPS）：根据EULAR的建议和第16届国际抗磷脂抗体大会特别工作组关于APS治疗趋势的报告，OAPS病史（有或没有SLE）作为唯一APS表现并具有"高风险aPL特征"的非怀孕妇女应在经过彻底的风险评估后接受预防性小剂量阿司匹林治疗。有OAPS病史的孕妇应接受小剂量阿司匹林和预防性剂量的肝素联合治疗，而有血栓性APS病史的孕妇推荐使用治疗性剂量的肝素。联用小剂量阿司匹林和预防性剂量的肝素过程中，仍有OAPS和反复妊娠并发症的妇女，可考虑将肝素增加到治疗剂量，考虑在妊娠早期添加羟氯喹或添加小剂量泼尼松龙。产后使用LMWH预防血栓应持续6周，因为产褥期血栓形成的风险很高[23]。

灾难性抗磷脂抗体综合征：在解决了所有潜在的触发因素后，灾难性抗磷脂抗体综合征（catastrophic antiphospholipid syndrome，CAPS）的治疗包括糖皮质激素、肝素和血浆置换或静脉用免疫球蛋白的联合治疗。在难治性病例中，可考虑B细胞去除或补体抑制[22]。

针对非标准临床表现APS的治疗尚无共识，目前的治疗方法包括抗血小板、抗凝剂、皮质类固醇、传统免疫抑制剂或静脉应用免疫球蛋白（IVIG）。利妥昔单抗是一种抗CD20嵌合单抗可能对皮肤溃疡和APS肾病病变有益。羟氯喹有助于aPL滴度降低[27-29]。

PH的具体治疗取决于疾病的组别。对第1类和第4类肺动脉高压病理生理学的深入了解导致了靶向治疗的开发，与未经治疗的患者相比，这些治疗方法可以改善运动能力、血流动力学和预后。根据作用机制药物分三类：前列环素通路，前列环素类似物包括口服贝前列素、静脉注射前列环素、静脉和皮下注射曲前列尼尔、吸入用以及伊洛前列腺素和选择性口服前列环素受体激动剂Selexipag，内皮素受体拮抗剂，包括波生坦、安立生坦和马昔腾生坦，可阻止内皮素的血管收缩和促有丝分裂作用；一氧化氮（NO）通路包括磷酸二酯酶5抑制剂西地那非和他达拉非及可溶性鸟苷环化酶激动剂利奥西呱。

综合考虑本例患者同时存在慢性肺动脉栓塞和脑梗死，给予终生华法林抗凝治疗和他达拉非降肺动脉压治疗。

六、病例要点及小结

本例患者为中青年女性，以语笨、右上肢乏力起病，无阵发性心悸病史，脑MRI诊断新发腔隙性脑梗死，入院头颈部联合CT血管成像未见异常，梗死部位为非血管走向。动态心电图无心房颤动。入院检查发现房间隔卵圆孔未闭，发泡试验阳性，考虑为矛盾性栓塞，经皮卵圆孔未闭封堵治疗前常规行右心导管检查发现肺动脉高压，由于卵圆孔未闭不能引起肺动脉高压，行选择性肺动脉造影，寻找肺动脉高压原因，造影发现双肺外周带造影剂显影欠佳，左肺下动脉未见显影，右肺上动脉未见显影，尝试导丝进入闭塞肺动脉失败，故未行封堵治疗。完善肺动脉CTPA示双肺上叶肺动脉起始部较大充盈缺损，远端分支纤细；右肺下叶内底段肺动脉分支内小充盈缺损。诊断慢性血栓栓塞性肺动脉高压。双下肢血管超声检查深静脉、浅静脉未见血栓。检测血糖、尿酸、同型半胱氨酸正常。血常规提示贫血和血小板减少。抗心磷脂抗体-IgG升高超过正常上限32倍，IgM略高，血清 β_2 微球蛋白正常，狼疮抗凝物阴性。蛋白C、蛋白S活性正常，甲状腺功能正常，ANCA和抗核抗体系列阴性，IgG_4 正常。结核感染T-spot排除活动性结核感染。C-反应蛋白、血沉正常，血清补体（C3、C4）正常，抗"O"、类风湿因子正常，抗 α 胞衬蛋白抗体阴性。仔细追问病史，患者述有反复流产史，孕3产1，妊娠期间贫血，此次入院发现血小板减少。诊断为"抗磷脂抗体综合征，慢性血栓栓塞性肺动脉高压，多发性脑梗死，缺铁性贫血，血小板减少，卵圆孔未闭"。

抗心磷脂抗体综合征的主要危害是反复血栓栓塞，患者此次语笨很可能是小血栓栓塞所致，与卵圆孔未闭所致矛盾血栓无明确关系，故未行卵圆孔未闭封堵治疗，治疗以抗凝和对症治疗为主。给予华法林抗凝，他达拉非降肺动脉压。密切监测血小板数量，注意出血风险。

（张　坡：中国医科大学附属盛京医院）

参考文献

[1]Simonneau G，Montani D，Celermajer DS，et al. Haemodynamic definitions and updated

clinical classification of pulmonary hypertension[J]. Eur Respir J, 2019, 53（1）: 1801913.

[2]Hoeper MM, Humbert M, Souza R, et al. A global view of pulmonary hypertension[J]. Lancet Respir Med, 2016, 4（4）: 306-322.

[3]Galiè N, Humbert M, Vachiery J-L, et al. 2015 ESC/ERS guidelines for the diagnosis and treatment of pulmonary hypertension[J]. Eur Respir J, 2015, 46（4）: 903-975.

[4]Rose-Jones LJ, McLaughlin VV. Pulmonary hypertension: typesand treatments[J]. Curr Cardiol Rev, 2015, 11（1）: 73-79.

[5]Vachiéry JL, Tedford RJ, Rosenkranz S, et al. Pulmonary hypertension due to left heart disease[J]. Eur Respir J, 2019, 53（1）: 1801897.

[6]Nathan SD, Barbera JA, Gaine SP, et al. Pulmonary hypertension in chronic lung disease and hypoxia[J]. Eur Respir J, 2019, 53（1）: 1801914.

[7]Kim NH, Delcroix M, Jais X, et al. Chronic thromboembolic pulmonary hypertension[J]. Eur Respir J, 2019, 53（1）: 1801915.

[8]Boucly A, Weatherald J, Savale L, et al. Risk assessment, prog-nosis and guideline implementation in pulmonary arterial hypertension[J]. Eur Respir J, 2017, 50（2）: 1700889.

[9]Hoeper MM, Kramer T, Pan Z, et al. Mortality in pulmonary arterial hypertension: prediction by the 2015 European pulmonary hypertension guidelines risk stratification model[J]. Eur Respir J, 2017, 50（2）: 1700740.

[10]Kylhammar D, Kjellström B, Hjalmarsson C, et al. A comprehensive risk stratification at early follow-up determines prognosis in pulmonary arterial hypertension[J]. Eur Heart J, 2018, 39（47）: 4175-4181.

[11]Cervera R, Serrano R, Pons-Estel GJ, et al. Morbidity and mortality in the antiphospholipid syndrome during a 10-year period: a multicentre prospective study of 1000 patients[J]. Ann Rheum Dis, 2015, 74（6）: 1011-1018.

[12]Erkan D, Sciascia S, Bertolaccini ML, et al. Antiphospholipid syndrome alliance for clinical trials and international networking（APS ACTION）: 10-Year Update[J]. Curr Rheumatol Rep, 2021, 23（6）: 45.

[13]Duarte-García A, Pham MM, Crowson CS, et al. The epidemiology of antiphospholipid syndrome: apopulation-based study[J]. Arthritis Rheumatol, 2019, 71（9）: 1545-1552.

[14]Radin M, Sciascia S, Bazzan M, et al. Antiphospholipid syndrome is still a rare disease-estimated prevalence in the piedmont and aosta valley regions of northwest italy: comment on the article by Duarte-García et all[J]. Arthritis Rheumatol, 2020, 72（10）: 1774-1776.

[15]Giannakopoulos B，Krilis SA. The pathogenesis of the antiphospholipid syndrome[J]. N Engl J Med, 2013, 368（11）：1033-1044.

[16]Chighizola CB，Raschi E，Borghi MO，et al. Update on the pathogenesis and treatment of the antiphospholipid syndrome[J]. Curr Opin Rheumatol, 2015, 27（5）：476-482.

[17]Corban MT，Ali Duarte-Garcia A，McBane RB，et al. Antiphospholipid syndrome：role of vascular endothelial cells and implications for risk stratification and targeted therapeutics[J]. J Am Coll Cardiol, 2017, 69（18）：2317-2330.

[18]de Groot PG，de Laat B. Mechanisms of thrombosis in systemic lupus erythematosus and antiphospholipid syndrome[J]. Best Pract Res Clin Rheumatol, 2017, 31（3）：334-341.

[19]Zhang W，Gao F，Lu D，et al. Anti-β_2 glycoprotein I antibodies in complex with β_2 glycoprotein I induce platelet activation via two receptors：apolipoprotein E receptor 2' and glycoprotein I b α[J]. Front Med, 2016, 10（1）：76-84.

[20]Baroni G，Banzato A，Bison E，et al. The role of platelets in antiphospholipid syndrome[J]. Platelets, 2017, 28（8）：762-766.

[21]Huang S，Ninivaggi M，Chayoua W，et al. VWF，platelets and the antiphospholipid syndrome[J]. Int J Mol Sci, 2021, 22（8）：4200.

[22]Krilis M，Qi M，Ioannou Y，et al. Clinical relevance of nitrated beta 2-glycoprotein I in antiphospholipid syndrome：Implications for thrombosis risk[J]. J Autoimmun, 2021, 122：102675.

[23]Liu T，Han J，Zhang R，et al. Characteristics of purified Anti-β_2GPI IgG N-glycosylation associate with thrombotic，obstetric，and catastrophic antiphospholipid syndrome[J]. Rheumatol Oxf Engl, 2021, keab416.

[24]Patsouras MD，Sikara MP，Grika EP，et al. Elevated expression of platelet-derived chemokines in patients with antiphospholipid syndrome[J]. J Autoimmun, 2015, 1（65）：30-37.

[25]Tektonidou MG，Kravvariti E，Vlachogiannis NI，et al. Clinical value of amyloid-beta1-40 as a marker of thrombo-inflammation in antiphospholipid syndrome[J]. Rheumatol Oxf Engl, 2021, 60（4）：1669-1675.

[26]Samudra AN，Dwyer KM，Selan C，et al. CD39 and CD73 activity are protective in a mouse model of antiphospholipid antibody-induced miscarriages[J]. J Autoimmun, 2018, 88：131-138.

[27]Kim MY，Guerra MM，Kaplowitz E，et al. Complement activation predicts adverse pregnancy outcome in patients with systemic lupus erythematosus and/or antiphospholipid antibodies[J]. Ann Rheum Dis, 2018, 77（4）：549-555.

[28]Chaturvedi S，Braunstein EM，Yuan X，et al. Complement activity and complement regulatory gene mutations are associated with thrombosis in APS and CAPS[J]. Blood，2020，135（4）：239-251.

[29]Geethakumari PR，Mille P，Gulati R，et al. Complement inhibition with eculizumab for thrombotic microangiopathy rescues a living-donor kidney transplant in a patient with antiphospholipid antibody syndrome[J]. Transfus Apher Sci，2017，56（3）：400-403.

病例9

结节病并发肉芽肿性动脉炎致肾梗死和高血压

一、概述

结节病是一种病因不明的系统性肉芽肿性疾病，典型病理表现为受累器官出现密集、融合的非干酪样坏死性肉芽肿。其临床表现有较大异质性，且大多非特异，部分患者早期无明显症状。病变主要累及淋巴结、肺、皮肤和眼睛，肺是最常受累的器官，但仅43%的患者有呼吸道症状，甚至逐渐进展可出现肺动脉高压。

本例患者为青少年男性，以晕厥为首发表现。入院查体发现高血压，住院期间出现腹痛并持续加重，伴有意识丧失和痫样发作。最后诊断为结节病累及全身多处血管狭窄并发肾动脉的急性血栓形成及肾梗死，从而引发进行性血压升高。

二、病例介绍

现病史：患者男性，15岁，因突发晕厥入院。患者入院前1天排尿后突发双下肢无力，继而晕厥，约1分钟缓解。于医院就诊发现血压增高、蛋白尿，疑为继发性高血压收入我院。

入院查体：体温36.5℃，脉搏80次/分，呼吸20次/分，左上肢血压201/114mmHg，右上肢血压202/113mmHg，左下肢血压253/125mmHg，右下肢血压246/127mmHg，颌下、颈部、锁骨上窝、腋窝及腹股沟等浅表淋巴结未触及，右颈动脉可闻及收缩期血管杂音，心肺查体未见阳性体征，腹部未闻及血管杂音，双下肢无水肿，双侧足背动脉搏动有力。

入院时化验：肌酐101μmol/L（eGFR 89.72ml/min × 1.73m^2），血钾2.9mmol/L，总胆固醇8.03mmol/L，低密度脂蛋白胆固醇4.60mmol/L，三酰甘油1.63mmol/L，立位醛固酮571.0pg/ml↑，肾素2670.00μIU/ml↑；醛固酮/肾素比值（ARR）0.21。尿常规：蛋白（3+），尿微量白蛋白/肌酐3862.50μg/mg。凝血功能、D-二聚体、血沉、库姆斯试验、抗中性粒细胞胞质抗体、抗心磷脂抗体、抗核抗体、白细胞介素-6，肿瘤坏死因子α均阴性。

住院期间患者反复出现腹痛，查肾动脉CTA（病例9图1）及腹部CT（病例9图2）提示左肾动脉重度狭窄接近闭塞，左肾萎缩伴低密度影，肾上腺大小、形态正常。后患者腹痛持续不缓解，对症治疗无效，且疼痛逐渐加剧，血压升高达180～200/120～135mmHg，伴有意识丧失、四肢抽搐、面部及四肢末梢发绀，腹痛原因考虑急性肾梗死，遂急诊行肾动脉造影，结果示：左肾动脉近段接近闭塞，远端轻度扩张，可见血栓征象。行血栓抽吸后，造影显示左肾动脉远端血流通畅，起始部重度狭窄，于狭窄处行球囊扩张（病例9图3）。术后患者血压平稳，服用厄贝沙坦150mg、1次/日降压，血压降至120～130/70～80mmHg，腹痛消失，尿微量白蛋白/肌酐降至118.24μg/mg，血钾恢复正常3.95mmol/L，肾素降至172.4μIU/ml，醛固酮降至104pg/ml。

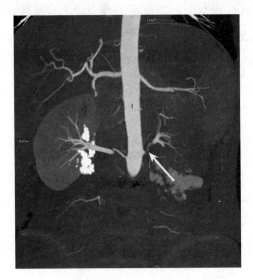

病例9图1　肾动脉CTA

白色箭头提示左肾动脉起始部重度狭窄

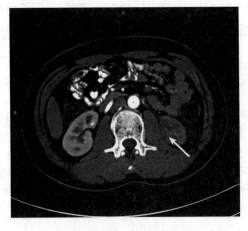

病例9图2　腹部CT

白色箭头提示急性左肾梗死

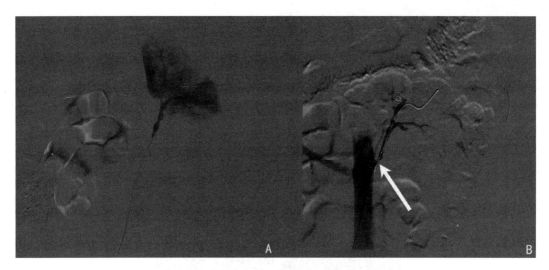

病例9图3　肾动脉造影

A. 左肾动脉远端血流通畅；B. 左肾动脉起始部重度狭窄（白色箭头所示）

入院初步诊断：晕厥查因，继发性高血压，左肾动脉重度狭窄伴闭塞，急性肾梗死，低钾血症。

患者为青少年男性，以"继发性高血压、晕厥查因"入院，入院后出现腹痛并持续加重，伴有意识丧失、痫样发作等恶性高血压表现，影像学检查提示左肾动脉重度狭窄接近闭塞，左肾动脉狭窄导致继发性醛固酮增高，血压持续升高及低钾血症，且经肾动脉造影、血栓抽吸及球囊扩张后血压较前下降，继发性醛固酮增多症症状好转。年轻男性出现肾动脉狭窄，常见病因考虑大动脉炎[1]，不除外纤维肌发育不良。但本例患者无炎症活动期表现。颈动脉血管超声未见内中膜增厚及血管狭窄，动脉粥样硬化及大动脉炎诊断依据不足。常规检查发现患者纵隔内多发淋巴结肿大，但患者病程不符合淋巴瘤诊断。且患者晕厥原因未明，为明确晕厥病因，建议行主动脉CTA进一步明确其他血管有无狭窄可能。行主动脉CTA（病例9图4）提示左侧颈外动脉起始部接近闭塞，右侧锁骨下动脉中度狭窄，左锁骨下动脉轻度狭窄，左肾动脉起始部再次出现重度狭窄。

再次肾动脉造影示：左肾动脉起始部偏心性狭窄90%，远端显影良好，未见血栓；右肾动脉起始部轻度狭窄。为明确狭窄原因，行血管内超声（intravenous ultrasound，IVUS）检查：左肾动脉远端血管结构大致正常，近段血管中层增厚、管壁内疑似出血，压迫管壁不规则狭窄，管壁未见动脉粥样硬化（病例9图5）。

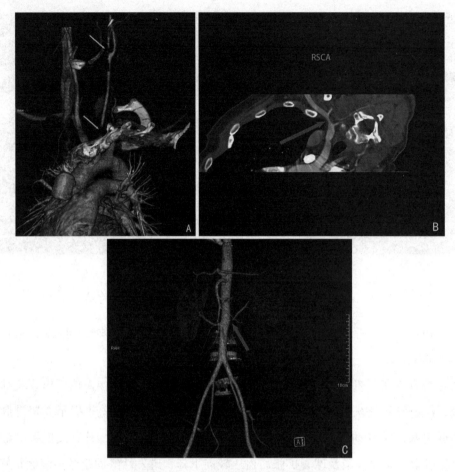

病例9图4　主动脉CTA及三维重建

A．绿色箭头代表左颈总起始部、左颈外重度狭窄；B．左锁骨下轻度狭窄、右侧锁骨下动脉中度狭窄（红色箭头）RSCA（Right Subclavian Artery），右侧锁骨下动脉；C．左肾动脉起始部重度狭窄接近闭塞（红色箭头）

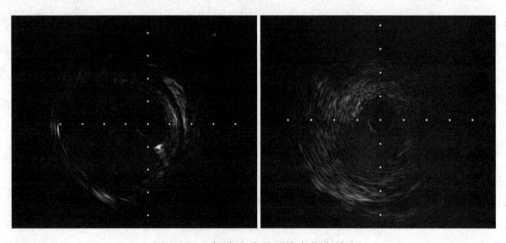

病例9图5　肾动脉造影血管内超声检查

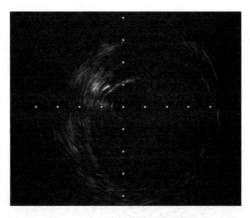

病例9图5　肾动脉造影血管内超声检查（续）

左肾动脉近段血管壁中层增厚、出血

三、专家点评

患者肾动脉造影及血管内超声结果提示非动脉粥样硬化引起肾血管狭窄。于狭窄处行球囊扩张成形术。患者短期内出现多处血管狭窄，虽然风湿免疫相关检查为阴性，大动脉炎不能除外。建议行^{18}F-FDG PET-CT检查，结果为发现包含颈动脉及肾动脉等大动脉FDG摄取增高。纵隔及双肺门多枚肿大淋巴结，氟代脱氧葡萄糖代谢明显增高（病例9图6），考虑结节病，淋巴瘤不除外。但患者病程中无发热、骨痛、贫血等淋巴瘤表现。因影像学提示结节病可能，建议寻找病理学诊断依据明确诊断。

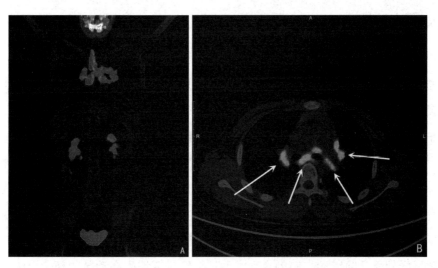

病例9图6　^{18}F-FDG PET-CT检查及纵隔窗

A．纵隔及双肺门对称性多枚肿大淋巴结，FDG代谢明显增高；B．胸部纵隔窗可见对称性淋巴结肿大伴氟代脱氧葡萄糖高代谢

四、诊疗过程及随访

行气管镜下纵隔淋巴结穿刺（病例9图7），病理结果回报为淋巴细胞及少许类上皮样细胞，结核分枝杆菌阴性，抗酸染色阴性，最终考虑为结节病累及大血管可能性大。

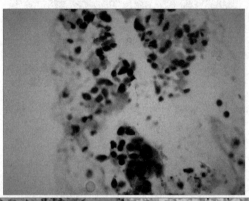

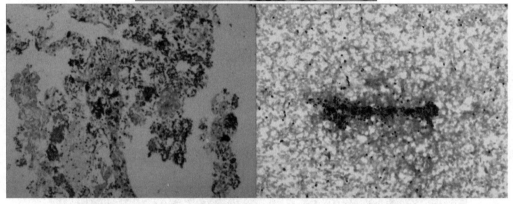

病例9图7　气管镜下纵隔淋巴结活检：可见T淋巴细胞及少量上皮细胞

汇总全科上级医师的意见后，此次病房主管医师总结如下：在本病例中，患者入院后出现腹痛并持续加重，伴有意识丧失、痫样发作，表现为恶性高血压。完善影像学检查明确左肾动脉重度狭窄接近闭塞，出现急性肾梗死，肾素-血管紧张素-醛固酮系统过度激活，引起继发性醛固酮增高，血压持续升高，行血栓抽吸、球囊扩张后血压较前平稳下降，继发性醛固酮增多症症状好转。年轻男性出现肾动脉狭窄，我们首先需考虑肌纤维发育不良（fibromuscular dysplasia，FMD）[2]。这是一种非炎症性、非动脉粥样硬化性动脉血管病，女性的发病率远高于男性。与动脉粥样硬化不同，很多患者没有或几乎没有动脉粥样硬化危险因素。FMD病理类型根据纤维素增生在动脉的部位分为外膜型、中膜型和内膜型，其中以中膜型最常见。其主要影像学表现为病变血管具有典型的"串珠样"改变[3]。肾动脉FMD以动脉狭窄为主，多发于动脉血管中远段[4]。该患者第一次肾动脉造影提示狭窄部位为肾动脉开口处，狭窄远端有轻微扩张，IVUS除外了动脉粥样硬化斑块病变，因此不除外FMD的可能性，但FMD合并急性血栓形成十分少见。我们进行文献检索发现曾有FMD合并急性肾梗死的报道[5]，在该病例中，患者因急性腹痛诊断为肾梗死，随后的检查明确为FMD，经肾动脉球囊扩张及乙酰水杨酸治疗后患者的血压平稳，肌酐恢复正常，尿蛋白明显下降。即使如此，无法用"一元论"解释患者纵隔淋巴结增大。

此外，青少年出现肾动脉血管慢性闭塞并急性血栓形成，多见于大动脉炎。大动脉炎为主动脉及分支的慢性进行性非特异性炎症，多见于主动脉弓及其分支。多发于30岁前女性，分位头臂动脉型、胸–腹主动脉型、广泛型、肺动脉型[6]。无特异性实验室指标，血沉、C–反应蛋白在活动期升高。其诊断根据1990年美国风湿病学会的分类标准[6]：①年龄≤40岁；②肢体间歇性运动障碍；③肱动脉波动减弱；④双上肢血压差＞10mmHg；⑤锁骨下动脉或主动脉杂音；⑥血管造影示主动脉一级分支或上下肢近端的大动脉闭塞或狭窄，对照大动脉炎诊断标准符合3项（1、5和6）可诊断。该患者为青少年男性，无发热、皮疹、口腔溃疡等临床表现，查体右颈动脉可闻及收缩期血管杂音，炎症性指标未升高，血管造影有肾动脉狭窄，同时累及全身多处血管。即使我们进一步行^{18}F–FDG PET–CT未见血管代谢增高，无炎症活动性证据，也不能除外大动脉炎的诊断。

患者两次影像学检查均发现纵隔淋巴结明显增大。^{18}F–FDG PET–CT显示纵隔淋巴结显像为"8"字征，为典型结节病表现，淋巴瘤不除外。结节病多累及肺部，同时也累及淋巴结、皮肤、肝、肾等器官，但累及大动脉血管少见。患者病程中无发热、消瘦、盗汗等临床表现，实验室检查结核斑点试验及结核菌素试验均为阴性，因此暂不考虑结核引起的淋巴结肿大。同样，患者无发热、骨痛、血常规异常等表现，淋巴结穿刺病理活检，未见异形淋巴细胞，除外淋巴瘤诊断。结节病为一种病因不明、累及多器官的以非干酪性肉芽肿为病理特征的系统性疾病，病变主要累及淋巴结、肺、皮肤和眼睛[7]。非干酪样坏死性肉芽肿是结节病的典型病理改变，肉芽肿中央区含有上皮样细胞、巨噬细胞、多核巨细胞和活化的CD4淋巴细胞。周边区域包括巨噬细胞、成纤维细胞和CD4和CD8淋巴细胞[8]。结节病的诊断决定于临床症状和体征及组织活检，并除外其他肉芽肿性疾病。其诊断标准可归纳为[8]：①胸部影像学检查显示双侧肺门及纵隔淋巴结对称肿大，伴或不伴有肺内网格、结节状或片状阴影；②组织学活检证实有非干酪性坏死性肉芽肿（本病例的病理符合），且抗酸染色阴性；③血清血管紧张素转换酶（angiotensin converting enzyme，ACE）或可溶性白介素–2受体（soluble interleukin–2

receptor，SL）活性增高（本病例未检测）；④血清或支气管肺泡灌洗液中可溶性白介素
–2受体高；⑤旧结核菌素（Old tuberculin，OT）或结核菌素皮肤试验（又称PPD试验）
阳性或弱阳性；⑥支气管肺泡灌洗液（BALF）中淋巴细胞>10%，且CD_4^+ / CD_8^+比值
≥3；⑦高血钙、高尿钙症；⑧Kveim试验阳性；⑨除外结核病或其他肉芽肿性疾病。以
上九项条件中，①②③为主要条件，其他为次要条件。该患者符合1项主要条件：胸部
影像学检查显示双侧肺门及纵隔淋巴结对称肿大，伴或不伴有肺内网格、结节状或片状
阴影；以及次要条件：旧结核菌素（OT）或PPD试验阴性或弱阳性；除外结核病或其他
肉芽肿性疾病，病理结果支持结节病诊断。

在结节病发生的过程中，可能出现肉芽肿性动脉炎，因此结节病相关的大动脉炎
与结节病合并大动脉炎很难区分。大动脉炎与结节病都存在某些非特异性免疫炎症的异
常，两者可能存在共同的病理改变，因此在临床上，我们需要更加完善实验室检查、影
像学检查来鉴别两者之间的诊断。以往很少出现结节病合并大动脉炎的报道，但有一些
报道显示，结节病先于血管炎的情况表明，大动脉炎或大动脉炎样肉芽肿性血管炎可能
是结节病的并发症[9]。

本病例中，患者的病变累及的血管，炎症指标与典型的大动脉炎并不相符，而最终
纵隔淋巴结病理结果回报提示为淋巴细胞及少许类上皮样细胞，虽然未行免疫组化明确
CD_4^+ / CD_8^+比值，但我们认为该患者的临床症状与辅助检查结果更符合结节病的表现。
由于结节病非干酪性肉芽组织累及全身，导致多处血管狭窄。治疗上可予长期口服糖皮
质激素治疗，常用药物为泼尼松，治疗过程中逐渐减量，维持1年或更长时间；其次可
选用氯喹、甲氨蝶呤、硫唑嘌呤、环磷酰胺等治疗。该患者术后已经给予甲泼尼龙30mg
口服治疗，阿司匹林100mg、1次/日及厄贝沙坦150mg、1次/日降压，未来将密切随诊观
察其预后情况。

四、相关知识点

结节病是一种非干酪性坏死性上皮细胞肉芽肿炎症性疾病，病因不明，可以造成全
身多处大动脉狭窄，而结节病与大动脉炎之间存在共同的病理基础就是肉芽肿。肉芽肿
是巨噬细胞及其衍生的细胞聚集和增生所形成的结节状病灶，是一种特殊类型的慢性增
生性炎症。肉芽肿可以分为三种类型：感染性肉芽肿、异物性肉芽肿和结节病肉芽肿，
结节病肉芽肿即结节病时发生的非坏死性上皮细胞肉芽肿。大动脉炎是主动脉及其分支
慢性进行性非特异性炎症，导致的管腔狭窄以致闭塞，并可继发血栓形成，因累及肾动
脉狭窄导致肾血管性高血压，血管狭窄病变常累及动脉全层，中层变形坏死，外层损害

是血管壁薄弱而出现肉芽肿。

虽然累及肾动脉不是血管炎的突出特征，但在肾动脉狭窄或肾血管高血压合并肾缺血/梗死的情况下，临床上需要考虑这一情况。血管炎累及肾动脉致其狭窄是继发性高血压的病因之一，常见的累及肾脏的血管炎为大动脉炎、巨细胞动脉炎、结节型多发性动脉炎等，其中累及肾动脉最常见的为大动脉炎。最常见的肾脏表现是肾性高血压，好发于年轻女性，由于肾动脉主干或其主要分支受累：表现为近端狭窄和单侧狭窄，双侧狭窄也很常见。约45%的大动脉炎患者存在新发高血压，患病率高达60%。与大动脉炎相关的肾动脉狭窄类似的一种疾病是纤维肌发育不良，这是一种罕见的非炎症性、非动脉粥样硬化性疾病，与大动脉炎一样，常发生在年轻女性身上。FMD可导致动脉狭窄、闭塞和动脉瘤，尤其易发于肾动脉，75%～80%的患者受累于肾动脉，可发生夹层，很少继发血栓形成。大动脉炎和FMD的鉴别诊断可能具有挑战性，特别是大动脉炎和结节病可能存在共同的病理改变，因此组织学检查通常不能区别这两种情况，而且血管造影方面也可能相似。由于PET-CT、CT血管造影和MRI血管造影可以显示血管壁炎症，因此可以用来鉴别大动脉炎和FMD。本病例PET-CT肾动脉氟代脱氧葡萄糖未见代谢增高表现，因结节病导致动脉狭窄机制不明，但是我们推测，其组织病理学特征与大动脉炎相似，是淋巴细胞、单核细胞、多形核白细胞和不同数量的多核巨细胞对动脉壁的渗透，但呈肉芽肿样改变、伴有内膜纤维增生和内侧瘢痕环，导致严重的血管狭窄直至闭塞。

五、病例要点及小结

本例患者为青少年男性，以晕厥为主要表现，入院后持续加重的腹痛，伴有意识丧失，痫样发作、出现恶性高血压。行腹部CTA及肾动脉造影均提示左肾动脉重度狭窄伴闭塞，出现急性肾梗死，肾素-血管紧张素-醛固酮系统过度激活，引起继发性醛固酮增高，血压持续升高，行血栓抽吸、球囊扩张后患者血压较前平稳下降，继发性醛固酮增多症状好转。为明确病因行[18]F-FDG PET-CT检查，提示纵隔及双肺门多枚肿大高FDG代谢的淋巴结，考虑结节病，淋巴瘤不除外。纵隔淋巴结穿刺病理结果为淋巴细胞及少许类上皮样细胞，结核分枝杆菌阴性，抗酸染色阴性，最终考虑为结节病累及大血管可能性大。

结节病属于非感染性肉芽肿病，40%～70%的结节病病例可见肉芽肿累及血管，但通常无血管壁坏死，这种血管炎主要为血管壁的慢性炎症细胞浸润，大约75%的肉芽肿沿淋巴管分布，这也是结节病的特征之一。结节病与大动脉炎之间存在共有的病理改变肉芽肿。肉芽肿示巨噬细胞及其演化的细胞聚集和增生所形成的结节状病灶，是一种特殊类型的慢性增生性炎症。本例患者就是因为结节病的肉芽肿造成了多发性的血管炎，并构成了急性肾梗死这样严重的并发症，免疫治疗是结节病常规治疗。因此，使用激素联合手术清除血栓，可获得的治疗效果良好。

（张　英　宋　玮　王轶童：大连医科大学附属第一医院）

参考文献

[1]Chaudhry MA，Latif F. Takayasu's arteritis and its role in causing renal artery stenosis[J]. The American journal of the medical sciences，2013，346（4）：314-318.

[2]蒋雄京，杨倩. 纤维肌性发育不良[J]. 中华高血压杂志，2009，（10）：876-879.

[3]Brinza EK，Gornik HL. Fibromuscular dysplasia：advances in understanding and management[J]. Cleveland Clinic journal of medicine，2016，83（11 Suppl 2）：S45-s51.

[4]Van der Niepen P，van Tussenbroek F，Devos H，et al. Visceral fibromuscular dysplasia：from asymptomatic disorder to emergency[J]. Eur J Clin Invest，2018，48（11）：e13023.

[5]Saarinen HJ，Palomaki A. Acute renal infarction resulting from fibromuscular dysplasia：a case report[J]. Journal of medical case reports，2016，10（1）：118.

[6]中华医学会风湿病学分会. 大动脉炎诊断及治疗指南[J]. 中华风湿病学杂志，2011，15（2）：119-120.

[7]Carmona EM，Kalra S，Ryu JH. Pulmonary Sarcoidosis：diagnosis and treatment[J]. Mayo Clinic proceedings，2016，91（7）：946-954.

[8]王宇. 结节病诊断方法的研究进展[J]. 临床肺科杂志，2011，16（1）：87-89.

[9]Chapelon-Abric C，Saadoun D，Marie I，et al. Sarcoidosis with Takayasu arteritis：a model of overlapping granulomatosis. A report of seven cases and literature review[J]. International journal of rheumatic diseases，2018，21（3）：740-745.

病例10

儿茶酚胺性心肌病

一、概述

儿茶酚胺性心肌病是由于嗜铬细胞瘤分泌大量儿茶酚胺类物质直接损害心肌所致的心脏病变。其临床特点包括急性心肌梗死症状、急性肺水肿、心肌炎和各种类型心律失常，严重时可导致心源性休克，影像学上可见左室射血分数下降。临床上遇到此类患者时常易误诊为急性心肌梗死或心肌炎。

本例患者为14岁男性，以咳嗽气促起病。患者突出的表现为严重的急性心力衰竭、心肌炎和心律失常，心脏B超提示心脏扩大、室壁运动弥漫性减弱和心功能减退。随着病情进展和反复询问病史，发现患者有小便后症状加重和阵发性血压升高的特殊病情，再进一步检查，最终确诊为嗜铬细胞瘤/副神经节瘤（膀胱源性）及儿茶酚胺性心肌病。

二、病例介绍

（一）病史简介

主诉：患者男性，14岁，主因"咳嗽17天，加重伴气促12天"入院。

现病史：患者于2023年2月初无明显诱因出现干咳，无发热、头晕头痛、胸闷气促、腹痛腹泻等不适。2月6日咳嗽加重，仍为干咳，伴有气促、胸痛，活动耐量降低，爬3层楼即出现明显喘憋、呼吸困难、出汗，夜间入睡不能平躺，2月13日就诊于当地医院，完善肺部CT、心脏及腹部B超后诊断为"①急性左心衰竭 病毒性心肌炎可能；②右侧胸腔积液"，予抗感染、平喘、利尿、强心、胸腔穿刺引流等对症支持治疗后，患者咳嗽好转，但仍有胸闷气促。患者遂就诊于我院，于2023年2月17日以"心肌炎"收入我院病房。患者自起病以来精神、食纳一般，睡眠可，大小便正常，近期体重减轻近5kg。

既往史：否认高血压、糖尿病、冠心病病史，否认肝炎、结核、疟疾等传染病病史，否认脑血管疾病、精神病病史，否认手术、外伤、输血史，否认食物、药物过敏史，预防接种史不详。2022年12月中下旬感染新型冠状病毒。

个人史：第三胎第三产，生于原籍，久居本地，否认疫水接触史，否认疫区旅居史，否认吸烟、饮酒史，否认放射线、毒物接触史。生活作息规律，目前就读高中一年级，寄宿。

家族史：父母及兄弟姐妹体健，否认家族遗传病史及类似病史。

（二）临床检查

体格检查：体温36.3℃，脉搏122次/分，呼吸24次/分，血压129/82mmHg。急性面容，神志清楚，精神较差，全身皮肤黏膜未见黄染。双眼睑水肿，双侧瞳孔等大等圆，对光反应灵敏。咽部无充血，扁桃体无肿大，无脓性分泌物。颈软无抵抗，无颈静脉怒张。双肺呼吸音清，未闻及干湿性啰音及胸膜摩擦音。心前区无隆起，心尖冲动位于第五肋间左锁骨中线上，心尖冲动点弥散，未触及震颤，心率122次/分，律齐，心音减弱，各瓣膜听诊区未闻及病理性杂音。腹部平软，肝脾肋下未触及，肠鸣音正常。四肢肌力、肌张力正常。四肢皮肤湿冷，双手背皮肤发红，左足背皮肤苍白，右足背皮肤正常，毛细血管再充盈时间（CRT）约4s。

入院时心电图：窦性心动过速，双房扩大，左心室肥大。外院辅助检查：2月13日血常规：白细胞12.83×10^9/L，红细胞4.42×10^{12}/L，血红蛋白127g/L，血小板328×10^9/L，中性粒细胞百分比67.8%，淋巴细胞百分比25.6%；血生化：谷丙转氨酶68U/L，谷草转氨酶53U/L；心肌酶学：乳酸脱氢酶290U/L，肌酸激酶241U/L，肌酸激酶同工酶26U/L，肌红蛋白134.9U/L，肌钙蛋白I<0.01ng/ml，N端脑钠肽前体（NT-proBNP）6161pg/ml；血沉34mm/h；D-二聚体2.85mg/L；血脂、肾功能、电解质、凝血功能、降钙素原（-）；胸水常规：淡红色，浑浊，凝固，李凡他试验（+），细胞计数13.198×10^9/L，红细胞13×10^9/L，白细胞0.198×10^9/L，淋巴细胞80.3%。

2月13日肺部CT示：心影增大，肺动脉干增粗，提示心脏疾病并心功能不全；右侧胸腔见少许积液。心脏B超（病例10表2）示：左房、左室大，二三尖瓣中度反流，主动脉瓣肺动脉轻度反流，心功能减退（射血分数32%），心包少量积液（剑下4mm暗区）。腹部B超示：肝胆脾胰双肾未见明显异常，右侧胸腔积液（可见约68mm×17mm液暗区）。

2月15日血生化：谷丙转氨酶299U/L，谷草转氨酶217U/L；甲功三项：促甲状腺激素6.78μIU/ml，FT_3、FT_4正常；心肌酶学：乳酸脱氢酶344U/L，肌钙蛋白I（cTnI）0.042ng/ml，N端脑钠肽前体（NT-proBNP）6203pg/ml；血沉23mm/h；C-反应蛋白21mg/L；D-二聚体3.54mg/L；血常规、肾功能、电解质、病原学、乙肝三对、梅毒、艾滋、G试验、GM试验阴性。心脏B超（病例10表2）示：全心大（以左心为主），肺动脉增宽，二三尖瓣中度反流，主动脉瓣及肺动脉瓣少量反流，肺动脉高压（肺动脉收缩压约58mmHg），左心功能减低。

2月17日心脏B超（病例10表2）示：室壁运动弥漫性减弱，欠协调；二三尖瓣轻度反流；心尖部血栓形成（21mm×13mm）；左心舒缩功能减退。

（三）病例特点

①青少年男性；②起病急骤，咳嗽17天，加重伴气促12天；③近期感染新型冠状病毒；④外院NT-proBNP明显升高，胸片提示右侧胸腔积液，心脏B超提示心脏扩大、室壁运动弥漫性减弱、心功能减退和心尖部血栓形成。⑤心率快，气促，大汗，四肢皮肤湿冷，提示外周循环差。

三、专家点评

该患者在病毒感染数月后急骤起病，心率快（122次/分），气促（呼吸24次/分），大汗，四肢皮肤湿冷，毛细血管再充盈时间3～4s，外周循环差，NT-proBNP升高，表现为严重的急性心力衰竭；心脏彩超提示全心大，室壁运动减弱，心尖部血栓形成；考虑与病毒感染有关的暴发性心肌炎，以及心肌炎相关的心肌病。需要与原发性心内膜弹力纤维增生症相鉴别。原发性心内膜弹力纤维增生症临床上表现为心脏增大，以左心室扩大明显，心室收缩和舒张功能下降，心脏B超可提示左心室心内膜增厚，反光增强，多数在1岁以内发病，故可排除。因此入院诊断：①心肌炎 心功能不全 心脏扩大 二三尖瓣中度反流 心尖部血栓 心包积液（轻度）心功能Ⅲ级；②肝功能不全；③右侧胸腔积液。完善相关检查，予以大剂量维生素C和辅酶Q_{10}护心、呋塞米和螺内酯利尿、美托洛尔控制心室率、重组人脑利钠肽治疗心力衰竭、甲强龙抗炎、丙种球蛋白调节免疫、那屈肝素钙抗凝、维持水电解质平衡等治疗。

四、诊疗过程及随访

入院后实验室检查示血常规、凝血功能、血沉、C-反应蛋白、铁蛋白、白介素-6、新冠、流感病毒、巨细胞病毒、EB病毒、狼疮全套、抗核抗体、类风湿因子未见异常。肝肾功能、电解质、血脂：谷丙转氨酶171.1U/L，谷草转氨酶82.5U/L，总胆汁酸74.5μmol/L，尿素氮7.20mmol/L，低密度脂蛋白胆固醇3.48mmol/L，D-二聚体1.70μg/ml FEU，降钙素原0.308ng/ml。

2月18日心肌酶学（病例10表1）：乳酸脱氢酶394.0U/L，肌酸激酶182.0U/L，肌酸激酶同工酶38.9U/L，肌红蛋白54.3μg/L，肌钙蛋白T 609.00pg/ml，NT-proBNP 748.0pg/ml。胸部X线（病例10图1）示：双肺纹理清晰，未见明显实质性病变，心影增大、心尖圆钝，双膈正常。诊断意见：心影增大。

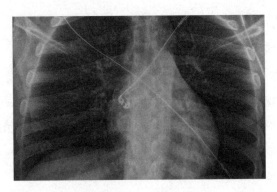

病例10图1　胸部X线

2月19日心肌酶学（病例10表1）：乳酸脱氢酶289.0U/L，肌酸激酶54.0U/L，肌酸激酶同工酶19.7U/L，肌红蛋白34.7μg/L，肌钙蛋白T 223.00pg/ml，NT-proBNP 1557.0pg/ml。心脏B超（病例10表2）示：左心大，左室壁运动幅度减弱、欠协调，左室收缩功能减退，考虑心肌病变。左室心尖部可见两个稍高回声团，大小分别约24mm×14mm（内可见低回声物，随心动周期摆动）、27mm×13mm，考虑血栓形成。三尖瓣反流（轻度）。心动过速。

从2月18日开始，患者每日均诉小便后感明显胸闷气促及心悸，伴大汗，双颞侧头痛，呈跳痛。查体：血压206～240/106～140mmHg、心率108～178次/分，呼吸25次/分，上肢末梢皮肤潮红，左下肢肢端皮肤苍白、发凉。床旁心电图（病例10图2）示窦性心动过速，频发室性期前收缩，二联律。持续数分钟后患者心率突降至110次/分，为窦性心律，继而血压缓慢下降至150/90mmHg左右，余症状自行缓解。再次查体：血压左上肢142/75mmHg，右上肢140/65mmHg，左下肢172/83mmHg，右下肢167/72mmHg。

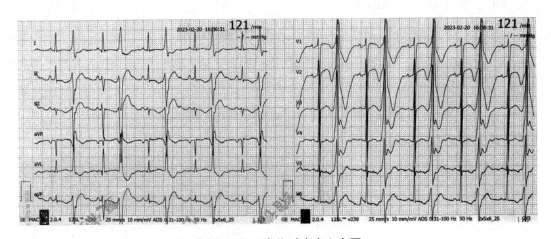

病例10图2　发作时床旁心电图

追问患者既往病史，诉自2022年开始解小便后伴有头晕头痛，无黑矇、胸闷、晕厥等不适，当时未测量血压，自觉休息后症状缓解，故未予以重视。

专家第一次分析指导意见：考虑患者存在排尿后一过性血压显著增高、头痛、心悸、皮肤潮红、末梢动脉痉挛表现，近期体重减轻近5kg，临床需警惕嗜铬细胞瘤/副神经节瘤，特别注意膀胱来源，需要和一些引起交感神经亢进和（或）高代谢状态的疾病相鉴别，如冠心病、不稳定性伴高肾上腺素能活性的原发性高血压、甲状腺功能亢进症伴高血压者、伴阵发性高血压的其他疾病及某些药物的长期使用。完善相关生化检查和影像学检查以辅助诊断。加用依那普利降压，在血压显著增高时予以硝普钠降血压。患者左室内有血栓形成，注意抗凝，警惕血栓掉落。

2月22日上午患者在解大便过程中突发持续腹痛，左腹明显，无发热、头晕头痛、胸闷胸痛、恶心呕吐。查体：体温36.9℃，血压168/86mmHg，脉搏95次/分，呼吸23次/分，急性面容，神志清楚，精神差，强迫体位，左侧蜷缩卧位。腹肌紧张，左腹有压痛，左肾区叩击痛，肠鸣音正常。急查心肌酶学、心脏B超和全主动脉CT增强加三维成像及全腹CT平扫加三维重建。

2月22日心肌酶学（病例10表1）：乳酸脱氢酶364.3U/L，肌酸激酶84.2U/L，肌酸激酶同工酶21.7U/L，肌红蛋白77.0μg/L，肌钙蛋白T 51.60pg/ml，NT-proBNP 1182.0pg/ml。

2月22日心脏B超（病例10表2）示：左室稍大，左室壁运动欠协调，左室收缩功能减退，考虑心肌病变，三尖瓣反流（轻度），心动过速。

2月22日全主动脉CT增强加三维成像及全腹CT平扫加三维重建（病例10图3）示：左肾可见大片无强化低密度区；左上腹脏器周围脂肪间隙模糊，胰腺显示欠清；肠系膜上动脉左下部回肠动脉分支可见局部充盈缺损，远段供血尚可；盆腔左侧可见一类圆形稍高密度灶，增强可见明显不均匀强化，其内可见低密度无强化灶，较大截面约60mm×47mm；与膀胱及邻近肠管关系密切，分界不清；诊断意见：考虑肾梗死；左肾动脉主干通畅，左肾实质内部分肾动脉分支闭塞（栓塞可能）；左侧副肾动脉；肠系膜上动脉左下分支回肠动脉栓塞；胰腺及左上腹周围脂肪间隙模糊，胰腺炎待排；盆腔左侧异常强化肿块灶，考虑膀胱或肠管来源肿瘤样病变。

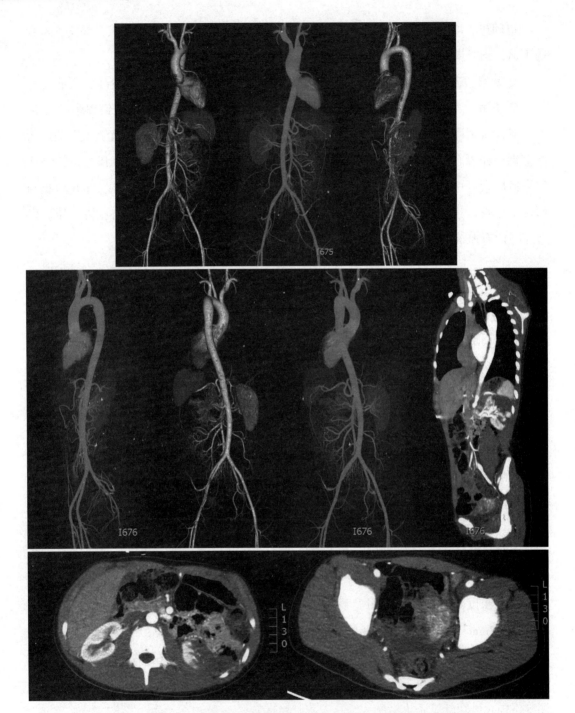

病例10图3　全主动脉CT增强加三维成像及全腹CT平扫加三维重建

专家第二次分析指导意见：患者突发左腹痛，急查心脏B超未发现左室心尖部稍高回声团，全主动脉CT增强加三维成像及全腹CT平扫加三维重建显示左肾动脉主干通畅，左肾实质内部分肾动脉分支闭塞（栓塞可能），提示心尖部血栓脱落至左肾动脉分支，导致肾血管栓塞，引起左肾大部分梗死。栓塞后30分钟至1小时为治疗黄金期，但患者肾梗死时间超过30分钟，目前已无介入手术指征。肠系膜动脉血运丰富，肠系膜上动脉左下分支回肠动脉栓塞暂不影响肠道功能。但需警惕患者再次血管栓塞可能，尤其需警惕脑梗死。

CT示盆腔左侧有异常强化肿块灶，结合临床病史，确诊嗜铬细胞瘤/副神经节瘤（膀胱来源）。患者肿块起源于膀胱，根据《嗜铬细胞瘤和副神经节瘤诊断治疗专家共识（2020版）》，起源于肾上腺外交感神经链的肿瘤称为副神经节瘤。患者的副神经节瘤有手术指征，但目前患者肾梗死急性期，血压心率波动较大控制不佳，手术时机有待商榷，原则上不需急诊手术，可先通过药物控制血压、心率。做好围术期准备，通过哌唑嗪、酚妥拉明等α受体阻滞药控制血压，待血压平稳后且手术条件完备，行全麻下副神经节瘤手术切除再行手术全麻下副神经节瘤手术切除。由于美托洛尔可能会引起副神经节瘤患者血压升高，故停用美托洛尔。患者心率快与血容量有关，待血压平稳后再加用降心率药物，避免低血容量。此病有恶性可能，若切除后转移或再发，则预后差。

患者cTnT没有再次升高，排除心肌梗死。患者有急性心力衰竭表现，心脏扩大，心功能Ⅲ级，频发室早，结合副神经节瘤确诊，考虑儿茶酚胺性心肌病可能性大。应完善儿茶酚胺及代谢产物检测、心脏磁共振成像、动态心电图等检查。治疗上继续积极控制血压，改善心室重构，改善心力衰竭症状。

需查血儿茶酚胺、尿儿茶酚胺、尿香草扁桃酸（VMA），完善PET-CT和心脏磁共振成像检查，进一步明确嗜铬细胞瘤和儿茶酚胺性心肌病诊断。治疗上继续抗凝，积极予哌唑嗪、酚妥拉明、硝普钠等控制血压，补液维持血容量，镇静镇痛。动态随访心脏B超声和生化检查等，根据情况调整治疗方案。积极完善术前准备。

血生化检查，血儿茶酚胺：多巴胺1120.7pg/ml，肾上腺素68.3pg/ml，去甲肾上腺素16716.9pg/ml，3-甲氧基酪氨酸82.4pg/ml，变肾上腺素59.7pg/ml。尿儿茶酚胺：多巴胺1647.1μg/d，肾上腺素0.9μg/d，去甲肾上腺素2170.2μg/d，3-甲氧基酪氨酸188.1μg/d，变肾上腺素12.2μg/d。尿VMA 72.5μmol/d。

2月27日心脏磁共振成像（病例10图4）：左室最大舒张末径58.9mm。基底段：前壁7.73mm，前间隔9.55mm，前侧壁7.87mm，下壁8.47mm，下间隔9.59mm，下侧壁7.11mm；中央段：前壁7.20mm，前间隔8.36mm，前侧壁7.23mm，下壁8.26mm，下间隔8.43mm，下侧壁6.9mm；心尖段：前壁8.13mm，间隔壁7.77mm，下壁8.79mm，侧壁8.7mm。

左室：射血分数35.17%，舒张末期体积221.3ml，收缩末期体积143.47ml，每搏输出量77.83ml，心输出量7.71L/min，心肌质量（舒张末期）156.53g，心肌质量（平均值）153.64g，心肌质量（标准差）2.89g。右室：射血分数31.02%，舒张末期体积67.51ml，收缩末期体积46.57ml，每搏输出量20.94ml，心输出量2.07L/min，右室舒张末容积指数44.12。

T_2WI左室各壁心肌未见明确水肿。心脏电影所示：全心增大，室壁稍厚，室壁运动减弱、欠协调，心尖部未见明显充盈缺损。心肌静息灌注成像：未见明显灌注缺损。心肌延迟强化成像：左室心肌可见少许斑点状延迟强化。

MRI诊断意见：考虑扩张型心肌病，心尖未见明显血栓。

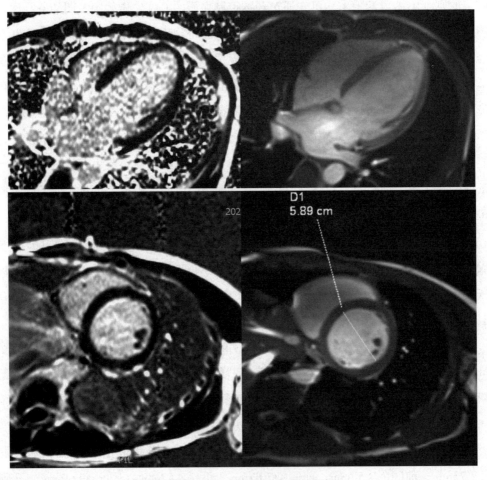

病例10图4　心脏磁共振成像

3月1日PET-CT示：①膀胱旁糖代谢增高的软组织肿块，考虑（恶性）嗜铬细胞瘤可能性大；②腹腔：腹膜后、肠系膜增厚伴糖代谢弥漫性增高，考虑腹膜转移或生理浓聚所致可能；③肩颈筋膜间隙、纵隔间隙、椎体附件旁、内乳间隙糖代谢增高影，考虑生理所致；④左心室心肌稍突起；⑤左肾上极糖代谢缺失，考虑肾梗死可能；⑥左心室心肌弥漫糖代谢增高，考虑心肌生理浓聚或炎性改变可能；⑦其他区域未见明显糖代谢增高占位影。

患者于3月2日转泌尿外科拟行手术治疗。

3月2日心肌酶学（病例10表1）：乳酸脱氢酶556.0U/L，肌酸激酶59.0U/L，肌酸激酶同工酶14.7U/L，肌红蛋白24.9μg/L，肌钙蛋白T 32.50pg/ml，NT-proBNP 1443.0pg/ml。

3月6日心脏彩超（病例10表2）示：左心增大，左室壁运动欠协调，二三尖瓣反流（轻度），左室收缩功能减退。

患者于3月17日在全麻下行盆腔病损切除术。手术经过：取下腹部正中切口，长约8cm，依次切开皮肤、皮下组织、腹直肌前鞘，分离腹直肌和锥状肌，切开腹横筋膜，向上推开腹膜，显露膀胱。见膀胱左前壁大小约5cm×5cm肿物，膀胱注水约200ml充盈膀胱，将膀胱壁与周围筋膜分离，沿肿瘤边界周围0.5cm处切除正常全层膀胱壁包括肿瘤。对切缘缝扎止血，可吸收合成缝线连续全层缝合膀胱切缘，再间断缝合膀胱浆肌层。依次解剖层次缝合腹直肌前鞘、腹壁下脂肪和皮肤。术中顺利，出血少，术中血压波动最高至230/110mmHg。标本送病理检查。

3月18日病理检查（病例10图5）：（膀胱肿瘤）组织一块，6.5cm×4.5cm×4.5cm，见一个5cm×5cm×4cm肿块。结合免疫组化符合副神经节瘤，肿瘤累及肌层。免疫组化：NF（个别阳性），NSE（++），Syn（+++），CEA（-），CgA（+++），P53（热点区20%，示野生型），Ki-67（热点区10%+），S100（+），GFAP（-），Inhibin-α（+），CD56（++++），CK（-）。

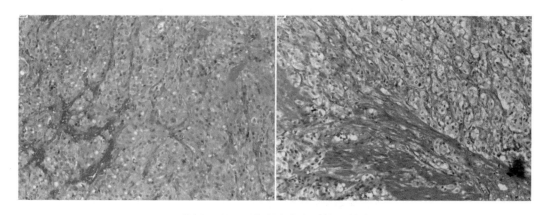

病例10图5　膀胱肿瘤组织病理检查

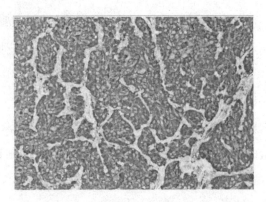

病例10图5　膀胱肿瘤组织病理检查（续）

病例10表1　患者我院心肌酶学检查

日期 （月–日）	LDH （U/L）	CK （U/L）	CK–MB （U/L）	Mb （μg/L）	cTnT （pg/ml）	NT–proBNP （pg/ml）
02–18	394.0	182.0	38.9	54.3	609.00	748.0
02–19	289.0	54.0	19.7	34.7	223.00	1557.0
02–22	364.3	84.2	21.7	77.0	51.60	1182.0
03–02	556.0	59.0	14.7	24.9	32.50	1443.0

注：LDH，乳酸脱氢酶；CK，肌酸激酶；CK–MB，肌酸激酶同工酶；Mb，肌红蛋白；cTnT，肌钙蛋白T；NT–proBNP，N端脑钠肽前体。

病例10表2　患者外院及我院心脏B超检查

日期 （月–日）	LV （mm）	LA （mm）	RV （mm）	RA （mm）	IVS （mm）	LVPW （mm）	AO （mm）	PA （mm）	E/A	EF （%）
02–13	54	47	16	44×41	8	7	26	20		32
02–15	55	43	34	44	6	7	24	26	>1	29
02–17	51	29	23	28	9	9	22	19	<1	34
02–19	57	33	34	33	9	9	24	20	单峰	44
02–22	57	34	34	33	9	9	28	22	单峰	45
03–06	52	37	34	32	10	10	28	21	>1	45
06–30	50	30	33	34	9	9	25	25	>1	54

注：LV，左室；LA，左房；RV，右室；RA，右房；IVS，室间隔；LVPW，左室后壁；AO，主动脉；PA，肺动脉；EF，射血分数。

　　患者术后恢复良好，未诉特殊不适，神志清楚，睡眠尚可，查体：脉搏79次/分，血压113/56mmHg，腹部平软，无压痛、反跳痛。四肢活动正常，双下肢无水肿。3月22日出院。

患者出院后恢复良好，6月30日回我院随访，复查心脏B超，提示左、右心房大小正常，左右心室大小正常，三尖瓣反流（轻度），左室收缩功能正常低值，左室舒张功能正常范围。

五、相关知识点

嗜铬细胞瘤（pheochromocytoma，PCC）/副神经节瘤（paraganglioma，PGL）（pheochromocytoma and paraganglioma，PPGL）是分别起源于肾上腺髓质或肾上腺外交感神经链的肿瘤，主要合成和分泌大量儿茶酚胺（CA），如去甲肾上腺素（NE）、肾上腺素（E）及多巴胺（DA），引起患者血压升高等一系列临床综合征，并造成心、脑、肾等严重并发症。肿瘤位于肾上腺为嗜铬细胞瘤，占80%～85%，位于肾上腺外则为副神经节瘤，占15%～20%，两者合称为PPGL。副神经节瘤一般位于胸、腹部和盆腔的脊椎旁交感神经链，也可来源于沿颈部和颅底分布的舌咽、迷走神经的副交感神经节。副神经节瘤能分泌大量儿茶酚胺，引起患者血压和代谢改变，可导致心、脑、肾等并发症并造成死亡[2]。目前已知有15个易感基因变异可导致PPGL，据统计，有高达40%的患者携带这些基因之一的种系突变；而另外30%～40%的散发性病例中，可发现相同基因或其他肿瘤相关基因的体细胞突变[3]。研究表明，在散发性PPGL中，最常见的变异为HRAS、NF1、RET、HIF2A、VHL和CSDE1等基因的胚系或体细胞突变，而SDHx或FH变异较少见[4]。根据分子生物学，可将上述基因分为以VHL和SDHx胚系突变为代表的伪缺氧驱动型、以RET和NF1体细胞或胚系突变为代表的激酶信号通路改变型及以CSDE1或MAML3融合基因体细胞突变为代表的Wnt信号通路激活型；后两种变异常引起激酶信号通路或Wnt信号通路上调，从而导致疾病发生[4, 5]。因此，所有PPGL患者均应进行基因检测。

PPGL临床特点为：①血压升高多呈阵发性，发作时血压骤升至200～300/130～180mmHg，伴剧烈头痛、大汗、心悸、面色苍白、视物模糊、复视等症状，发作时间短则数秒，长达数小时；②一般降压药物反应差，但对α-受体阻滞药、钙通道阻滞药、硝普钠有效，且伴交感神经兴奋、高代谢症状；③某些药物（美托洛尔、甲氧氯普胺、拟交感神经药物、阿片类药物和三环类抗抑郁药）会引起血压升高；④患者亦可发生低血压或高血压与低血压相交替。

PPGL主要筛查人群为：伴有5P征的高血压，阵发性高血压、剧烈头痛、出汗、心悸、面色苍白；顽固性高血压；血压易变不稳定者；麻醉、手术、血管造影检查、妊娠中血压升高或波动剧烈者，不能解释的低血压；嗜铬细胞瘤/副神经节瘤家族遗传背景者；肾上腺意外瘤；特发性扩张性心肌病等。

在有功能副神经节瘤中，有半数以上分泌去甲肾上腺素或多巴胺，通过急性和慢性两种方式致不同类型儿茶酚胺性心肌病：急性儿茶酚胺水平骤升引起心肌β₁受体和冠状动脉α₁受体过度激活，致使冠脉痉挛、心肌细胞缺氧，导致Takotsubo心肌病；长期儿茶酚胺分泌过剩一方面诱导心脏炎症细胞浸润、细胞凋亡、心肌间质纤维化，另一方面影响β受体信号传递和心肌收缩，可导致扩张型心肌病、肥厚型心肌病和Takotsubo心肌病等儿茶酚胺性心肌病[6, 7]。

儿茶酚胺性心肌病（catecholamine cardiomyopathy）又称儿茶酚胺性心肌炎（catecholamine myocarditis），它是由于嗜铬细胞瘤分泌大量儿茶酚胺类物质直接损害心肌所致的心脏病变。儿茶酚胺性心肌病包括扩张型、肥厚型、Takotsubo型、反Takotsubo型、弥漫性或与冠状动脉分布不一致的节段性室壁运动障碍等类型。患Takotsubo心肌病者发病时常出现胸痛、呼吸困难，严重时可发生心力衰竭、心源性休克或恶性心律失常[8, 9]。但也有报道发现患者可以发热伴心悸就诊，首发表现为上呼吸道感染相关症状，随后出现胸闷、气促等症状[10]。无论何种亚型，它们的共同临床特点包括急性心肌梗死症状、急性肺水肿、心肌炎和各种类型心律失常，严重时可导致心源性休克；影像学上可见左室EF下降，一般不伴冠状动脉阻塞或狭窄[12]。鉴于儿茶酚胺性心肌病临床表现与急性心肌梗死极其相似，临床上遇到此类患者时常易误诊为急性心肌梗死或心肌炎，需注意鉴别。还需要和原发性心肌病如扩张性心肌病相鉴别，扩张性心肌病主要以左心室或双心室扩大为特点，伴有心脏收缩功能下降、心室附壁血栓形成。心脏核磁共振有助于鉴别诊断。另外，需要和心脏气球样变进行鉴别，心脏气球样变主要和过度情绪激动或较大精神打击相关，主要表现为突发胸骨后疼痛伴心电图ST段抬高和（或）T波倒置；心脏B超可见心室中部和心尖部膨出，左心功能受损。最后需要和可以导致心脏扩大的其他疾病如高血压、冠心病、心脏瓣膜病等相鉴别。

在本例患者身上，可见到典型的嗜铬细胞瘤/副神经节瘤的心血管表现：以"咳嗽、气促"起病，随后进展至胸痛，并出现活动耐量下降、呼吸困难、夜间不能平卧等急性心力衰竭症状，以及阵发性血压升高、心肌炎和心律失常。同时心脏B超提示心脏扩大，室壁运动弥漫性减弱、欠协调，心功能下降，也是儿茶酚胺性心肌病的影像学表现之一。结合患者既往病史、实验室检查、心脏核磁结果，确诊为儿茶酚胺性心肌病。

儿茶酚胺性心肌病患者在发病早期即启动药物治疗及切除肿瘤，心肌损伤和心功能下降可被逆转[11]。本例患者在经过手术切除副神经节瘤治疗后，左室射血分数逐渐提高，心功能恢复，心脏恢复正常大小，也提示该病造成的左心功能障碍有可逆性。因此，尽早识别和确诊是儿茶酚胺性心肌病患者手术和恢复心功能的关键。

对怀疑PPGL者，当发现血和尿儿茶酚胺和甲氧基肾上腺素类水平高于正常上限值1.5～2倍时可明确诊断。而当患者出现心力衰竭、低血压和多系统危象等症状时，若缺乏冠心病、心脏瓣膜病证据或其他明确病因时，应当怀疑儿茶酚胺性心肌病[2, 12]。但需要明确的是，儿茶酚胺水平与儿茶酚胺性心肌病严重程度并不平行[9]。

手术切除是治疗PPGL最有效治疗方法。一旦确诊儿茶酚胺性心肌病，需先积极稳定患者血压后再行手术治疗切除肿瘤[12]。术前核心治疗是α-受体阻滞药的应用，若血压控制不佳可联合钙通道阻滞药，使血压控制在130/80mmHg以下，治疗后若出现心动过速可适当加用β-受体阻滞药以控制心率。对其他的临床症状应采取对症治疗，同时保证血容量充足，待患者临床情况稳定后开展手术治疗[7, 12]。首选腹腔镜手术，大于6cm的嗜铬细胞瘤和副神经节瘤考虑开放性手术。

六、病例要点及小结

本例患者以"咳嗽、气促"起病，突出表现为严重的急性心力衰竭、心肌炎和心律失常，同时有小便后症状加重和阵发性血压升高的特殊病情，住院期间又因大便引发心尖部血栓脱落引发左肾梗死。结合患者病史和临床表现，通过生化检查和影像学检查，最终确诊副神经节瘤和儿茶酚胺性心肌病。

PPGL患者使用美托洛尔会引起血压升高，因此对于使用美托洛尔后病情反而加重的高血压患者，需要考虑PPGL的可能。

对于确诊PPGL的患者，应稳定病情，完善条件，尽快开展手术治疗，可有效改善患者预后。

（赵　旺：中南大学湘雅二医院）

参考文献

[1]王辰，王建安.内科学[M].北京：人民卫生出版社，2015.

[2]中华医学会内分泌学分会.嗜铬细胞瘤和副神经节瘤诊断治疗专家共识（2020版）[J].中华内分泌代谢杂志，2020，36（09）：737-750.

[3]Lenders JWM，Kerstens MN，et al. Genetics，diagnosis，management and future directions of research of phaeochromocytoma and paraganglioma：a position statement and consensus of

the Working Group on Endocrine Hypertension of the European Society of Hypertension[J]. J Hypertens, 2020, 38（8）: 1443-1456.

[4]Casey R, Neumann HPH, Maher ER. Genetic stratification of inherited and sporadic phaeochromocytoma and paraganglioma: implications for precision medicine[J]. Hum Mol Genet, 2020, 29（R2）: R128-R137.

[5]朱诞旦, 祝宇. 嗜铬细胞瘤和副神经节瘤分子生物学机制及分型研究进展[J]. 现代泌尿生殖肿瘤杂志, 2019, 11（06）: 321-326.

[6]Turchini J, Cheung VKY, Tischler AS, et al. Pathology and genetics of phaeochromocytoma and paraganglioma[J]. Histopathology, 2018, 72（1）: 97-105.

[7]Kumar A, Pappachan JM, Fernandez CJ. Catecholamine-induced cardiomyopathy: an endocrinologist's perspective[J]. Rev Cardiovasc Med, 2021, 22（4）: 1215-1228.

[8]Singh T, Khan H, Gamble DT, et al. Takotsubo syndrome: pathophysiology, emerging concepts, and clinical implications[J]. Circulation, 2022, 145（13）: 1002-1019.

[9]樊华, 张玉石, 纪志刚, 等. 嗜铬细胞瘤/副神经节瘤术前儿茶酚胺心肌病的药物治疗方案[J]. 协和医学杂志, 2019, 10（04）: 353-357.

[10]黄倩, 刘葳, 白璐. 嗜铬细胞瘤误诊为上呼吸道感染及急性冠状动脉综合征[J]. 临床误诊误治, 2018, 31（04）: 37-39.

[11]Leissner KB, Mahmood F, Aragam JR, et al. Catecholamine-induced cardiomyopathy and pheochromocytoma[J]. Anesth Analg, 2008, 107（2）: 410-412.

[12]Santos JRU, Brofferio A, Viana B, et al. Catecholamine-Induced cardiomyopathy in pheochromocytoma: how to manage a rare complication in a rare disease[J]? Horm Metab Res, 2019, 51（7）: 458-469.

病例11

脂质肉芽肿病

一、概述

脂质肉芽肿病又名埃德海姆彻斯特疾病（Erdheim-Chester disease，ECD），属于非朗格汉斯组织细胞增生症，是一种罕见性疾病，可使多系统受累，其特征是器官和组织被泡沫细胞浸润，导致脂质肉芽肿和纤维化。该病发病率极低，由于诊断延迟及误诊，实际发病率不得而知，首次报道在1930年。当病变累及心血管系统时，提示不良预后。

本例患者为老年女性，以"胸闷、气短，活动后加重，伴有乏力"为主诉。心脏B超发现心包积液，经骨骼穿刺活检证实为脂质肉芽肿病。该病尚无确切的治疗方案，部分患者通过基因检测，采用临床试验性治疗。

二、病例介绍

（一）病史简介

主诉：患者女性，1957年出生，主因"胸闷、气短2个月，加重伴夜间憋醒1周"入院。

现病史：患者自2022年1月出现胸闷、气短，活动后加重，伴有乏力、咳嗽、偶有咳痰，休息后可缓解。无发热。入院前1周上述症状逐渐加重，出现夜间憋醒，不能平卧，端坐位可缓解。无胸痛，无恶心、呕吐，无头晕、晕厥，遂就诊于当地医院，考虑为"心力衰竭"。外院胸腹联合CT提示双侧胸腔积液，大量心包积液，间质性肺水肿；超声心动图提示左心系统及右房大，主动脉钙化，心包积液（大量），升主动脉增宽，静息状态下左室壁整体收缩功能正常，舒张功能减退；腹部彩超提示双肾积水；心电图示心房颤动，心率98次/分，未见明显ST-T段改变。外院予以利尿、改善心肌重构（具体用药不详）等治疗后，患者胸闷、气短症状未见明显好转，为求进一步诊治于2022年3月25日来我院就诊。

既往史：既往高血压病史20余年，血压最高190/100mmHg，平素口服硝苯地平控释片，血压控制于150/80mmHg左右。否认传染病史。

个人史：已婚，育有2个子女，现已绝经。家族无类似疾病史。

（二）临床检查

入院体格检查：呼吸20次/分，脉搏88次/分，血压193/98mmHg。心律齐，心音弱，各瓣膜听诊区未闻及杂音，双肺呼吸音清，未闻及干湿性啰音，双下肢无水肿。心电图示窦性心律，心率88次/分，未见明显ST-T段改变。

完善辅助检查，血常规：白细胞10.76×10^9/L↑，单核细胞百分比4.8%，中性粒细胞百分比72%；血气分析：氧分压69.2mmHg，二氧化碳分压69.1mmHg；肝肾功能、脑利钠肽（BNP）、心肌损伤标志物、D-二聚体、凝血酶时间、活化部分凝血活酶时间、纤维蛋白原、凝血酶原时间国际比值、凝血酶原时间百分比活动度和凝血酶原时间等均未见异常。风湿免疫相关指标：IgG 16.8g/L，IgE 1250U/ml，余血沉、C反应蛋白、补体、强直性脊柱炎相关标志物、类风湿因子、抗磷脂抗体六项、自身免疫性肝炎抗体、自身免疫I、抗核抗体谱均未见异常。尿常规：pH 6，尿比重1.021，尿白细胞11.02个/HP，无尿潜血、尿蛋白及颗粒管型。结核相关检查：结核感染T细胞检测结果阳性，尿液结核菌涂片未查到结核分枝杆菌。血液肿瘤相关抗原中细胞角蛋白19片段为3.94ng/ml，略升高（正常范围0~3.3ng/ml）。腹部CT：双肾体积稍饱满、肿胀，密度不均匀，伴肾周渗出。

（三）入院初步诊断

1. 心包积液原因待查；

2. 心律失常 阵发性房颤；

3. 高血压（3级，很高危）；

4. 双肾积水；

5. 双侧输尿管扩张性质待查。

三、专家点评

心内科主任医师查房意见：根据患者病史，结合外院彩色多普勒超声心动图及入院后相关辅助检查，目前诊断为"心包积液原因待查，高血压（3级很高危），心律失常阵发性房颤"。建议继续抗心室重构、利尿减轻心脏负荷等治疗。同时应尽快复查超声心动图并行心包积液穿刺引流，留取心包积液进行相关化验，如常规、生化分析、肿瘤标志物、细胞学、一般细菌培养、结核菌涂片检查，明确心包积液性质。针对呼吸困难及衰竭，应请呼吸科会诊，除外呼吸源性因素。针对腹部CT提示泌尿系统改变，请泌尿外科、肾内科会诊，指导进一步治疗。

呼吸科主任医师会诊意见：目前诊断为"慢性支气管炎急性加重期，慢性阻塞性肺疾病？睡眠呼吸暂停综合征？呼吸衰竭Ⅱ型"，建议睡眠呼吸监测，胸部CT检查，疫情好转完善肺功能，支气管舒张实验，继续解痉、平喘治疗，低流量吸氧，监测血气分析，若呼吸衰竭无好转，无创呼吸机机械通气治疗，呼吸科随诊。

泌尿外科主任医师会诊意见：双肾体积增大和肾周渗出，无法用肾脏肿瘤解释，尿检见白细胞，可试验性抗感染治疗，消炎治疗一周以上病情允许可行螺旋CT尿路造影检查。

肾内科主任医师会诊意见：患者无蛋白尿、血尿，肾功能正常。肾内科无特殊处理，同意泌尿外科主任的会诊意见。

四、诊疗过程及随访

2022年3月28日彩色多普勒超声心动图检查发现左室肥厚，左房增大，主动脉瓣钙化，二、三尖瓣反流（轻度），升主动脉及肺动脉增宽，左室收缩功能良好，左室舒张功能减低（Ⅰ级），合并中-大量心包积液。完善心包积液穿刺引流置管，引出澄清黄色液体共300ml，并留取心包积液进行化验，连续进行心包积液细胞学病理检查。

心包积液相关化验检查回报，常规分析：外观黄色透明，李凡他试验阴性（-），比重1.025，细胞总数350×10⁶/L；生化分析：总蛋白35.99g/L，白蛋白21.22g/L，腺苷脱氨酶3.03U/L；糖类抗原125：166.94U/ml（参考值0～35U/ml），糖类抗原19-9、甲胎蛋白、癌胚抗原、结核抗体检测、鳞状细胞癌相关抗原检测均为阴性；脱落细胞学：找到较多淋巴细胞、间皮细胞，少量中性粒细胞，未见肿瘤细胞；2022年3月29日心包积液液基细胞制片：可见成团异型细胞，倾向癌细胞（病例11图1A）；2022年3月30日心包积液液基细胞制片（病例11图1B）：较多炎细胞及间皮细胞，部分增生的间皮样细胞伴轻度异型；心包积液免疫组化：提示增生的间皮细胞，未见癌细胞（病例11图1C）；快速石蜡：可见较多间皮样细胞及少量淋巴细胞，部分呈条索状或线样排列，考虑为增生的间皮细胞，未见明确癌细胞（病例11图1D）。

结合超声心动图和脑利钠肽结果，该患者不存在心力衰竭，但考虑该患者有双下肢水肿及心包积液，且日常尿量偏少，故给予托拉塞米20mg、1次/日静脉注射，螺内酯20mg、1次/日口服，氯化钾缓释片0.5g、3次/日口服，左旋氨氯地平2.5mg、1次/日口服降压，头孢米诺2g、2次/日静脉滴注抗感染，二羟丙茶碱0.25g、2次/日静脉注射解痉，雷尼替丁50mg、2次/日静脉注射保护胃黏膜，治疗后胸闷、气短等临床症状较前略缓解。结合心包积液相关化验检查，心包积液处于渗漏之间、倾向于漏出液，但液基细胞制片提示有成团的异型细胞，故并不能完全除外肿瘤，建议完善PET-CT检查或复查胸部CT，请肿瘤科会诊。

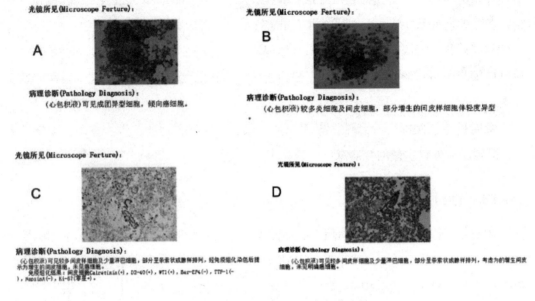

病例11图1　心包积液病理检查学分析

A. 心包积液液基细胞制片（2022-03-29）。B. 心包积液液基细胞制片（2022-03-30）。C. 心包积液免疫组化。D. 心包积液快速石蜡。

2022年3月31日复查胸部CT示：双肺间质改变，右肺上叶钙化灶，左肺小结节，良性可能性大，左肺上叶支气管轻度扩张，心脏增大，右肺下叶肺气囊，心包少量积液。

胸部肿瘤科主任医师会诊意见：该患者目前心包积液恶性可能性大，建议完善PET-CT检查。

2022年4月1日完善PET-CT检查提示全身多器官、多系统受累：双侧视神经、腹膜后放射性浓聚高代谢；右冠状动脉走行区域、主动脉周围、双肾放射性浓聚高代谢；L_1、L_5锥体骨髓、骶管内终丝、骶神经放射性浓聚高代谢；左肱骨、双胫骨远端放射性浓聚高代谢。

2022年4月2日完善泌尿系统CTU检查结果发现双侧肾窦脂肪组织消失，双肾及输尿管改变，结合病史，首先倾向炎症性疾病可能性大（结核？），肿瘤性病变不完全除外，建议进一步穿刺详查，部分胸腰椎骨密度欠均匀。

泌尿外科与影像科主任医师会诊意见：①建议行双肾、骨穿刺活检明确有无肿瘤；②继续完善尿抗结核杆菌等结核相关检查，必要时请结核病院会诊协助诊治。

心内科主任医师查房意见：患者目前双肾病变及脊椎骨质密度改变，需考虑以下几个方面，①结核性：患者病变为双肾改变，且合并多发骨质改变，PET-CT呈高代谢改变，结核不能除外，完善尿抗酸杆菌检查，建议行肾活检明确性质；②肿瘤性：患者心包积液澄清透明，化验检查倾向漏出液，但PET-CT全身多处高代谢改变，不能完全除外肿瘤性疾病，穿刺活检可明确；③其他罕见病：患者以心包积液来诊，但心包积液化验检查均不支持肿瘤及结核等疾病，PET-CT及CTU均提示双肾及脊柱异常，难以确定性质，最终判断仍需依靠病理结果。向患者家属详细交代病情，建议行肾穿刺活检。

2022年4月6日行超声引导下肾穿刺活检。病理结果诊断（病例11图2）示：（左肾）间质内可见少量淋巴细胞灶状浸润，少量血管玻璃样变性，未见恶性病变。

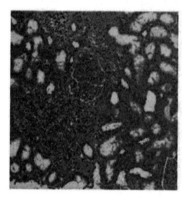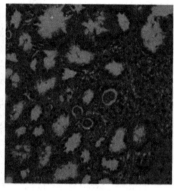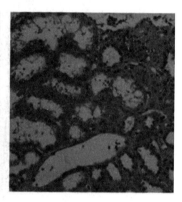

病例11图2 肾脏穿刺活检HE染色病理结果

多学科会诊意见：2022年4月8日进行全院大会诊，由病室主管医师简单汇报病史后，各科室主任提出专科会诊意见。

PET中心主任医师意见：该患者PET-CT提示全身多处高代谢改变，累及左肱骨、右侧肋骨、L_1、L_5锥体骨髓多发，双胫骨远端，双肾盂及输尿管，双侧视神经，心脏层面，可见右冠状动脉周围有低密度灶，包绕周围，上腔静脉及肾动脉周围仍显示较厚软组织影，双侧胫骨远端及腰椎可见骨髓腔高代谢改变。但结合CTU及理化结果，肿瘤性疾病及结核性疾病均不支持，考虑少见病，病因诊断暂不清楚。

泌尿外科主任医师意见：复习病史，患者入院前于外院查肾功能及入院后肾功能均未见明显异常，肾穿刺活检提示肾单位完整无改变，有少量玻璃样变，PET-CT提示肾血管壁增厚，说明原发病不在肾脏本身，根据目前资料，暂不考虑肿瘤、结核，考虑存在全身性疾病导致肾脏继发性改变可能性大。我科暂无手术指征。

病理科主任医师意见：先后行两次心包积液的液基细胞制片，第一次提示存在成团异型细胞，倾向肿瘤。但心包积液免疫组化已明确不存在癌细胞，故除外肿瘤。同时胸部CT、PET-CT均未见肿瘤影像改变、不支持恶性肿瘤。目前肿瘤疾病依据不足。建议进一步行骨髓穿刺术，明确疾病性质。

血液科主任医师意见：影像学上所观察到的脊髓腔内改变，也许为增厚的血管壁所导致，不一定为骨髓本身疾病所致。从患者心包积液、胸腔积液，多浆膜腔积液角度分析，结合肾脏改变，仍考虑为系统性疾病可能性大。针对免疫球蛋白检测IgE升高，需考虑为反应性增高或单克隆性增高？血液科注意除外POMES综合征（浆细胞瘤或浆细胞增生所致多系统损害的一种综合征），通常表现为多神经周围炎，器官肿大，内分泌系统表现为甲减、性功能减退等，浆细胞改变，免疫固定电泳示IgG升高，皮肤改变包括色素沉着、特殊面容，该患者目前不符合上述POMES综合征临床特点。故进一步明确诊断，需首先明确免疫球蛋白的增高是否为单克隆性，建议留取心包积液行流式细胞学分析，同时进一步完善炎症因子及铁蛋白检测。

脊柱外科主任医师意见：患者未行脊柱核磁检查，但从PET-CT影像学观察，发现L_1、L_5锥体为成骨性改变，且锥体完整，稳定性好，且未见原发性肿瘤。目前患者无脊髓压迫症状，无我科手术指征，进一步建议详查脊椎穿刺活检，明确来源，同时详查脊椎核磁，明确锥体改变是否为同一来源。

风湿免疫科主任医师意见：目前患者存在以下几个方面的病理改变，①骨髓：双侧胫骨远端、左侧肱骨、右侧肋骨及L_1、L_5锥体多发高代谢表现；②肾脏：双肾肿胀、积水，肾周肿胀浸润；③主动脉：主动脉周围软组织影、腹膜后纤维化；④心血管：心包中-大量积液，可见成团异型细胞；⑤肺：间质性改变；⑥眼神经：双侧视神经增粗伴高代谢；⑦上颌窦黏膜增厚伴高代谢。结合患者以上几方面的改变，疑似脂质肉芽肿病。该疾病属于组织增多性疾病中的一种，特征为泡沫样组织细胞增多。该病介于良恶之间，3年死亡率可达50%，预后欠佳。治疗上可考虑干扰素，建议血液科进一步详查。

心内科主任医师综合意见：综合以上各科室会诊意见，根据患者症状及影像学检查病例特点，患者疑诊脂质肉芽肿病，进一步完善肾脏免疫组化检测，明确是否存在特异性免疫表型的组织泡沫样，如CD68（＋）、S100（－）、CD1α（－）的组织细胞，拟请北京协和医院远程会诊，明确诊断及指导进一步治疗。

进一步完善肾活检免疫组化（病例11图3）：未见组织泡沫样细胞，CD68（＋）、S100（－）、CD1α（－）。

光镜所见(Microscope Ferture):

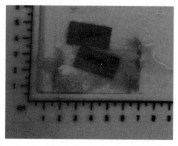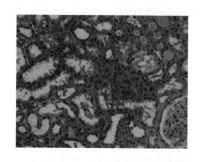

病理诊断(Pathology Diagnosis):

(左肾组织)送检肾穿刺组织,间质内可见少量淋巴细胞灶状浸润,可见少许散在的组织细胞样细胞,未见泡沫样组织细胞,未见肉芽肿,少量血管玻璃样变性;肾小管部分上皮变性、节段性坏死,可见少量透明管型,未见恶性病变,请结合临床。

免疫组化结果:组织细胞样细胞CD68(+),CD1a(-),S-100(-)。

病例11图3　肾脏活检病理切片行免疫组化结果

北京协和医院血液科主任医师会诊意见:仔细询问病史,患者无特殊面容,肾脏穿刺活检免疫组化提示少量CD_{68}^+细胞,HE染色未见很多组织细胞。虽然结合患者症状、体征及辅助检查结果,脂质肉芽肿病可能性很大,但仍缺少特异性病理诊断。PET-CT提示骨、肾周、双侧胫骨下段存在高代谢改变,但普通CT未见"毛肾",肾周增生不明显。因肾脏本身病变不明显,故穿刺取活检阳性病理存在难度,但脂质肉芽肿病的诊断,病理诊断是金标准,即发现具有特异免疫表型的"泡沫状"组织细胞,该细胞表达CD68(溶酶体巨噬唾液酸蛋白)、CD163(血红蛋白和结合珠蛋白清除受体),不表达朗格汉斯细胞标志物CD1α,S100阳性可有但很少。目前患者病理诊断依据不足,只能高度怀疑。为进一步明确诊断,建议:①心包活检,但需外科协助,难度大;②骨活检,可取骨组织行特异性病理染色,例如PET-CT所提示的胫骨下段,靠近踝关节处。相对骨活检较心包活检更易操作。脂质肉芽肿病的疾病特点,为血管周围可形成纤维鞘,逐渐包绕血管,例如主动脉及分支、肾动脉、肠系膜上动脉等,致使管腔狭窄。取骨活检明确诊断可指导进一步治疗。例如,病理切片可行BRAFV600E基因突变的检测,若呈阳性,可免费加入临床试验,应用BRAF抑制剂。就目前随访观察病例来看,药物疗效可,围绕于血管壁的纤维鞘可逐渐剥脱,因患者个体差异,个别患者2个月即可见效。

患者目前高度怀疑脂质肉芽肿病(埃德海姆彻斯特疾病,ECD),虽然肾脏穿刺活检并未寻找到该疾病典型病理改变,但PET-CT可显示出骨骼系统受累明显,遵外院血液科医师会诊意见,CT引导下行骨骼穿刺活检。

2022年4月13日于CT引导下行左胫骨穿刺活检。骨髓病理诊断（病例11图4）：骨髓组织内可见泡沫样组织细胞聚集，并见纤维组织增生及少量淋巴细胞浸润，结合临床所见符合脂质肉芽肿病病理改变；免疫组化（病例11图4）：泡沫样组织细胞CD68（+），S100（-），CD1α（-）。CD68是组织细胞的广谱标记物，S100和CD1α指标阳性提示Langerhans组织细胞的标记物，该病例免疫组化结果提示泡沫样细胞是组织细胞，而不是Langerhans组织细胞。

光镜所见(Microscope Ferture)：

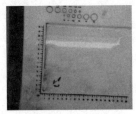

病理诊断(Pathology Diagnosis)：
（骨髓）送检骨髓组织内可见泡沫样组织细胞聚集，并见纤维组织增生及少量淋巴细胞浸润，结合临床所见符合Erdheim-Chester病病理改变，请结合临床。
泡沫样组织细胞CD68（+），S-100（-），CD1α（-）。

病例11图4　骨髓活检病理及免疫组化结果

现病理结果证实脂质肉芽肿病的诊断，患者进一步就诊于北京协和医院，并行基因检测发现BRAFV600E突变呈阳性（病例11图5）。目前正在参加BRAF抑制剂的临床试验（具体用药不详），2022年8月9日复查超声心动图，提示心包积液消失。

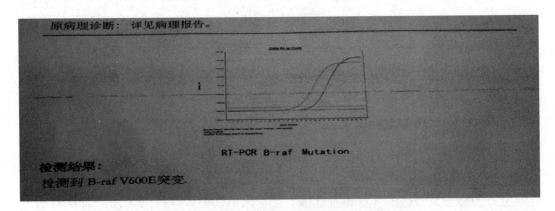

病例11图5　BRAFV600E基因检测结果

目前患者参加了BRAF抑制剂的临床试验，规律口服马来酸氨氯地平，1片/日降压治疗，血压控制可。

目前患者已随访1年时间，症状完全缓解，2023年3月复查PET-CT提示右心房及右心耳代谢稍高影、骶前软组织稍厚，均已不明显（未见报告原件）。

五、相关知识点

脂质肉芽肿病又称埃德海姆彻斯特疾病（ECD），是一种非朗格汉斯组织细胞增生症，以器官和组织当中浸润泡沫细胞为主要特征，造成脂质肉芽肿及组织纤维化。ECD的发生率极低，自1930—2019年，世界范围内仅有1500例[1]。ECD发生的中位年龄是60岁，男女比例为3∶1[2]。该疾病通常累及多系统，比如肺、肾、骨骼及神经系统。随着影像学的发展，ECD患者中心血管系统受累的发现率较前增加。心血管系统特异性的改变主要包括主动脉、心包、心肌及少量冠状动脉周围纤维化的产生[3]，心血管系统浸润的发生率高达75%[4]，弥漫性心包增厚和（或）心包积液的发生率为13%～24%，但是基本不会发生心包压塞[5, 6]，但当心血管系统受累时预示着更差的预后，死亡率高达40%[7]。目前ECD的诊断仍以组织病理学改变为主，辅以影像学检查，例如PET-CT扫描。在本病例中，即使开始进行的肾脏穿刺活检组织中并未找到典型的泡沫样细胞，但在患者骨髓活检中发现了泡沫样的CD68（+）CD1α（-）的增生性组织细胞，对本病具有诊断价值。该患者的心血管系统受累较为广泛，并以心包积液为首发表现，而且通过PET-CT检查，也发现了主动脉鞘，但该患者并没有另一ECD心血管系统的另一特征性改变即右心房假性肿瘤，其发生率为30%[5]。

目前ECD的发病机制尚未阐明，目前的治疗主要与基因突变有关。RAS-RAF-MEK-ERK是一条细胞内信号转导通路，在肿瘤性疾病中扮演重要角色。BRAFV600E突变可导致RAS-ERK通路的激活，该突变位点在朗格汉斯组织细胞增生症中已经被发现了。该研究表明ECD和朗格汉斯组织细胞增生症有着共同的致癌通路。在24例ECD患者中有13例检测到BRAFV600E突变，并且免疫组化显示该突变仅于典型的泡沫细胞以及Touton巨细胞中表达，而淋巴细胞、成纤维细胞及内皮细胞不表达[8]。该患者于外院经基因检测发现BRAFV600E突变为阳性，并参加到BRAF抑制剂的临床试验当中。该患者目前应用BRAF抑制剂已9个月余。期间复查超声心动图，心包积液消失及其他临床症状如乏力、双下肢水肿等均未再发。

六、病例要点及小结

本例患者以胸闷气促起病，伴有乏力及双下肢轻度水肿。心脏主要表现为中至大量心包积液，心功能尚可，BNP未见升高，故患者症状与心衰不符。心包积液相关化验倾向为漏出液，未见特异改变。心电图亦无特征性表现。进一步完善影像学相关检查，提示该患者病变累及全身各组织器官，左室心肌肥厚结合患者双侧肾体积增大、肾窦脂肪组织消失，肾周变化及输尿管增厚，另外血管系统受累如右冠状动脉周围有低密度灶，绕周围，上腔静脉及肾动脉周围仍示较厚软组织影，双侧胫骨远端及腰椎可见骨髓腔高代谢改变，以上系列影像学特点与肿瘤、结核不相符合，考虑为组织系统疾病，经多学科会诊，最后经骨髓活检病理证实为脂质肉芽肿病，基因筛查为BRAF阳性。

（蔡永旭　王俐达　王晓梅　王晓波　王莉芬

朱　宁　李忠艳：大连医科大学附属第二医院）

参考文献

[1]Haroche J，Cohen-Aubart F，Amoura Z. Erdheim-Chester disease[J]. Blood，2020，135（16）：1311-1318.

[2]Dray B，Emile JF，Cohen-Aubart F，et al. Abdominal extrarenal involvement in erdheim-chester disease in a cohort of 304 patients[J]. JAMA Oncol，2022，4536.

[3]Fudim M，Thorpe MP，Chang LL，et al. Cardiovascular imaging With （18）F-Fluorodeoxyglucose positron emission tomography/computed tomography in patients with fibroinflammatory disorders[J]. JACC Cardiovasc Imaging，2018，11（2 Pt 2）：365-368.

[4]Tao M，Palmer B，Tavakoli S，et al. Erdheim-Chester disease：a case of right atrial involvement and superior vena cava stenosis[J]. JACC Case Rep，2020，2（12）：1959-1965.

[5]Haroche J，Cluzel P，Toledano D，et al. Images in cardiovascular medicine. Cardiac involvement in Erdheim-Chester disease：magnetic resonance and computed tomographic scan imaging in a monocentric series of 37 patients[J]. Circulation，2009，119（25）：e597-598.

[6]Haroche J，Amoura Z，Dion E，et al. Cardiovascular involvement，an overlooked feature of Erdheim-Chester disease：report of 6 new cases and a literature review[J]. Medicine（Baltimore），2004，83（6）：371-392.

[7]Das JP，Xie L，Riedl CC，et al. Cardiothoracic manifestations of Erdheim-Chester disease[J]. Br J Radiol，2019，92（1104）：20190473.

[8]Haroche J，Charlotte F，Arnaud L，et al. High prevalence of BRAF V600E mutations in Erdheim-Chester disease but not in other non-Langerhans cell histiocytoses[J]. Blood，2012，120（13）：2700-2703.

病例12

免疫球蛋白G₄相关病性心包积液

一、概述

免疫球蛋白G₄（IgG₄）相关病（IgG₄-RD）是一种慢性、进行性炎症伴纤维化的自身免疫性疾病，可累及全身多个器官系统，包括胰腺、胆道系统、肺、肾、主动脉、腹膜后及甲状腺等，而泪腺及涎腺最常受累，常伴有血清中IgG₄的升高。

泪腺及唾液腺为本病最常见受累器官，可表现为对称性、无痛性泪腺，颌下腺或腮腺肿大或硬结。消化系统受累可表现为自身免疫性胰腺炎、硬化性胆管炎、硬化性肠系膜炎等，临床可出现腹部隐痛、腹胀、消化不良、黄疸等。肺部受累时可表现为支气管壁增厚、肺间质病变、肺部结节/肿块及胸膜增厚等。腹膜后纤维化或腹主动脉周围炎临床表现为腹痛、腰痛或下肢水肿等。

本例患者为老年男性，以急起"胸闷气促"为主要症状、相关检查提示多浆膜腔积液（心包积液、胸腔积液及腹腔积液）而就诊于心血管内科。患者既往10余年前因"胰腺占位、胆管梗阻"疑诊恶性肿瘤行根治性手术切除，但手术切除标本病理结果未明确病变性质。在住院过程中，以"多浆膜腔积液查因"为主线，抽丝剥茧，最终将该患者确诊为IgG₄相关病。

二、病例介绍

（一）病史简介

主诉：患者男性，81岁。主因"胸闷气促1月余，加重1周"入院。

现病史：患者诉1个月前受凉感冒后出现胸闷，伴气促、胸痛，平躺时常有加重，坐起后可缓解，夜间睡眠常难以平卧，偶有干咳，无发热、恶心、呕吐、头晕及晕厥。就诊于当地诊所，考虑"上呼吸道感染"，予以"消炎输液"治疗5天（具体不详）后症状稍好转。1周前无明显诱因出现胸闷气促较前明显，活动后加重，1天前就诊于我院，肺部CT检查示"双侧胸腔积液，心包积液"。门诊以"多浆膜腔积液查因"收入我科。患者自起病以来，精神差，纳差，睡眠欠佳，大小便如常，体重稍减轻。

既往史：2002年因"左肾结石"行"左肾切开取石术"；2006年因"右肾结石"行"输尿管镜取石术"；2008年因"胰头占位性病变、胆胰管梗阻"行"胃部分切除术后

＋胃肠吻合术＋胰腺、十二指肠切除术＋消化道重建术＋胆肠吻合术"并定期复查，恢复尚可。有可疑"冠心病"病史。自诉偶测"血糖偏高"。否认肝炎、结核等传染病病史。无放射性物质及毒物接触史。

个人史：吸烟史20年，每天半包，已戒烟15年；偶饮酒，量少。

家族史：无特殊。

（二）临床检查

入院体格检查：体温36.7℃，脉搏80次/分，呼吸20次/分，血压118/76mmHg，BMI 18.6kg/m²；营养较差，慢性病容，神志清楚，全身皮肤黏膜未见黄染，全身浅表淋巴结未触及肿大。双下肺叩诊浊音，双下肺呼吸音低，未闻及干湿性啰音和胸膜摩擦音。心界无扩大，心率80次/分，律齐，心音低钝，未闻及病理性杂音。腹部平软，全腹无压痛及腹肌紧张，未触及腹部包块，肝、脾肋缘下未触及，腹部移动性浊音可疑，双肾区无叩击痛。肠鸣音正常。双下肢中度水肿，皮肤无色素沉着。

肺部CT平扫（门诊就诊时于我院完善）示：①双侧胸腔积液并双肺轻度膨胀不全；②左肺上叶前段纯磨玻璃结节，LU-RADS 3L类；余双肺结节，LU-RADS 2类；③双肺支气管扩张；④心包积液；主动脉及双侧冠脉硬化。

入院初步诊断：①心包积液、胸腔积液查因：感染？心源性？肿瘤？②左肺结节；③胃部分切除术＋胃肠吻合术＋胰腺、十二指肠切除术＋消化道重建术＋胆肠吻合术后；④2型糖尿病；⑤支气管扩张；⑥冠状动脉粥样硬化性心脏病 心功能Ⅱ级。

心内科主治医师第一次查房意见：老年男性患者，主因"胸闷气促1个月余，加重1周"入院，既往有可疑"胰腺恶性肿瘤根治性切除术""冠心病"及"糖尿病"等病史；体格检查发现营养较差，慢性病容；双下肺叩诊浊音，双下肺呼吸音低；腹部移动性浊音可疑；双下肢中度水肿；门诊肺部CT平扫提示"胸腔及心包积液"。该患者初步拟诊为"多浆膜腔积液查因"。

多浆膜腔积液病因多样，可为心源性（如充血性心力衰竭）、肝源性（如肝硬化或低蛋白血症）、肾源性（如肾病综合征）、内分泌相关性（如甲状腺功能减退）、结缔组织疾病相关性、肿瘤相关性、感染相关性等，下一步需完善三大常规、血生化、心脏标志物、传染学及感染指标、肿瘤标志物、结缔组织相关检验等实验室检查；完善心脏、胸腔及腹部超声检查；治疗上暂予以抗感染、对症支持治疗。

入院后完善的实验室检查，血常规：白细胞2.92×10^9/L，血红蛋白112g/L，红细胞3.56×10^{12}/L，血小板107×10^9/L，中性粒细胞1.96×10^9/L；肝肾功能电解质：谷草转氨酶52.7U/L，白蛋白36.4g/L，钠134.6mmol/L，钙2.05mmol/L；红细胞沉降率34mm/h；

D-二聚体1.61μg/ml；尿便常规、心脏标志物、C-反应蛋白、降钙素原、甲状腺功能三项等均未见异常。结缔组织相关检验，抗核抗体阳性〔1∶（40～80）〕（核颗粒型）；抗ENA抗体Ro-52（52kDa）（+++）；余抗C1q抗体、抗ds-DNA、HLA-B27、抗CCP、ASO、类风湿因子、血管炎三项、ANCA、抗B_2糖蛋白1抗体、抗心磷脂抗体等均阴性。

入院完善的相关辅助检查，心脏超声（病例12图1）示：①左室壁增厚、运动欠协调，符合冠心病声像；②心包积液（前后心包舒张期可见宽约18mm及25mm液性暗区）；③左室收缩功能测值正常范围。胸腔彩超示：双侧胸腔积液（左右侧胸腔内分别探及深约40mm及67mm液性暗区）。腹部超声示：胰头十二指肠手术后声像；胆囊切除术后；右肾术后声像、右肾缩小；双肾多发囊肿；双肾多发结石；前列腺增生并多发钙化灶；腹腔积液（肝肾间隙探及宽约6mm液性暗区）。

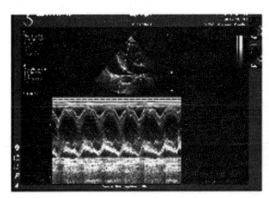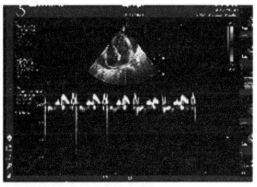

病例12图1　患者入院时心脏超声影像

三、专家点评

心内科主任医师查房意见：患者虽无高血压及明显心绞痛，但有气促，伴胸痛，结合心脏彩超结果，不排除冠脉病变致心脏病可能，但患者目前胸腔积液及心包积液量较大，为改善症状及进一步明确胸水性质确定病因，建议行胸腔穿刺抽液及完善胸水相关检查；待患者病情稳定后可行冠脉造影明确血管病变。建议请风湿免疫科专科医师会诊指导进一步诊疗。

风湿免疫科主任医师会诊意见：再次追问患者病史，患者近两年有口干、眼干及牙齿脱落表现，否认关节肿痛、雷诺现象、肌痛肌无力、吞咽困难、手指皮肤变硬。结缔组织相关检验提示抗核抗体阳性（核颗粒型）；抗ENA抗体Ro-52（52kDa）（3+）；诊断考虑多浆膜腔积液查因：感染？肿瘤？结缔组织病？患者虽Ro-52（52kDa）阳性，但特异性不高，结合近两年口干、牙齿脱落等表现，考虑有干燥综合征可能，建议请口腔科完善唇腺活检。患者肺部可见散在结节，建议完善血清IgG$_4$、ACE等检查，排除结节病。此外，患者多浆膜腔积液不能排除感染、肿瘤相关，追γ干扰素释放试验结果。

四、诊疗过程及随访

相关实验室检查结果进一步回报，其中免疫球蛋白：IgG 25.63g/L↑，IgM 2.63 g/L↑，IgE 1140.00ng/ml↑↑；尿蛋白：α$_1$微球蛋白22.67mg/L，β$_2$微球蛋白1.27mg/L；血/尿本周蛋白、血清免疫固定电泳无明显异常。完善胸水穿刺及送检，其中胸水常规：细胞总数1140×10^6/L，白细胞502×10^6/L，单核比例0.9；生化：总蛋白32.6g/L，白蛋白17.6g/L，乳酸脱氢酶103.4U/L，血糖10.18mmol/L，腺苷脱氨酶16.4U/L，抗酸染色、结核分枝杆菌核酸阴性；胸水（细胞块）液基细胞学超薄片（病例12图2）示：可见少量间皮细胞、组织细胞、淋巴细胞，未见典型癌细胞；免疫组化：TTF-1（-），CEA（-），CK7（个别+），NapsinA（-），Ki-67（2%+），P40（-），P53（1%+），CR（+），Vim（+），PD-L1（TBS：1%）；胸水培养（-）。

病例12图2　胸水（细胞块）液基细胞学超薄片病理图像

进一步检验结果回报：γ干扰素释放试验为阳性。血清IgG$_4$：11g/L↑（参考值0.03~2.01g/L）；唇腺（左下唇）活检病理（病例12图3）：镜下可见涎腺组织，结构尚可，间质内散在淋巴、浆细胞浸润，仅见一灶团淋巴细胞浸润（约50/团）。免疫组化：LCK（+），CD38（+），MUM1（+），IgG$_4$（个别+），IgG$_4$/IgG（<40%），Ki-67（5%+）。

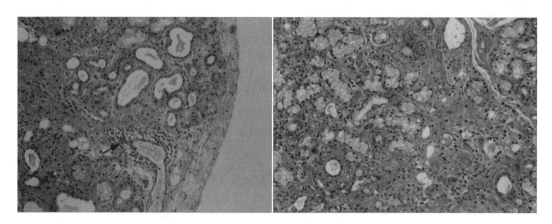

病例12图3　唇腺（左下唇）活检病理图像

箭头所示：灶团淋巴细胞浸润（约50/团）

　　根据风湿免疫检验相关结果及唇腺活检结果，患者"多浆膜腔积液"病因考虑结缔组织病相关可能性大。患者有自身免疫性疾病特点，既往有"慢性胰腺炎，胰胆管梗阻"病史，据悉2008年手术曾留取手术标本，联系病理科（外院）行手术标本免疫组化检测。

　　既往手术标本（胰腺＋少部胃＋胆囊及十二指肠）免疫组化结果回报：慢性梗阻性胰腺炎。胰腺间质广泛纤维化，有大量炎症细胞浸润以淋巴细胞及浆细胞为主，有较多泡沫组织细胞浸润，腺泡萎缩，个别导管扩张。十二指肠黏膜慢性炎。慢性浅表性胃炎（轻度）。慢性胆囊炎。胃大小弯侧淋巴结，胰腺旁淋巴结、十二指肠淋巴结，均呈淋巴反应性增生。免疫组化：LCA（＋），CD68（＋），LYS（＋），Vim（－），LCK（－），EMA（－）；补充免疫学表型：CD138（＋），CD38（＋），IgG_4/IgG约40%（IgG_4阳性细胞＞30/HP）；意见：IgG_4相关性胰腺炎可能性大。

　　根据患者唇腺（左下唇）活检病理及现有检验检查结果，不支持干燥综合征诊断。患者血清IgG_4升高（1100mg/dl），多个器官（胰腺、胆管等）呈现具有免疫球蛋白G_4相关病特征的弥散性/局部肿胀，以及病变器官或组织呈现出淋巴细胞和浆细胞浸润和纤维化、IgG_4^+浆细胞/IgG^+细胞＞40%且浸润IgG_4^+浆细胞＞10个IgG_4^+浆细胞/HP的特点，根据2020修订版日本IgG_4相关病综合临床诊断标准，患者可诊断。

　　IgG_4相关病无法彻底治愈，总的治疗目标为控制炎症，获得并维持缓解，保护脏器功能。诊疗方案调整为予以"甲泼尼龙30mg口服，1次/日"，辅以补钙、护胃及其他对症支持治疗。患者治疗20天后胸闷、气促明显改善，下肢水肿消退，后定期于风湿免疫科门诊复诊并治疗。

五、相关知识点

IgG$_4$是一种变应原特异性抗体，在人体中较罕见，占总IgG的1%～6%（0.08～1.40g/L）。IgG$_4$相关病是一种新认识的由免疫介导的慢性炎症伴纤维化的疾病，该病可累及全身多个器官和系统，绝大多数患者伴有血清IgG$_4$水平明显升高，主要病理表现为IgG$_4$阳性的浆细胞和大量淋巴细胞浸润，并伴有席纹状纤维化、阻塞性静脉炎、嗜酸性粒细胞浸润。病变可持续进展并导致不可逆的损伤，甚至器官功能衰竭。目前关于IgG$_4$相关病确切的病因和发病机制仍不清楚。现有研究表明，包括遗传、环境因素特别是微生物感染和分子模拟等在内的多因素参与了该病的发生。该病患病率约6.3/10万，平均发病年龄为59岁，男性的发病率略高于女性，同时也有少数儿童病例报道。自认识该病以来，已有多种IgG$_4$相关病的诊断标准被制定和公布，包括综合诊断标准和器官特异性诊断标准。被广泛接受和使用的为2011年日本制定的《IgG$_4$相关病综合诊断标准》和2019年美国风湿病学会（ACR）和欧洲抗风湿联盟（EULAR）制定的《IgG$_4$相关病国际分类标准》[1, 2]。同时，2020年IgG$_4$相关病诊断在2011年日本标准基础上进行了修订，其诊断标准见病例12表1[3]。在IgG$_4$相关病的诊治方面，近年来我国学者在该领域积累了较多经验，发表了诸多基于中国患者的循证医学证据，并于2020年在中国罕见病联盟和中华风湿病学分会的平台上，组织多个学科专家组制定了首个《IgG$_4$相关性疾病诊治中国专家共识》[4]。需要指出的是，IgG$_4$相关病的诊断尚无金标准，且该病与其他多种类型的疾病之间模拟和被模拟的现象非常突出。目前我国医学界存在对IgG$_4$相关病漏诊、误诊和过度诊断并存的现象，因此该病的诊断需基于临床症状、血清IgG$_4$水平、影像学和病理学多方面的证据综合判断而定。尽管我们目前对该病的认识正在不断深入，但仍然充满挑战。

病例12表1　2020修订版日本《IgG$_4$相关病综合临床诊断标准》

1	单个或多个器官呈现具有 IgG$_4$ 相关病特征的弥散性 / 局部肿胀、包块或者结节。在单器官受累情况下，淋巴结肿大应该忽略
2	血液检查显示升高的 IgG$_4$ 浓度（≥ 135mg/dl）
3	以下三项存在两项： （1）致密淋巴细胞和浆细胞浸润和纤维化 （2）IgG$_4$$^+$ 浆细胞 /IgG$^+$ 细胞 > 40% 且浸润 IgG$_4$$^+$ 浆细胞 > 10 个 IgG$_4$$^+$ 浆细胞 /HP （3）受累组织典型纤维化，特别是席纹样纤维化或闭塞性静脉炎

确定：1 + 2 + 3
可能：1 + 3
疑似：1 + 2

IgG$_4$相关病无法彻底治愈，总的治疗目标为控制炎症，获得并维持缓解，保护脏器功能。根据2020年《IgG$_4$相关性疾病诊治中国专家共识》，治疗原则包括有症状且病情活动的患者均应接受治疗。重要脏器如胰腺、胆道、腹膜后、肾脏、肺部、中枢神经系统等受累，无论是否有症状，如判断病变处于活动期时，应及时治疗，以避免炎性和纤维化导致的不可逆脏器损伤。无症状且发展缓慢的浅表器官受累，如泪腺、颌下腺或淋巴结肿大，可依据具体情况选择"观察等待"或治疗。迄今为止，糖皮质激素仍是治疗IgG$_4$相关病公认的一线药物，可用于疾病的诱导缓解和维持阶段；传统免疫抑制剂（如吗替麦考酚酯、硫唑嘌呤等）近年来越来越多地应用于IgG$_4$相关病的治疗，作为激素助减药物与糖皮质激素联合；生物靶向治疗，特别是抗CD20的单克隆抗体利妥昔单抗，在应用于IgG$_4$相关病的治疗中取得了较好的效果；此外，IgG$_4$相关病患者特殊部位受累造成压迫而导致器官功能障碍的紧急情况时，如药物不能迅速控制，可考虑外科手术或介入治疗。

六、病例要点及小结

本例患者以"胸闷气促1个月余，加重1周"起病就诊于心血管内科，患者起病急，有可疑"冠心病"病史，根据患者的病史、体格检查及相关辅助检查结果，初诊为"多浆膜腔积液查因"，考虑心源性可能性大。在住院诊治过程中，患者前期相关实验室检查及辅助检查不支持"心源性、肝源性、肾源性、内分泌相关及肿瘤相关"病因可能。进一步检查结果尤其是结缔组织相关实验室检查（IgG$_4$大幅升高）及唇腺活检病理结果提示结缔组织病相关可能性大，结合患者既往10余年前因"胰腺占位、胆管梗阻"行根治性手术切除病史（当时并未病理确诊恶性肿瘤），当时的手术标本切片再次行免疫组化考虑"IgG$_4$相关性胰腺炎可能性大"。根据2020修订版日本《IgG$_4$相关病综合临床诊断标准》，患者可诊断为该病。多数IgG$_4$相关病患者累及相应脏器可出现肿大或占位，同时可合并浅表或深部淋巴结肿大。因此，该病常需要和恶性肿瘤相鉴别。因IgG$_4$相关病可累及多个系统及脏器，与多种疾病存在表型模拟，因此，临床医生需要加强对疾病的认识，以免出现误诊和漏诊。同时，该病例也是一个由多学科（普外科、心内科、呼吸科及风湿免疫科等）联合完成疾病的诊断、评估、治疗和随访的疾病范例。

（张湘瑜：中南大学湘雅二医院）

参考文献

[1]Umehara H，Okazaki K，Masaki Y，et al. Comprehensive diagnostic criteria for IgG$_4$–related disease（IgG$_4$–RD），2011[J]. Mod Rheumatol，2012，22（1）：21–30.

[2]Wallace ZS，Naden RP，Chari S，et al. The 2019 American College of Rheumatology/ European League Against Rheumatism classification criteria for IgG$_4$–related disease[J]. Ann Rheum Dis，2020，79（1）：77–87.

[3]Umehara H，Okazaki K，Kawa S，et al. The 2020 revised comprehensive diagnostic （RCD）criteria for IgG4–RD[J]. Mod Rheumatol，2021，31（3）：529–533.

[4]张文，董凌莉，朱剑，等. IgG$_4$相关性疾病诊治中国专家共识. 中华内科杂志，2021，60（3）：192–206.

病例13

结蛋白基因变异致间歇性完全性房室传导阻滞

一、概述

房室传导阻滞的病因分为遗传性与获得性，其中获得性因素较为常见，包括退行性变、感染、炎症、缺血、医源性、迷走神经过度激活、内环境紊乱等，而退行性变是临床中最为常见的病因，以老年人为主[1]。年轻患者出现三度房室传导阻滞，就需要关注到非退行性变以外的其他因素，包括遗传性因素[2-4]。房室传导异常是多种遗传性神经肌肉性疾病的主要特征之一。

患者为32岁青年女性，表现为急起间歇性三度房室传导阻滞，不伴有心脏功能的损害。通过仔细的病史询问发现轻微地骨骼肌损害的表现，利用肌电图及基因检测的检查手段，最终明确为结蛋白基因变异致间歇性完全性房室传导阻滞。该基因突变可导致结蛋白异常沉积，也称为结蛋白病，属于肌原纤维肌病亚型之一[5]。临床表现以骨骼肌和心肌联合受累，心脏损害主要以传导阻滞为主。

二、病例介绍

（一）病史简介

主诉：患者女性，32岁。主因"全身乏力11天"于2020年5月16日收入心血管内科病房。

现病史：患者自诉2020年5月5日上午感全身乏力，无发热、恶心、呕吐，无黑矇、晕厥，无胸痛等，遂至当地医院门诊就诊，查肌钙蛋白T 84.28pg/ml，N端脑利钠肽前体2898pg/ml；完善心电图检查（病例13图1）示窦性心律，二度房室传导阻滞（2∶1下传）（心室率34次/分），完全性左束支传导阻滞。

当地医院考虑"病毒性心肌炎"诊断可能性大，遂予以立即收治住院。当天入院后再次行心电图检查（病例13图2）示窦性心律，高度房室传导阻滞，室性逸搏心律（心室率34次/分），偶见窦性下传。

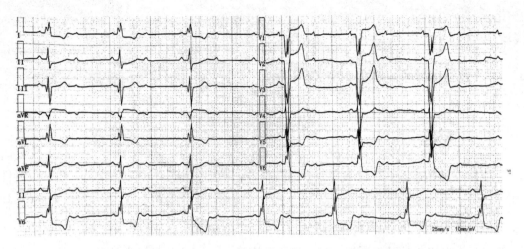

病例13图1 15：45心电图（2020-05-05当地医院）

窦性心律，心室率34次/分，二度房室传导阻滞（2：1下传），完全性左束支传导阻滞

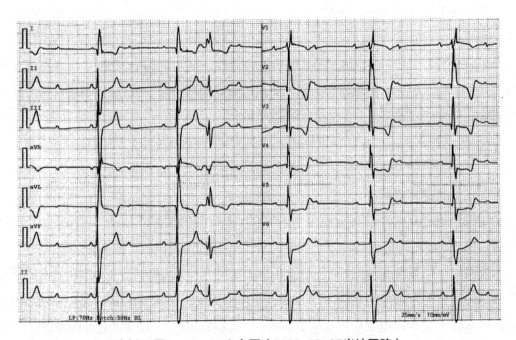

病例13图2 18：26心电图（2020-05-05当地医院）

窦性心律，高度房室传导阻滞，室性逸搏心律，心室率34次/分，偶见窦性下传

2020年5月6日复查肌钙蛋白T 73.37pg/ml。治疗上予以异丙肾上腺素维持心率、甲泼尼龙抗炎、奥司他韦＋阿昔洛韦抗病毒及对症支持。患者住院期间断出现黑矇，无晕厥，经治疗自觉乏力好转。

为求进一步诊治于2020年5月14日至我院急诊就诊。抽血查肌钙蛋白I＜0.05ng/ml，N端脑利钠肽前体313pg/ml。心电图检查示：窦性心动过缓，完全性左束支传导阻滞

（心室率58次/分）。心脏彩超示：二三尖瓣反流（轻度），室壁运动欠协调，左室舒张末径41mm，左室射血分数58%。予以异丙肾上腺素提高心率及对症治疗，心率维持在50次/分以上。于2020年5月16日转入心血管内科普通病房。患者自起病以来，精神、食欲、睡眠一般，大小便可，体重无明显变化。

既往史：既往体健，否认特殊疾病史。否认特殊药物、毒物接触史。

个人史：育有1子1女，均为剖宫产，产程顺利。

家族史：否认家族性遗传病史，否认家族中有类似疾病史。

（二）临床检查

入院体格检查：体温36.6℃，脉搏61次/分，呼吸20次/分，血压109/59mmHg，身高155cm，体重40kg，BMI 16.6kg/m²。神志清楚，精神尚可，体型消瘦，全身浅表淋巴结未触及肿大。无颈静脉怒张，甲状腺无肿大，颈部血管无杂音。双肺叩诊清音，双肺呼吸音清晰，未闻及干湿性啰音和胸膜摩擦音。心前区无隆起，心尖冲动位于第五肋间左锁骨中线内0.5cm，未触及细震颤，心界无扩大，心率61次/分，律齐，心音无明显增强和减弱，各瓣膜听诊区未闻及病理性杂音。腹部平软，全腹无压痛及反跳痛。双下肢不肿。

辅助检查：2020年5月5日（当地医院）血常规、尿常规、大便常规及隐血、凝血功能及D-二聚体、肝肾功能、血脂及血糖、电解质、血沉、C-反应蛋白、降钙素原、风湿三项、狼疮12项、甲状腺功能、EBV-DNA、CMV-DNA及呼吸道病毒抗体测定均未见明显异常。心脏相关标志物检查结果见病例13表1。2020年5月13日（我院急诊）心脏彩超示：二、三尖瓣反流（轻度），室壁运动欠协调，左室舒张末径41mm，左室射血分数58%。2020年5月16日（我院）心电图（病例13图3）示：窦性心律，完全性左束支传导阻滞（心室率58次/分）。

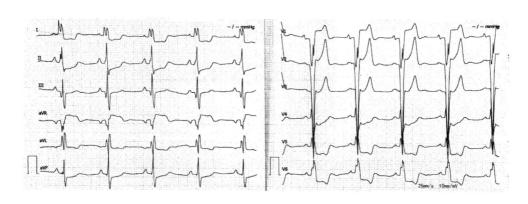

病例13图3　10：16心电图（2020-05-16本院）

窦性心律，完全性左束支传导阻滞，心室率58次/分

入院诊断：①心律失常，间歇性三度房室传导阻滞，完全性左束支传导阻滞；②遗传性骨骼肌疾病？

（三）病例特点

该患者为青年女性，起病急，表现为全身乏力，伴有黑矇。体格检查发现体型消瘦，四肢纤细；心脏检查无阳性发现。心电图检测有明显的异常，主要表现为间歇性三度房室传导阻滞，并合并完全性左束支传导阻滞。同时伴有心肌损伤标志物升高。综合患者的临床表现，首先考虑的诊断为急性心肌炎，包括感染性及非感染性。感染性心肌炎中常见的原因为病毒感染，多有前驱感染史，常伴有心脏功能的异常。然而，该患者无明确感染病史，同时外院筛查了常见的病毒抗体，结果未见异常。主要表现为房室传导阻滞，心脏彩超提示左室收缩功能正常范围，与心肌炎常见临床表现不太符合。对于青年女性，非感染性的原因主要考虑风湿结缔组织疾病相关的心肌损害。这类患者多有原发风湿结缔组织疾病的临床表现，病程相对较长，常同时存在风湿活动的情况。但是，该患者并没有相关临床表现，同时外院筛查了自身抗体及炎症指标均未见异常。

其次，心肌缺血也是常见的引起房室传导阻滞的原因，引起心肌缺血的原因包括动脉粥样硬化、动脉炎、冠脉夹层、冠脉痉挛、冠脉起源异常等，此类原因引起的房室传导阻滞，一般心肌缺血较为严重，多有心肌梗死的表现，如剧烈胸痛，常伴有心功能的异常，并且心脏坏死标志物显著升高，如若缺血改善，房室传导阻滞多数可以恢复。该患者没有明显的心血管高危因素，既往无胸闷胸痛的表现，此次发病也无明显胸痛，心脏B超未见节段性收缩功能异常，心脏坏死标志物仅轻微升高，均不符合心肌缺血的临床表现，因此可能性较小。再者，浸润性心脏病也需要进行鉴别，如淋巴瘤、心脏结节病及浆细胞疾病等。淋巴瘤等肿瘤性疾病一般有原发疾病的表现，如发热、淋巴结肿大、体重下降等，少有以房室传导阻滞为首发表现，该患者全身浅表淋巴结未触及肿大，也无其他相关表现，可能性较小。浆细胞疾病如系统性淀粉样变、多发性骨髓瘤等常发病较晚，少有青年患病，常有M蛋白血症，血、尿检查可发现免疫球蛋白轻链，多为多系统损害，包括血液系统、泌尿系统、心脏、骨骼等，但该患者可基本排除。心脏结节病是全身性肉芽肿性疾病，患者可能合并全身其他部位的结节，尤其是肺部结节；当心脏受累时，心脏彩超可发现室壁活动异常、室间隔基底部变薄或变厚、室壁瘤等，心脏核磁共振检查可出现室间隔、侧壁的多灶性斑片状延迟强化等。另外，该患者体型消瘦，四肢纤细，发病时以肌酶升高为主，需要评估有无合并骨骼肌疾病，包括遗传性或代谢性骨骼肌疾病，要考虑神经-肌肉系统疾病，如遗传性骨骼肌病继发心肌损害。可完善肌电图检查进行鉴别。

追问病史，患者自幼容易被绊倒，易摔跤，走路站立时，脚掌承力更多，前脚掌可见角质增厚（病例13图4）。

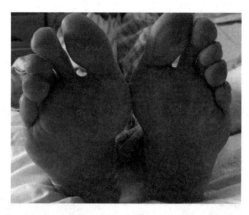

病例13图4 患者足底照片，可见前脚掌角质增厚

入院后需完善常规检查，复查自身抗体和炎症指标，并复查心脏彩超、胸部CT，完善心脏核磁共振检查。

住院后（2020-05-16）血常规：白细胞7.98×10⁹/L，血红蛋白146g/L，红细胞4.65×10¹²/L，血小板376×10⁹/L，中性粒细胞4.81×10⁹/L，中性粒细胞百分比60.30%；炎症指标：超敏C反应蛋白2.64mg/L；肝肾功能、电解质：尿素氮4.63mmol/L，血肌酐38.4μmol/L，白蛋白39.2g/L，谷丙转氨酶47.7U/L，谷草转氨酶35.1U/L，总胆红素9.1μmol/L，结合胆红素2.8μmol/L，Na^+ 137.6mmol/L，K^+ 4.35mmol/L，Ca^{2+} 2.22mmol/L，Mg^{2+} 0.96mmol/L，肌红蛋白70.4g/L，肌酸激酶90.2U/L，肌酸激酶同工酶23.1U/L，肌钙蛋白T 93.77pg/ml，N端脑利钠肽前体1399.0pg/ml。多次检测心脏损伤标志物检查结果见病例13表1。

病例13表1 心脏损伤相关标志物检检测

	Mb（mg/L）	CK（U/L）	CK-MB（U/L）	LDH（U/L）	cTnT（pg/ml）	NT-proBNP（pg/ml）
05-05	100	839	61	399	84.28	2898
05-06	89	578	37	314	73.37	-
05-13	-	-	-	-	27.83	1465
05-14	58.0	93.4	6.3	-	-	-
05-16	70.4	90.2	23.1	-	93.77	1399
05-25	79.6	342.3	33.9	271	92.58	-

注：Mb：肌红蛋白；CK：肌酸激酶；CK-MB：肌酸激酶同工酶；LDH：乳酸脱氢酶；cTnT：肌钙蛋白T；NT-proBNP：N端脑利钠肽前体。

甲状腺功能：游离T_3 5.18pg/ml，游离T_4 20.36ng/dl；促甲状腺激素1.45μU/ml；尿常规、大便常规及隐血、凝血功能及D–二聚体、血脂及血糖、抗核抗体及抗ENA抗体谱、梅毒、艾滋、乙肝、丙肝均未见明显异常。胸片未见异常。胸部CT可见双肺散在纤维灶，双肺多发小结节，较大者最长径4.8mm。

心脏彩超示：①二尖瓣、三尖瓣、肺动脉瓣（轻度）反流；②左室舒张末径41mm，左室射血分数65%。

心脏核磁共振检查示：心脏电影示左室大小正常，室壁运动尚可，左室基底部室壁局部稍增厚；T_2相：未见明显心肌水肿；心肌静息灌注成像：未见明显灌注缺损；心肌延迟强化成像：未见明显延迟强化（病例13图5）。

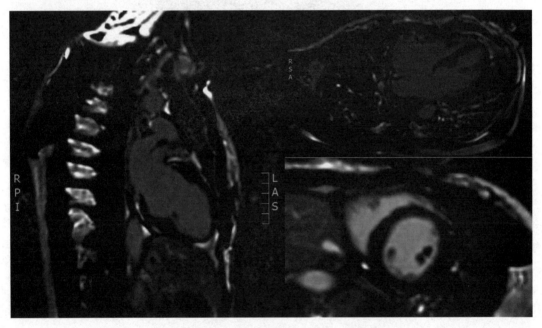

病例13图5　心脏核磁共振心肌延迟强化成像
左室基底部室壁局部稍增厚，未见明显延迟强化

肌电图结果示慢性肌源性损害电生理改变，现可见自发点位，提示存在活动性损害。

三、专家点评

心血管内科主任医师查房意见：根据患者的检查结果，血常规基本正常，C-反应蛋白不高，患者机体目前处于非炎症活动状态，复查自身抗体谱未发现异常，心脏彩超未发现心脏功能及结构的异常，心脏核磁共振检查提示左室基底部室壁局部稍增厚，但没有延迟强化，T₂相也未见水肿，因此该患者心肌炎、心肌缺血及心脏结节病等浸润性心肌病的诊断基本可以排除。肌电图显示慢性肌源性损害，并且存在活动性损害，结合病史，该患者遗传性骨骼肌疾病累及心肌的可能性较大，建议请神经内科会诊。

　　神经内科主任医师会诊意见：患者病史同前，无明显家族史。神经系统查体：颅神经（－），上肢（－），无感觉异常，下肢近端肌力4+级，远端肌力3~4级，腱反射（－），结合患者实验室检查及辅助检查，考虑周围神经病变、肌病均有可能。患者心脏受损主要以传导阻滞为主，同时有骨骼肌和心肌受损，需要警惕遗传代谢性疾病，如肌营养不良、线粒体肌病、脂质沉积病、糖原沉积症等。建议完善基因检测，必要时行肌肉活检。

　　心血管内科主任医师再次查房意见：结合目前的资料，考虑该患者遗传性代谢性骨骼肌疾病累及心肌的可能性较大，该患者暂拒绝行肌肉活检，目前已送基因检测，但结果还需要等待近1个月。目前再发三度房室传导阻滞，症状重，有心脏起搏器植入指征，考虑患者传导系统损害逆转的可能性较小，症状反复再发的可能性很高，可考虑直接进行永久心脏起搏器植入。

四、诊疗过程及随访

　　2020年5月21日患者出现病情变化，上午10：30突发头晕、四肢乏力，全身出汗，立即测血压为100/50mmHg，心率37次/分。急查床旁心电图示窦性心律，三度房室传导阻滞，室性逸搏（心室率37次/分）（病例13图6）。

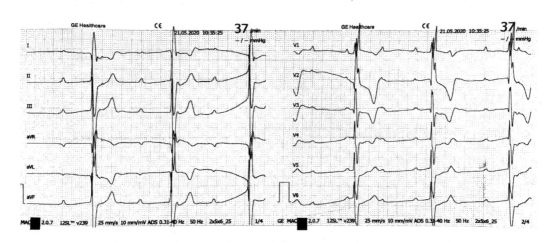

病例13图6　10：35心电图（2020-05-21本院）

遂与患者及家属沟通病情并征得同意后，于2020年5月21日急诊行双腔永久心脏起搏器植入术。术后心电图提示窦性心律，左束支起搏，房室顺序起搏（病例13图7）。

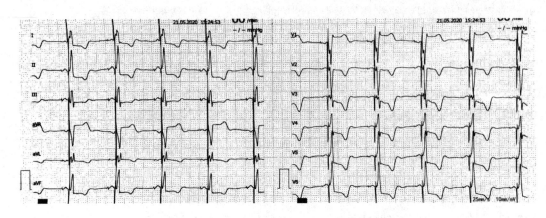

病例13图7　15：24（2020-05-21我院心电图）

2020年5月25日复查心肌酶结果示肌红蛋白79.6g/L，肌酸激酶342.3U/L，肌酸激酶同工酶33.9U/L，肌钙蛋白T 92.58pg/ml。术后患者病情稳定，于2020年5月28日出院。

出院后基因检查回报该患者携带结蛋白基因致病性突变。

目前心脏起搏器术后3年，患者未再发作黑蒙、晕厥，但患者自觉下肢肌力较前下降，肌肉较前进一步萎缩，可行走，但较前明显缓慢。

五、相关知识点

结蛋白基因定位于2q35，其编码的结蛋白属于高度保守的中间细丝蛋白，广泛分布于骨骼肌、心肌及平滑肌。结蛋白介于肌动蛋白和肌球蛋白间，位于Z线周围和肌膜下，使相邻肌原纤维互相连接，并将肌原纤维与细胞核、肌膜下细胞骨架及细胞质内细胞器相连接，具有维持细胞结构稳定的作用。结蛋白基因突变，可引起结蛋白分子错误折叠，导致肌小节结构破坏，使得结蛋白在骨骼肌、平滑肌及心肌异常聚集；破坏泛素降解系统，导致其他蛋白质的异常沉积[3]。

结蛋白病，又称骨骼肌心肌病或结蛋白相关性肌肉疾病，属于肌原纤维肌病亚型之一，由DES基因突变所致，主要为常染色体显性遗传，该病外显率差异极大，部分突变携带者可终生无临床表现。病理改变特点：光镜下肌纤维内异常蛋白沉积，电镜下肌原纤维间大量颗粒细丝物质沉积。结蛋白病患者心脏损害可能与结蛋白基因突变部位相关。结蛋白由氨基末端、羧基末端及螺旋形杆状体区三部分组成，其中杆状体区又包括1A、1B、2A和2B四个结构域，至今已经发现的40多个基因突变位点主要分布于2B区域。2B区突变以骨骼肌受累为主要表现，而1B区和1A、2A区突变以心脏受累为主要表现，其中2A区突变主要导致心脏传导阻滞[3]。

明显的心脏病变伴随轻微骨骼肌无力是我国结蛋白病最常见的临床表型[6]。多在成年发病，骨骼肌和心肌联合受累，肌无力和心脏损害为主要临床表现。肌无力一般以下肢对称性远端肌无力起病为主，也有部分表现为近端肌无力，骨骼肌受累顺序一般为：首先累及下肢的远端及近端；其次为上肢，后期可能会有轻度或无面肌受累，部分患者可出现构音障碍、吞咽困难及跟腱挛缩等。心脏损害可表现为各种类型的心脏病，包括扩张型、肥厚型、限制型心肌病及致心律失常性右心室心肌病，部分患者仅表现单个心房、心室、室间隔等结构局灶性、孤立性改变，其中扩张型及限制型心肌病最常见；心电图检查可见不同程度房室传导阻滞、束支阻滞、心房颤动、窦性心动过缓、P–R间期延长、ST段异常等多种改变。其中完全性房室传导阻滞最常见[3]。患者的肌酸肌酶水平可正常或轻度升高。肌电图大部分表现为肌源性改变，亦有部分表现为混合性改变及神经源性改变。肌肉核磁共振检查主要可见大腿的半腱肌、股薄肌、缝匠肌出现脂肪浸润，小腿肌肉最早可见腓骨肌受累，逐渐累及胫骨肌及腓肠肌[6]。

结蛋白病的预后主要取决于心脏受累的严重程度。在疾病后期，对心脏的干预将会直接影响患者的生存期。有研究中心统计发现，60%的结蛋白病患者安装心脏起搏器，21%的患者安装埋藏式心脏除颤器，10%的患者需要心脏移植[7]。

六、病例要点及小结

本例患者系一青年女性，以骨骼肌损害及心脏传导系统损害为主要表现。早期出现下肢远端肌无力，表现为自幼走路易摔跤，以前脚掌承重；32岁时出现乏力、黑矇，伴有阵发性肌酶、心肌标志物升高，间歇性三度房室传导阻滞。心脏核磁共振检查仅发现室间隔基底部局限性增厚，未见明显延迟强化，心脏收缩及舒张功能在正常范围，携带DES基因致病性突变。最终诊断为肌原纤维肌病（结蛋白病）。该患者骨骼肌损害相对较轻，对患者的日常生活没有造成明显的影响，因此从未就医，直至心脏受累出现完全性房室传导阻滞。该患者目前仅出现传导系统的受累，还需要密切随访心脏彩超，观察心脏结构及功能的变化。

（曹园园：中南大学湘雅二医院）

参考文献

[1]中华医学会心电生理和起搏分会，中国医师协会心律学专业委员会. 心动过缓和传导异常患者的评估与管理中国专家共识2020[J]. 中华心律失常学杂志，2021，25（3）：185-211.

[2]Barra SN，Providência R，Paiva L，et al. A review on advanced atrioventricular block in young or middle-aged adults[J]. Pacing Clin Electrophysiol，2012，35（11）：1395-405.

[3]张丽. 遗传性骨骼肌疾病相关心脏病研究[博士][D]. 河北医科大学，2014.

[4]李万镇. 小儿遗传代谢性心肌病的诊断[C]. 第十七届全国小儿心血管疾病学术会议论文集，广州，2012：35-49.

[5]吴红然. 肌原纤维肌病的临床和病理学特征[硕士][D]. 河北医科大学，2012.

[6]陆玉玲，罗月贝，杨欢. 肌原纤维肌病研究进展[J]. 中华神经科杂志，2018，51（2）：143-150.

[7]Béhin A，Salort-Campana E，Wahbi K，et al. Myofibrillar myopathies：state of the art，present and future challenges[J]. Rev Neurol（Paris），2015，171（10）：715-729.

病例14

缩窄性心包炎

一、概述

缩窄性心包炎是由特发性或病毒性、化脓性、结核性、结缔组织疾病等原因造成的心包慢性炎症，表现为心包纤维化、增厚和钙化，引起心包弹性丧失，心脏舒张受限，进而导致全身血液循环障碍。大部分患者起病隐匿，缺乏典型的临床表现。临床医师需通过超声心动图、CT、核磁共振和右心导管等多种检查方法进行诊断，外科手术剥离心包是有效治疗方法。

本例患者为47岁男性，因"胸闷、心悸伴腹胀1个月"入院。心电图表现为心房颤动，超声心动图示左房增大，肺动脉高压（轻度），右室前侧壁与心包相互粘连，活动受限，右室前侧壁心包钙化，最后诊断为缩窄性心包炎，转至心脏外科行心包剥脱术。

二、病例介绍

（一）病史简介

主诉：男性47岁，因"胸闷、心悸伴腹胀1个月"入院。

现病史：患者于1个月前无明显诱因出现胸闷、心悸，多见于活动后，休息后稍有好转，伴进食后腹胀，无胸痛、端坐呼吸，无发热、咳嗽、咳痰，无头晕、头痛，无呕吐、腹泻等症状。半个月前于当地医院就诊，心电图示"房颤，心电轴右偏，逆钟向转位，T波改变"；超声心动图示"左房增大，肺动脉高压（轻度），右室前侧壁与心包相互粘连，活动受限，右室前侧壁心包钙化"；胃镜示"慢性胃炎，食管炎"；结肠镜检示"直肠多发增生性息肉"；腹部B超示"肝内实质性小结节，胆囊炎症性病变"。肝肾功能等实验室检查未见明显异常。当地医院未予治疗，患者为求进一步诊治至我院就诊。患者自起病以来，精神可，食欲欠佳，睡眠可，二便如常，体重无明显变化。

既往史：17年前体检胸片发现心包钙化，未予以特殊处理。患者1年前诊断为肺结核，抗结核治疗9个月后停药。否认高血压、糖尿病、冠心病、慢性支气管炎、慢性肾病等病史。

个人史：饮酒10余年，平均100ml/d，已戒酒1年。否认抽烟史。

（二）体格检查

血压126/82mmHg，神清，气平，步入病房，颈软，颈静脉无怒张，甲状腺无肿大，双肺呼吸音清，未闻及干湿性啰音。心界无明显扩大，心率100次/分，心律绝对不齐，第一心音强弱不等，各瓣膜区未闻及病理性杂音。腹平软，无压痛及反跳痛，未触及包块，肝脾肋下未及。四肢肌力及肌张力正常，双下肢无水肿。

（三）入院诊断

1. 缩窄性心包炎；

2. 持续性心房颤动；

3. 陈旧性肺结核；

4. 慢性胃炎；

5. 食管炎；

6. 直肠增生性息肉。

三、专家（主任医师）分析指导意见

中年男性，因"胸闷、心悸伴腹胀1个月"就诊。既往有心包钙化和结核病史，体格检查发现房颤。外院检查提供了丰富的临床资料，例如超声心动图提示右室前侧壁与心包相互粘连，活动受限，右室前侧壁心包钙化，病因已然指向缩窄性心包炎可能，腹部B超、胃肠镜等检查则进一步排除了消化系统疾病。

该病例的心包缩窄和钙化主要局限在右心室前侧壁，因此，对心室舒张功能的影响较局限。体征方面并不典型，缺乏颈静脉怒张、奇脉和心包叩击音等，右心衰竭的体征也不明显。心超检查也未见到室间隔运动异常等现象。

结合患者既往的长期心包钙化和结核病史，该例缩窄性心包炎的病因考虑为结核性心包炎。其实，在临床上很多患者的具体病因难以确定。缩窄性心包炎的患者应注意与限制型心肌病相鉴别。

可通过心脏磁共振检查与限制性心疾病进行鉴别诊断，通过冠脉造影和右心导管检测心脏的血流动力学情况，进一步评估患者进行心包剥脱的手术指征。

四、诊疗过程及随访

1. 入院进一步检查

（1）N端脑利钠肽前体269pg/ml，余血常规、心肌损伤标志物、肝肾功能、电解质、血沉、感染性指标、粪尿常规等检查均未见明显异常。

（2）心脏彩超：①缩窄性心包炎可能；②左房、右房增大；③主动脉瓣、二尖瓣、三尖瓣轻度反流；④肺动脉压轻度增高；⑤左室射血分数65%。

（3）胸部CT：两肺多发小结节；两肺陈旧灶；心包边缘片状钙化灶（病例14图1）。

（4）心脏核磁共振检查：左房增大，右心室前方心包梭形增厚，39mm×17mm，似与右室粘连（病例14图2）。

（5）冠脉造影检查：右冠、左主干、前降支、回旋支无明显狭窄。

（6）右心导管检查：上腔静脉压27mmHg、22mmHg、24mmHg；右房压26mmHg、20mmHg、23mmHg；肺动脉压41mmHg、25mmHg、32mmHg；肺小动脉楔压32mmHg、23mmHg、26mmHg。

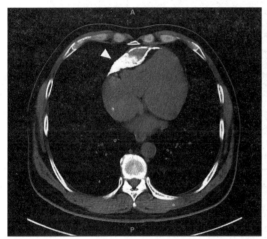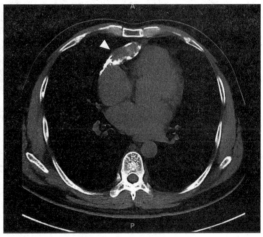

病例14图1　胸部CT：白色箭头所指为心包局部增厚钙化灶

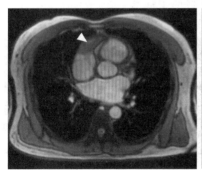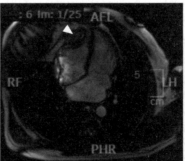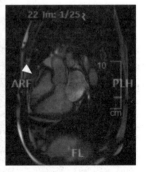

病例14图2　心脏核磁共振：白色箭头所指为心包梭形增厚钙化灶

2. 治疗过程　转至心脏外科行心包剥脱术。术中见患者右房、右室及部分左室表面被钙化组织压迫，上至上腔静脉开口及右室流出道，下至膈面心包。该钙化组织位于心包内侧，质硬，钙化组织有内腔，腔内大量咖啡色浓稠液体、咖啡色泥沙样物及黄绿偏灰色果冻样物（病例14图3）。按左心室表面、右心室流出道、右心室流入道、右心房顺序剥离钙化组织，右心耳表面少量纤维钙化组织与心耳紧密粘连，面积较小且不造成心脏压迫，不予处理。手术顺利，术中切除物送病理。

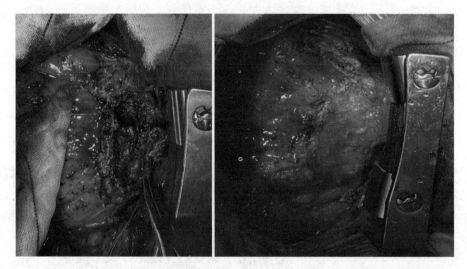

病例14图3　术中所见心包的病变

3．切除物病理组织学检查　（心包）心肌增厚，局部纤维化伴变性及钙化。免疫组化结果：Calretinin（散在+），WT1（－），p63（－），CAM5.2（－），CK5/6（－），SMA（+），CD31（+），CD34（+）。

4．术后复查胸部CT　心包增厚钙化较术前明显减轻，右侧胸腔积液（病例14图4）。

5．随访　患者回当地医院后继续抗结核治疗1年，目前无特殊。

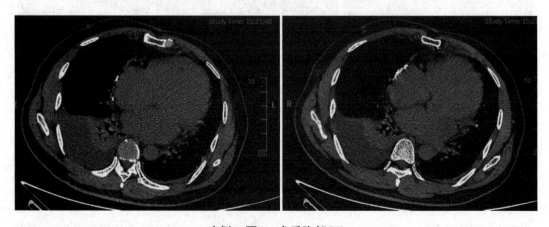

病例14图4　术后胸部CT

五、相关知识点

1. **缩窄性心包炎的发病机制**　缩窄性心包炎是由于心脏被增厚或钙化的心包包围，使心室舒张期充盈受限而产生的一系列循环障碍。主要的病理变化为心包的增厚、纤维化及钙化，但需注意的是，约有20%的缩窄性心包炎患者心包厚度可正常。病变心包对心脏的压迫常局限于房室沟，严重时可扩大到整个心脏。缩窄的心包限制了心脏在舒张期的充盈，进而导致心腔内压力增加，从而增加静脉压，使患者出现右心衰竭的症状体征。

缩窄性心包炎的病因包括特发性或病毒性（42%～49%）、心脏手术（11%～37%）、放射治疗（9%～31%）、结缔组织病（3%～7%）、结核或化脓性心包炎（3%～6%）和其他病因（恶性肿瘤、外伤、药物、石棉沉滞症、肉样瘤病、贫血性心包炎等）[1]。发展中国家最常见的病因为结核性心包炎。

2. **缩窄性心包炎的症状体征**　缩窄性心包炎临床表现通常与患者的心包缩窄的程度和范围相关。常见的症状包括呼吸困难、乏力、胸部不适、心悸、腹胀等；常见的体征则包括颈静脉怒张、奇脉、Kussmaul征等，听诊可有心音减弱，可闻及舒张早期杂音和心包叩击音等[1]。

3. **缩窄性心包炎的诊断**　本病诊断主要基于右心衰竭的症状和体征，同时结合影像学检查，包括超声心动图、CT、心脏核磁共振和心导管检查等。若通过以上检查方法仍不能确诊，可行心包镜或外科手术探查[1]。

（1）超声心动图：典型的缩窄性心包炎常有以下表现：心包增厚，以房室环最为明显，可有钙化；双心房扩大，心室相对减小；上腔静脉及下腔静脉扩张，下腔静脉塌陷率吸气时下降<50%；室间隔弹跳（舒张早期室间隔迅速向左心室移位，然后立即向右心室反弹）；室间隔随呼吸左右震荡；E峰值高，A峰值低，E峰值减速时间缩短（<150ms），E/A明显增大；吸气时二尖瓣舒张早期E峰值较呼气时降低，且幅度>25%；吸气时肝静脉收缩期的前向血流速度降低，呼气时，肝静脉舒张期的反向血流速度增加[2]。

有研究表明，心超B超发现具有较高的诊断价值：①室间隔移位；②二尖瓣口内侧e'≥9cm/s；③肝静脉呼气相舒张期逆流比≥0.79。①与②或③的组合具有理想的敏感性（87%）和特异性（91%）。若三项同时具备，则特异性达到97%，但敏感性降低至64%[3]。

（2）胸部CT：有助于发现心脏形态的异常，以及心包增厚、钙化等征象。虽然心包增厚或钙化是针对缩窄性心包炎的有力证据，但并不是所有缩窄性心包炎患者均出现心包增厚或钙化。在一项针对97名手术证实的缩窄性心包炎患者的研究中，72%的患者出现心包增厚，只有35%的患者在CT上出现心包钙化[1]。

（3）心脏核磁共振：核磁共振检查不仅能够发现解剖学异常，还可以提示心脏运动、血流动力学和组织学的异常，例如心包心肌粘连、房室瓣血流的呼吸变化、延迟钆强化等[4]。其中心包的延迟钆强化与成纤维细胞增生和新生血管增多有关，提示了慢性炎症与肉芽组织生成[1]。

（4）右心导管检查：此项检查主要有以下特点：①中心静脉压增加，各心房、心室舒张末期压增高，且大致均衡，部分病情较轻的患者及低血容量患者可出现中心静脉压不升高；②右心房压力为"深Y"型，右心室压力为"倾角和平台征"或"平方根"型；③右心室收缩压<50mmHg；④右心室舒张末期压力至少为收缩压的1/3[4]。

4. 缩窄性心包炎的鉴别诊断　缩窄性心包炎可与冠心病、肝硬化腹水、限制型心肌病等疾病进行鉴别诊断。在临床上，该病主要与限制型心肌病相鉴别（鉴别要点见病例14表1）。

病例14表1　缩窄性心包炎与限制型心肌病的鉴别诊断

缩窄性心包炎	限制型心肌病
心包增厚、钙化；可能有心脏凹陷等变形 室间隔移位、二尖瓣口内侧 e′ ≥ 9 cm/s、肝静脉呼气相舒张期逆流比 ≥ 0.79	双房扩张，心室壁正常或增厚；无心脏凹陷等变形 无前述血流动力学特征
使用钆造影剂后可有心包延迟强化	使用钆造影剂后可有心肌延迟强化
心脏导管检查提示吸气峰值期间左心室压力下降，右心室压力随之增加	心脏导管检查提示左心室压力下降，右心室压力也随之下降

缩窄性心包炎和限制型心肌病在临床症状上相似，均可表现为右心衰竭的临床特点，可以有房颤、胸腔积液等并发症，临床表现在两者的鉴别诊断中价值有限[5]。超声心动图、心脏核磁共振、右心导管检查等则有助于两者的鉴别。

超声心动图是鉴别两者的初步首选影像学检查。缩窄性心包炎可能发现心包增厚、钙化、心包积液等，室间隔移位、二尖瓣口内侧 e′ ≥ 9 cm/s、肝静脉呼气相舒张期逆流比 ≥ 0.79 也是诊断缩窄性心包炎的有效特征[6]，部分病例还可出现心包钙化导致的心脏变形。限制型心肌病则没有上述表现，通常表现为心房明显扩张，心室壁正常或增厚。上述心脏解剖结构的异常也可以在胸部CT上发现，尤其是心包增厚和钙化。

心脏核磁共振在鉴别缩窄性心包炎和限制型心肌病方面具有显著的意义。使用钆造影剂后，缩窄性心包炎主要表现为心包延迟强化，而限制性心肌病有1/3的患者表现为心肌延迟强化[7]。

缩窄性心包炎和限制型心肌病右心导管检查结果有一定程度类似，两者的主要差异在于呼吸相的压力变化。缩窄性心包炎的患者在吸气峰值期间左心室压力下降，右心室压力随之增加；而限制型心肌病患者在吸气峰值期间，左心室压力下降，右心室压力也随之下降[8, 9]。

此外，缩窄性心包炎可以通过手术取得显著的疗效，而限制型心肌病的治疗则以药物治疗为主。

5. 缩窄性心包炎的治疗　缩窄性心包炎最主要的治疗手段是手术，药物治疗的适用范围较为有限。对病因明确的缩窄性心包炎，针对病因的药物治疗是有效的，例如对结核性心包炎进行抗结核治疗有助于防止心包缩窄的进展。对部分心包炎患者出现的可逆的、一过性的心包缩窄，抗炎治疗可以帮助心包恢复。对晚期病例或有手术禁忌或高风险的患者，可以使用药物对症支持治疗。

6. 缩窄性心包炎的预后　缩窄性心包炎的长期预后与病因及临床特征密切相关。有研究表明：特发性缩窄性心包炎5~7年生存率≥80%，而放射性缩窄性心包炎5~10年生存率仅为30%[10]。心包剥离的范围很重要，手术要尽可能多地切除心包，不完全切除会增加缩窄性心包炎的复发率，降低生存率。其他影响因素包括：心功能分级、肾功能情况、高龄、肺动脉高压、射血分数降低、手术时机、手术方式、手术路径、围术期管理等[10, 11]。

六、病例要点及小结

本病例为中年男性，因胸闷、心悸伴腹胀1个月入院，既往有结核、心包钙化病史，查体发现心律绝对不规则、第一心音强弱不等。实验室检查提示BNP升高，心电图提示房颤，心超、胸部CT、心脏MR、冠脉造影及右心导管等影像学检查提示心房增大，右心室前心包增厚钙化，肺动脉高压。根据症状体征、病史及辅助检查，考虑缩窄性心包炎，进行心包剥脱手术治疗后患者好转。

缩窄性心包炎是由于心包增厚钙化等病变引起心室舒张受限导致循环障碍的疾病，其诊断主要依据心超、胸部CT、心脏MRI、心脏导管等影像学检查。本病主要应与限制型心肌病相鉴别，确诊后主要的治疗手段是手术治疗。

（张绘莉　周　游：上海交通大学医学院附属第九人民医院）

参考文献

[1]Adler Y，Charron P，Imazio M，et al. 2015 ESC guidelines for the diagnosis and management of pericardial diseases：the task force for the diagnosis and management of pericardial diseases of the european society of cardiology（ESC）Endorsed by：the european association for Cardio-Thoracic surgery（EACTS）[J]. Eur Heart J，2015，36（42）：2921-2964.

[2]卢彦娜，田天，唐群中，等. 缩窄性心包炎诊治现状及进展[J]. 中华老年多器官疾病杂志，2019，18（07）：557-560.

[3]Welch TD，Ling LH，Espinosa RE，et al. Echocardiographic diagnosis of constrictive pericarditis：mayo clinic criteria[J]. Circ Cardiovasc Imaging，2014，7（3）：526-534.

[4]Talreja DR，Edwards WD，Danielson GK，et al. Constrictive pericarditis in 26 patients with histologically normal pericardial thickness[J]. Circulation，2003，108（15）：1852-1857.

[5]Geske JB，Anavekar NS，Nishimura RA，et al. Differentiation of constriction and restriction：complex cardiovascular hemodynamics[J]. J Am Coll Cardiol，2016，68（21）：2329-2347.

[6]Zurick AO，Bolen MA，Kwon DH，et al. Pericardial delayed hyperenhancement with CMR imaging in patients with constrictive pericarditis undergoing surgical pericardiectomy：a case series with histopathological correlation[J]. JACC Cardiovasc Imaging，2011，4：1180-1191.

[7]Cheng H，Zhao S，Jiang S，et al. The relative atrial volume ratio and late gadolinium enhancement provide additive information to differentiate constrictive pericarditis from restrictive cardiomyopathy[J]. J Cardiovasc Magn Reson，2011，13（1）：15.

[8]Nishimura RA. Constrictive pericarditis in the modern era：a diagnostic dilemma[J]. Heart，2001，86（6）：619-623.

[9]Talreja DR，Nishimura RA，Oh JK，et al. Constrictive pericarditis in the modern era：novel criteria for diagnosis in the cardiac catheterization laboratory[J]. J Am Coll Cardiol，2008，51（3）：315-319.

[10]Welch TD. Constrictive pericarditis：diagnosis，management and clinical outcomes[J]. Heart，2018，104（9）：725-731.

[11]朱涛，张国明，霍强，等. 110例缩窄性心包炎的外科治疗[J]. 新疆医科大学学报，2012，35（2）：232-234.

病例15

左前降支T波综合征

一、概述

左前降支T波综合征常称为Wellens综合征，是一种特殊的不稳定性心绞痛，临床特点包括：①近期胸痛发作史；②心电图：V_2、V_3导联ST段在等电位线或轻度抬高（＜0.1mV）呈凹面型，T波对称倒置或双向，有时累及V_1、$V_4 \sim V_6$导联；无病理性Q波或R波振幅下降；随着时间推移，T波倒置逐渐减轻；③心肌损伤标志物正常或轻度升高；④冠状动脉造影提示左前降支近端严重病变[1]。目前认为Wellens综合征心电图特征性T波改变和演变与心肌缺血所致心肌顿抑及其逐渐恢复有关[2]。

本例患者近期反复胸痛发作，最近一次胸痛发作当时于当地医院行心电图检查示正常心电图，胸痛缓解后复查示胸导联$V_2 \sim V_5$ T波深倒置，入我院时T波深度变浅，肌钙蛋白水平大多处于正常范围，仅一次轻度升高。进一步冠脉造影证实LAD近段严重狭窄，符合左前降支T波综合征的临床特点。本例的临床意义在于，提示临床医生应注意识别这种与胸痛症状分离的特异性T波改变，警惕心电图表现V_2、V_3导联T波对称倒置、心肌损伤标志物正常的心绞痛患者，密切关注心电图动态演变，不能完全依赖评分工具对急性冠脉综合症患者进行风险评估，应尽早识别冠脉事件高风险人群，及时行冠脉造影检查及血运重建治疗，选择合理的治疗方案。

二、病例介绍

（一）病史简介

主诉：患者男性，1965年生，主因"反复心前区疼痛25天，加重5天"于2015年7月15日入我院心血管内科。

现病史：患者自述2015年6月20日于睡眠中突发心前区疼痛，呈压榨性，伴出汗，无放射性疼痛，患者坐起后约10分钟逐渐缓解。次日于当地医院行相应检查，自述肌钙蛋白正常、心电图正常，检查报告无法提供。当地医院心脏超声、胸部CT检查均未见异常。未系统性治疗，症状缓解后离院。此后20多天，患者反复发作胸痛，多于持5kg及以上重物快走20 ~ 50m或爬四层以上楼梯后发作，疼痛程度较前减轻，每次持续约5 ~ 10分钟。2015年7月10日（约入院前5天），患者于休息时突感心前区压榨样疼痛，性质同前，伴大汗，且持续不缓解，立即送往当地医院诊治，当天胸痛发作时心电图无明显异常。胸痛再发1天后使用硝酸酯类、阿司匹林、美托洛尔、氯吡格雷等药物胸痛缓解，于当地医院复查心电图提示前壁导联异常T波倒置（病例15图1），肌钙蛋白I 0.017ng/ml（<0.014ng/ml）轻微升高，诊断为"急性冠脉综合征"，于当地医院进一步住院治疗。

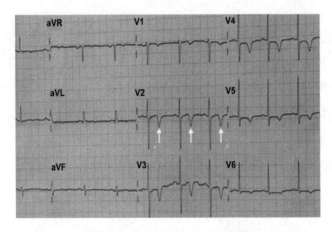

病例15图1　当地医院心电图表现

胸痛缓解后复查心电图：V_2 ~ V_5 导联 T 波对称深倒置，如白色箭头所示

当地住院后，给予药物治疗：低分子肝素钠0.4mg、1次/12小时皮下注射，阿司匹林肠溶片100mg、1次/日口服，氯吡格雷片75mg、1次/日口服，单硝酸异山梨酯缓释胶囊50mg、1次/日口服，硝苯地平控释片30mg、1次/日口服，阿托伐他汀片20mg、每日睡前一次口服，患者自觉症状好转后于当地医院出院。出院后患者规律服用当地医院处方的口服药物，无胸痛发作。2015年7月15日，患者为求进一步诊治来我院就诊，门诊将患者收入住院以进一步明确患者诊疗方案。

既往史：高血压病史7年，最高血压160/110mmHg，未系统治疗。否认糖尿病史。否认吸烟、饮酒史。否认心脏病家族史。

（二）临床检查

入院查体：血压160/100mmHg，脉搏66次/分，神清语明，步入病房。双肺呼吸音粗，双肺未闻及干湿性啰音。心界不大，心率66次/分，心音低钝，心律齐，各瓣膜听诊区未闻及明显的病理性杂音。腹部柔软，无压痛及反跳痛，肝脾肋下未触及。双下肢无压陷性水肿。

入院心电图（2015-07-15，病例15图2）显示窦性心律，胸前V_2、V_3导联T波呈正向，V_4、V_5导联T波倒置，T波倒置深度较当地医院检查心电图变浅。

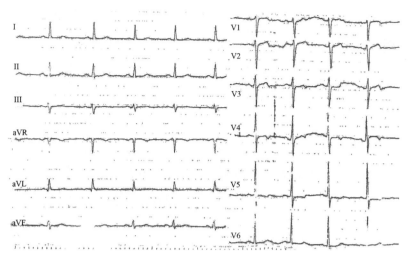

病例15图2　入我院后心电图（2015-07-15）

生化检查（均正常）：超敏肌钙蛋白T 0.005ng/ml，肌酸激酶MB同工酶9U/L，肌酐62.9μmol/L，尿素氮5.75mmol/L，NT-proBNP 136.5pg/ml，谷丙转氨酶32U/L，总胆红素8.3μmol/L，直接胆红素3.1μmol/L，甘油三酯2.19mmol/L，总胆固醇3.44mmol/L，高密度脂蛋白胆固醇0.85mmol/L，低密度脂蛋白胆固醇1.72mmol/L，乙肝表面抗原0.02U/ml，乙肝表面抗体291.40s/co，乙肝e抗原0.439s/co，乙肝e抗体1.01s/co，乙肝核心抗体4.79s/co，丙肝抗体0.05s/co，空腹血糖6.14mmol/L，糖化血红蛋白5.5%，同型半胱氨酸11.3μmol/L。

心脏超声：左房内径44mm，右室内径17mm，室间隔厚度8mm，左室舒末内径42mm，左室后壁厚度9mm，肺动脉内径16mm，左室舒末容积115ml，左室缩末容积45ml，每搏输出量70ml，射血分数60%。示：左房内径超过正常值范围，其内未见明显血栓回声，左室各壁向心运动良好，未见节段性运动异常。各瓣膜开放及关闭良好，各瓣口前向血流速度在正常范围，多普勒未探及反流信号。心包腔未见液性暗区。影像诊断：心内结构大致正常，左室舒张功能减低。患者GRACE评分100~108分，属于低风险。

（三）入院诊断

1. Wellens综合征，不稳定型心绞痛，心功能Ⅰ级；
2. 高血压3级，极高危。

三、专家点评

该患者冠心病的风险因素包括男性和高血压，近期反复活动后胸痛发作，最近一次胸痛为静息时发作，发作当时于当地医院行心电图检查示正常心电图，胸痛缓解后次日复查心电图演变为胸导联V_2～V_5 ST段基本处于等电位线，伴有T波对称深倒置，说明发作时心电图的"正常"是前壁V_2～V_5的T波为伪正常化，但该患者发作后前壁V_2～V_5的T波出现对称性深倒置持续时间较长并缓慢演变，入我院时V_2、V_3导联T波正向，V_4、V_5导联T波倒置深度变浅，期间并未见ST段动态变化亦无Q波形成，肌钙蛋白水平大多处于正常范围，仅一次轻度升高，此患者符合左前降支T波综合征的临床特点。考虑到此类患者可能存在严重的闭塞性左冠状动脉前降支狭窄（LAD），短期内具有较高的急性心肌梗死（AMI）风险，此类患者应禁忌做运动试验及其他心脏负荷试验，建议在系统性药物治疗的基础上，可以进行冠脉造影以进一步明确冠脉病变严重程度。

四、诊疗过程及随访

患者入院后予阿司匹林肠溶片100mg早饭前、氯吡格雷片75mg早饭后口服抗血小板聚集；雷米普利5mg晨起口服控制血压；琥珀酸美托洛尔缓释片47.5mg晨起口服控制心率；曲美他嗪胶囊20mg、3次/日口服改善心肌代谢及抗心绞痛；尼可地尔5mg、3次/日口服改善冠脉供血；单硝酸异山梨酯缓释胶囊50mg、1次/日口服扩张冠脉抗心绞痛；瑞舒伐他汀钙片10mg睡前一次口服降脂、抗动脉粥样硬化，并密切观察肝功能变化情况。

2015年7月20日（入院第5天）依诊疗计划行冠脉造影，结果提示左主干（LM）大致正常；LAD近中段长病变，最重处狭窄90%（病例15图3A）；左回旋支（LCX）于OM发出处及远端50%狭窄；右冠状动脉（RCA）细小，近端斑块，狭窄80%。LAD置入3.5mm×24mm及4.0mm×30mm支架各一枚（病例15图3B）。

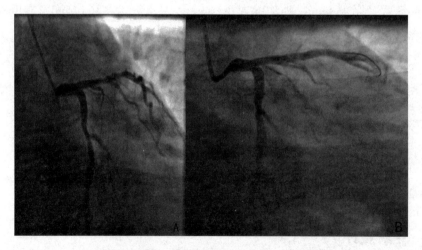

病例15图3　冠脉造影及支架置入术结果

　　A. 冠脉造影示：LAD 近中段长病变，最重处狭窄 90%；B. 冠脉支架植入术后：于 LAD 置入 3.5mm×24mm 及 4.0mm×30mm 支架各一枚术后患者胸痛未再发作。生化检查包括肌钙蛋白等项目均正常。

患者于2015年7月25日出院前复查心电图示胸前导联T波呈正向或双向或倒置（病例15图4）。出院后规律口服在院期间的口服药物，定期门诊复查。

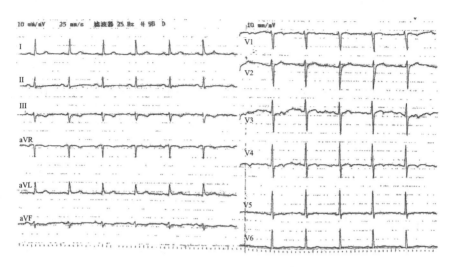

病例15图4　出院前复查心电图

2015年8月20日门诊复查，患者无不适，无胸痛胸闷发作，规律服用住院期间的药物。生化检查：肌酐58.4μmol/L，总胆固醇3.48mmol/L，高密度脂蛋白胆固醇1.26mmol/L，低密度脂蛋白胆固醇1.83mmol/L，血糖（空腹）5.93mmol/L，脑钠肽43.6pg/ml，超敏肌钙蛋白T 0.005ng/ml。心电图示窦性心律，心率63次/分，偶发房性期前收缩，胸前导联T波均正向（病例15图5）。治疗方案调整：依据血脂指南的标准，低密度脂蛋白胆固醇水平应<1.8mmol/L，该患者并未达标，在瑞舒伐他汀的基础上加用依折麦布10mg、1次/日口服。

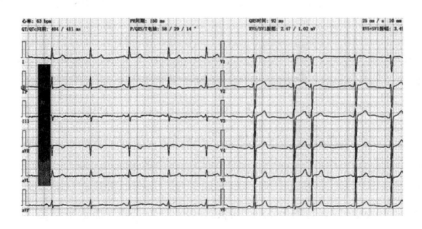

病例15图5　门诊复查心电图（2015-08-20）

此后患者定期门诊随访达7年，未再发生胸痛，心电图结果均正常。生化检查结果正常，低密度脂蛋白胆固醇水平处于较为理想的达标范围。

五、相关知识点

左前降支T波综合征是一种特殊类型的不稳定型心绞痛，于1982年被Wellens等最先报道，发现大约有18%的不稳定型心绞痛患者入院时心电图呈现特殊的ST段及T波改变，主要表现在患者心绞痛再发作时，已存在的T波倒置可能程度加深、伪正常化，或因进展为急性心肌梗死而出现ST段显著抬高；如患者不再发生心绞痛，则T波改变的程度逐渐减轻，直到恢复直立，上述演变过程可以持续数小时至数周，且该部分患者心肌损伤标志物均在正常范围或仅轻度升高。随访中，这些有特征性T波改变的患者中达40%在短期内发展为急性心肌梗死，冠脉造影检查发现绝大多数患者存在LAD严重狭窄（≥90%）甚至闭塞[3]。随后，De Zwaan等人又连续入选了1260名不稳定型心绞痛患者，对其中180名（14%）具有同样心电图表现的患者进行了前瞻性研究。结果显示所有患者LAD近段狭窄均超过50%，随访中30名接受药物治疗的患者有8人死于AMI，而136名接受血运重建的患者仅有1人出现心源性死亡[4]。因此，临床医生应提高对左前降支T波综合征心电图特征性T波改变的认识，此类患者的不稳定型心绞痛为高危，有进展为急性广泛前壁心肌梗死风险，具有重要的临床意义。这种具有前壁特异性T波表现的不稳定型心绞痛被以发现者之名命名为"Wellens综合征"。

左前降支T波综合征的临床特点包括：①近期胸痛发作史；②心电图V$_2$、V$_3$导联ST段在等电位线或轻度抬高（<0.1mV）呈凹面型，无病理性Q波或R波振幅下降；③特征性T波的演变：主要表现在V$_2$和V$_3$导联，有时累及V$_1$、V$_4$~V$_6$，患者心绞痛再发作时，已存在的T波倒置可能程度加深、伪正常化，或因进展为急性心肌梗死而出现ST段显著抬高；如患者不再发生心绞痛，则T波改变的程度逐渐减轻，直到恢复直立，上述演变过程可以持续数小时至数周；④心肌损伤标志物正常或轻度升高；⑤冠状动脉造影提示左前降支近端严重病变[1]。

国外不稳定型心绞痛患者中左前降支T波综合征占14%~18%，国内研究也显示急性冠脉综合症患者中左前降支T波综合征的比例达9.3%~12.7%。陈琪等[5]在1585例急性冠脉综合征患者中发现了153例（9.3%）具有左前降支T波综合征特征性心电图T波表现的患者，对所有患者行冠脉造影：所有患者均发现LAD近中段病变，85%的患者狭窄超过70%。153名患者中122人行PCI术，8人行CABG，23人未接受血运重建治疗，其中19人因再发胸痛行PCI，6人发展为AMI，其中1人猝死。陈剑等[6]在275名不稳定型心绞痛患者中发现35名（12.7%）符合左前降支T波综合征诊断标准的患者，所有患者均行冠脉造影，结果提示LAD狭窄狭窄程度在60%~100%。

目前认为左前降支T波综合征心电图特征性T波改变和演变与心肌缺血所致心肌顿抑及其逐渐恢复有关[2]。心肌顿抑是短暂的心肌缺血引起心绞痛症状和心肌复极化改变，其程度及持续时间尚不足以导致心肌坏死，在相对应的心电图V_2、V_3导联出现T波对称性深倒置或双向改变；当心肌血供恢复后心功能障碍（包括心肌收缩、高能磷酸键储备和超微结构异常）仍会持续一段时间再逐渐恢复正常，在心电图上表现为对应的导联T波形态逐渐恢复正常[7]。心肌顿抑产生的机制尚不清楚，目前认为其最可能的机制主要有氧自由基学说（ROS）[8]和钙学说[9]。氧自由基学说认为心肌缺血时ROS清除功能下降，生成活性增强，当心肌血供恢复后，ROS大量产生造成心肌细胞受损[8]。钙学说提出心肌顿抑与细胞内钙离子平衡紊乱有关，包括三个方面的可能机制：钙超载、心肌纤维细胞对钙离子的敏感性下降及内质网功能障碍引起的兴奋收缩脱偶联[9]。另外，有研究显示左前降支T波综合征心电图表现还可出现在非阻塞性冠脉病变的临床条件下，如takotsubo综合征（心碎综合征）、左前降支痉挛及脑出血等[10]。Dr Federico等对4种不同情况下，包括心肌桥、冠状动脉夹层、胆囊炎、心碎综合征具有左前降支T波综合征心电图表现的患者，进行增强心肌核磁共振显像，结果显示T波倒置区域存在心肌水肿，且当心电图T波异常消失时，心肌水肿也消散，提示心肌水肿可能导致心肌细胞复极化不均从而产生特征性T波演变[10]。最新研究显示左前降支T波综合征的T波改变亦可能与心脏交感神经功能紊乱有关，两者之间存在时间上的一致性，直接干预交感神经系统可导致T波改变的产生或消失[11]。

六、病例要点及小结

左前降支T波综合征患者LAD近段严重狭窄，具有较高的发展为广泛前壁心肌梗死，甚至发生猝死的风险，早期行血运重建术能降低死亡率、改善预后[4]。然而，左前降支T波综合征患者大多无心肌坏死标志物的明显升高，且其T波改变与胸痛发作并不平行，相对滞后，且持续时间较长，给临床医生对患者危险性的判断带来困难。如本例患者于胸痛发作时在当地医院行心电图检查提示正常实际为伪正常化，胸痛缓解后出现胸导联T波深倒置主要表现在V_2~V_3导联并累及V_1、V_4~V_6，肌钙蛋白水平仅一次略有升高，提示临床医生应注意识别这种与胸痛症状分离的特异性T波改变。此外，对左前降支T波综合征患者应进行正确的风险评估，选择合理的治疗方案。GRACE评分是应用广泛的急性冠脉综合征风险评估工具，对于筛查能从血运重建中获益的高危人群具有重要价值，对急性冠脉综合征患者治疗方案的选择具有重要指导作用[12]。然而，本患者GRACE评分为低危人群，如果忽略特征性的T波演变，仅以药物治疗患者未来可能会发生严重的前壁心肌梗死，甚至危及生命，但经过及时发现并进行规范化的血运重建和药物综合治疗，最终随访7年患者再无缺血性胸痛发作。

本例的临床意义在于警惕与胸痛分离的特异性T波改变，即心电图前壁导联尤其是V_2、V_3导联T波对称倒置，心肌损伤标志物正常的心绞痛患者，密切关注心电图动态演变，早期发现冠脉严重病变，及时行冠脉造影检查及血运重建治疗。

（史　瑾　张大庆：中国医科大学附属盛京医院）

参考文献

[1]Tatli E，Aktoz M. Wellens' syndrome：the electrocardiographic finding that is seen as unimportant[J]. Cardiol J，2009，16（1）：73–75.

[2]Hirota Y，Kita Y，Tsuji R，et al. Prominent negative T waves with QT prolongation indicate reperfusion injury and myocardial stunning[J]. J Cardiol，1992，22（2–3）：325–340.

[3]de Zwaan C，Bar FW，Wellens HJ. Characteristic electrocardiographic pattern indicating a critical stenosis high in left anterior descending coronary artery in patients admitted because of impending myocardial infarction[J]. Am Heart J，1982，103（4 Pt 2）：730–736.

[4]de Zwaan C，Bar FW，Janssen JH，et al. Angiographic and clinical characteristics of patients with unstable angina showing an ECG pattern indicating critical narrowing of the proximal LAD coronary artery[J]. Am Heart J，1989，117（3）：657–665.

[5]陈琪，王禹，颜伟，等. Wellens综合征的临床及心电图特点分析[J]. 临床心电学杂志，2010，6：423–425.

[6]陈剑，刘茂，刘天民，等. Wellens综合征35例临床分析[J]. 中国医师杂志，2013，15（5）：665–666.

[7]Camici PG，Prasad SK，Rimoldi OE. Stunning，hibernation，and assessment of myocardial viability[J]. Circulation，2008，117（1）：103–114.

[8]Kaplan P，Matejovicova M，Herijgers P，et al. Lack of the effect of superoxide dismutase and catalase on Na^+–K^+–ATPase activity in stunned rabbit hearts[J]. Physiol Res，2008，57（2）：61–66.

[9]Valverde CA，Kornyeyev D，Ferreiro M，et al. Transient Ca^{2+} depletion of the sarcoplasmic reticulum at the onset of reperfusion[J]. Cardiovasc Res，2010，85（4）：671–680.

[10]Migliore F，Zorzi A，Marra MP，et al. Myocardial edema underlies dynamic T-wave inversion（Wellens' ECG pattern）in patients with reversible left ventricular dysfunction[J]. Heart Rhythm，2011，8（10）：1629-1634.

[11]YH S. The pathogenesis of reversible T-wave inversions or large upright peaked T-waves：sympathetic T-waves[J]. Int J Cardiol，2015，191：237-243.

[12]De Araujo Goncalves P，Ferreira J，Aguiar C，et al. TIMI，PURSUIT，and GRACE risk scores：sustained prognostic value and interaction with revascularization in NSTE-ACS[J]. Eur Heart J，2005，26（9）：865-872.

病例16

遗传性出血性毛细血管扩张症并发肺动脉高压

一、概述

遗传性毛细血管扩张症（hereditary hemorrhagic telangiectasia，HHT），也称为Osler-Weber-Rendu综合征，是一种常染色体显性遗传性血管病，最常见的临床表现有鼻出血、消化道出血、缺铁性贫血及特征性的皮肤黏膜毛细血管扩张，还经常并发肺、脑、肝和消化系统的动静脉畸形[1]（arteriovenous malformations，AVM）。

肺动脉高压（pulmonary hypertension，PH）是HHT的罕见并发症。仅有不到1%的HHT患者合并由激活素A受体1型（ACVRL1）基因突变引起的遗传性肺动脉高压HPAH[2]。PAH并HHT组合的病例在既往文献中鲜见报道，且几乎均为个例，该类病例治疗措施有限，预后不佳。

二、病例介绍及专家分析指导意见

（一）第一次住院情况（2014年11月）

1. 病史简介

现病史：患者女性，1963年生。20多年前，无明显诱因出现双侧鼻腔出血，呈水滴样滴出，期间双侧鼻腔反复间断交替性出血，尤以左侧为重，曾在当地诊所和社区医院行鼻腔填塞压迫止血及鼻部微波手术止血治疗，效果均不佳。患者自起病以来，神志清，精神差，食欲正常，睡眠正常，大小便正常，体重无明显减轻。

既往史：间断发现血压升高，血压最高为150/90mmHg，未治疗。否认心脏病、糖尿病、脑血管疾病病史。1年前发现乙肝小三阳，未治疗。

个人史：无特殊。无烟酒史，否认服用减肥药物或长期服用其他药物史。

体格检查：体温36.6℃，脉搏80次/分，呼吸20次/分，血压142/88mmHg，身高163cm，体重58kg。心肺体查未见明显异常，腹软，双下肢不肿。

专科检查，耳：双耳郭对称无畸形，双外耳道通畅，无鼓膜紧张部大穿孔，残余鼓膜浑浊；双耳鼓膜完整，标志清。捏鼻鼓气双侧咽鼓管通畅；左侧乳突区压痛（+）。

鼻：外鼻无畸形，中隔基本居中，双侧中隔黎氏区黏膜充血，局部有干血痂，双侧鼻黏膜正常，总鼻道有血性分泌物，鼻腔通气欠佳，各鼻窦区压痛（-），嗅觉粗测为正常。咽喉：咽无充血，扁桃体无肿大，悬雍垂居中，咽反射敏感。双声带光滑，活动好，闭合全。声门下未发现异常。

入院后完善相关检查：凝血功能、甲状腺功能、肝肾功能、电解质等均未见明显异常。心电图示窦性心律，心率72次/分，正常范围。心脏B超检查未见异常。

胸部数字化摄影示：双侧胸廓对称，气管居中；肺门影不大，双肺纹理走行正常，肺内未见实质性病变。纵隔无增宽，心影大小形态未见异常，肺动脉段突出；双侧膈面光整，双侧肋膈角锐利。

鼻窦CT平扫示：双侧额窦、上颌窦、筛窦及蝶窦气化良好，内未见异常密度影，鼻中隔居中，双侧下鼻甲黏膜增厚。所示鼻部骨质连续性良好。诊断意见：双下鼻甲黏膜增厚。鼻内镜结果示：双侧鼻腔黏膜充血，中隔面及双侧中、下鼻甲面毛细血管充盈扩张，轻触极易出血。

2．专家分析指导意见　鼻科主任医师查房后分析，结合患者鼻出血症状、病史、体征及实验室检查和影像学报告，考虑诊断：①鼻出血；②遗传性毛细血管扩张症。医师给予重组表皮生长因子鼻腔涂擦，保持鼻腔湿润，患者未再有出血，办理出院手续。此后的4年时间内，患者仍间断鼻出血，少则5ml，多则30ml，均于当地医院对症处理。直到2018年末患者开始出现劳累后胸部不适，后于2022年10月第二次入我院诊治。

（二）第二次住院情况（2022年10月）

1．病史简介　患者因"间断胸闷、胸痛3年余，再发加重1周"为主诉入住我院心内科。3年前，患者于劳累或剧烈活动后出现胸闷、胸痛等症状，发作时伴呼吸困难、头晕、乏力，胸痛主要位于胸骨后，疼痛性质无法描述，无意识不清，持续数分钟至十数分钟，休息后可缓解，无左上臂及背部放射性疼痛。当地医院心电图呈ST-T波提示心肌缺血样改变，拟诊为冠心病。既往有HHT伴鼻出血20余年，当地血常规结果提示重度贫血。

入院后完善尿常规、粪便常规、血凝六项、糖化血红蛋白、血同型半胱氨酸、葡萄糖及糖化血红蛋白、心肌损伤标志物、C反应蛋白和降钙素原、甲状腺功能、风湿结缔组织病全套、肿瘤标志物全套均未见异常。红细胞4.25×10^{12}/L，血红蛋白94g/L，红细胞压积0.321L/L，血沉29mm/h。总胆固醇5.07mmol/L，低密度脂蛋白胆固醇3.21mmol/L。HIV（-）。乙型肝炎病毒筛查：表面抗体71.431mIU/ml，阳性（+）；乙型肝炎病毒e抗体0.607Pei U/ml，阳性（+）；乙型肝炎病毒核心抗体0.887PeiU/ml，阳性（+）。

此次住院，其心电图为窦性心律，心率69次/分，部分导联ST段压低。胸部X片（病例16图1）显示异常。

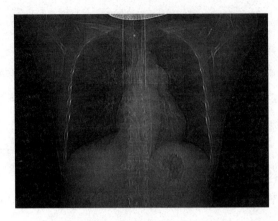

病例16图1　胸部X片（2022-10）

心影增大，肺动脉段突出，肺动脉增宽，肺纹理增多

彩色多普勒超声心动图发现肺动脉高压改变，肺动脉增宽，三尖瓣反流，右心增大，右心功能降低。左心功能正常。

胸部CT和CTPA三维重建（病例16图2）发现，主肺动脉、左右肺动脉主干及分支显示良好，管径增粗，肺动脉47mm，同层主动脉35mm。肺动脉管腔未见狭窄及扩张，腔内未见充盈缺损。双肺透亮度欠佳，纹理增粗，右肺上叶可见高密度小结节影，双肺见索条状及斑片状高密度影，双肺可见多发类结节影。双肺门影不大。气管及支气管通畅。两侧胸廓对称，纵隔内及腋窝下未见肿大淋巴结影。心影不大。双侧胸膜未见增厚。双侧胸腔未见积液。

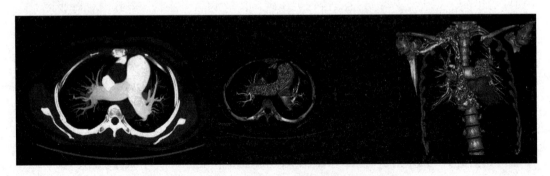

病例16图2　胸部CT和CTPA三维重建（2022-10）

2. 专家分析指导意见　心内科主任医师查房建议对疑诊肺高压的患者首先考虑常见疾病，如第二大类的左心疾病和第三大类的呼吸系统疾病，然后考虑慢性血栓栓塞性肺动脉高压，最后考虑PAH和未知因素所致。但患者家中临时有变故，要求仅完善部分影像学检查后和降压调脂等治疗后，自觉胸闷症状好转要求自动出院。

出院诊断考虑：①肺动脉高压；②冠状动脉粥样硬化 冠状动脉肌桥；③高血压2级，高危组；④遗传性出血性毛细血管扩张症；⑤轻度小细胞低色素性贫血；⑥外周动脉粥样硬化。出院医嘱：阿托伐他汀钙20mg、每晚1片，西地那非100mg、每次1/5片，3次/日，苯磺酸氨氯地平5mg早半片口服。届时，患者的肺动脉高压具体原因仍未得到明确。

2023年初，患者胸闷、胸痛、气短症状有所加重，故而第三次来我院肺动脉高压专科病区住院治疗。

（三）第三次住院情况（2023年2月）

1. 病史简介　追问病史，患者20余年前间断反复鼻出血，曾多次鼻内镜检查和止血治疗，血红蛋白波动在79～82g/L。3年前劳累后出现胸闷、胸痛，发作时伴呼吸困难、头晕、乏力，胸痛位于胸骨正后方，性质无法描述，无颈部、左上肢、背部放射性疼痛，无意识丧失、晕厥或咯血。每次发作持续数分钟，休息后可稍缓解。4个月前患者上述症状加重，于我院南院区完善检查示"肺动脉高压、冠状动脉粥样硬化、高血压"，口服药物后出院，但活动后症状无明显缓解，为求进一步诊治，门诊以"肺动脉高压"收入院。

既往史：鼻出血20余年，贫血10余年。10年前于鼻科诊断为"遗传性出血性毛细血管扩张症"。近10年间断血压升高，4个月前服用降压药物控制可。

追问家族史：父因"脑血管疾病"已故，母因"糖尿病并发症"已故。2个弟弟和5个姐姐中1姐因肝病已故，1弟因意外已故，1姐患糖尿病，1姐患冠心病，1姐患肺病。2子健康状况良好（其中1子有鼻出血史），否认其他家族性遗传病史。

体格检查：体温36.5℃，脉搏80次/分，呼吸18次/分，血压128/87mmHg，身高163cm，体重55kg。双肺呼吸音清，未闻及干湿性啰音。心前区无隆起，心尖冲动正常，心浊音界正常，心前区无异常搏动，心率80次/分，律齐，心脉率一致，肺动脉瓣听诊区可闻及2/6级收缩期杂音，主动脉瓣第二听诊区可闻及3/6级收缩期杂音，余各瓣膜听诊区未闻及杂音，无心包摩擦音。周围血管征阴性。血红蛋白80.0g/L，血清铁4.90μmol/L，铁蛋白13.30ng/ml。入院后完善6分钟步行试验377m。B型钠尿肽前体716pg/ml。风湿结缔组织病全套、病毒全套、肿瘤标志物女性大全套正常。HIV阴性。患者手部、舌部体征见病例16图3，鼻内镜结果见病例16图4。

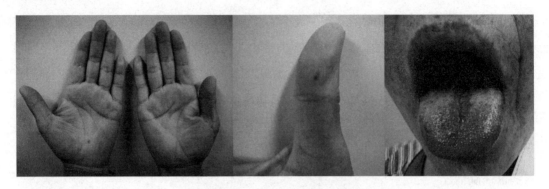

病例16图3　患者舌部及手部体征

患者双手、患者右拇指、舌部可见毛细血管扩张

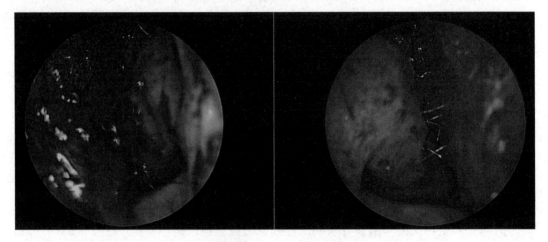

病例16图4　鼻内镜图像

可见双侧鼻腔鼻黏膜多发毛细血管扩张并血痂形成和新鲜出血

2023年2月彩色多普勒超声心动图发现：①右心增大，肺动脉增宽，肺动脉主干内径34mm，左肺动脉内径约17mm，右肺动脉内径约22mm，余房室内径及主动脉根径在正常范围。②右室前壁增厚，厚约6.6mm，余室壁厚度及搏动幅度在正常范围。③主动脉瓣为三叶瓣，启闭正常，余瓣膜形态、回声、运动正常。④房室间隔连续性完整。⑤右心功能：TAPSE：22mm（正常值＞20mm）。

彩色多普勒血流显像（CDFI）：①房室水平及大动脉水平无分流。②二尖瓣口：E/A＜1，肺动脉瓣口可见少量反流信号。三尖瓣口可见少量反流信号，反流速度3.4m/s，估测肺动脉压57mmHg（右房压按10mmHg）；余瓣口未见明显反流信号。③二尖瓣环：TDI：E/A＜1。诊断意见：右心增大，肺动脉增宽，右室前壁增厚，肺动脉中度高压（请结合其他影像学检查）。肺动脉瓣轻度关闭不全；三尖瓣轻度关闭不全；左室舒张功能下降。

　　动态血压：①全天、白天、夜间的血压平均值均高于正常范围。②夜间血压下降率显著减小。③全天血压动态变化呈反杓型曲线。动态心电图：①基础节律，窦性心律，心率动态变化在正常范围。全程总心搏数、平均心率、最慢心率均在正常范围。②偶发房性期前收缩，偶成对出现，偶伴室内差异性传导。③偶发短阵房性心动过速，共检出14阵，持续3~40次/阵。④偶发室性期前收缩。⑤ST-T：未见明显异常动态变化。⑥心率变异性：低于正常范围。

　　胸部CT：双肺炎症。双肺多发类结节，建议随访。右肺门影大，建议必要时增强扫描。经食管超声心动图未发现任何心内分流，肺灌注显像未发现肺栓塞迹象。肺功能示肺通气弥散功能正常。肺动脉CTA未见明确栓塞征象，肺动脉高压改变。双肺炎症。双肺多发类结节。右肺上叶钙化小结节。

　　冠脉CTA（病例16图5）示前降支中段壁冠状动脉形成，相应管腔纤细。

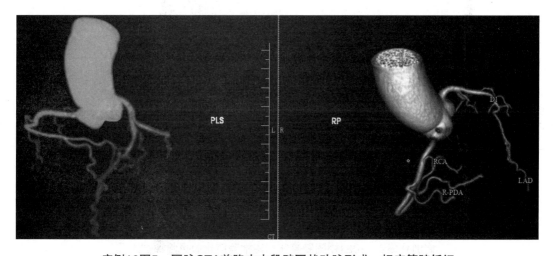

病例16图5　冠脉CTA前降支中段壁冠状动脉形成，相应管腔纤细

　　2. 专家分析指导意见　心内科主任医师查房示该病例为中老年女性，20余年鼻衄并贫血史，目前胸闷胸痛、呼吸困难，超声和肺动脉CTA提示右室结构功能改变并肺动脉高压。根据最新肺动脉高压（PH）指南，对疑诊PAH的患者应考虑相关疾病和（或）危险因素导致的可能，除心脏和肺部疾患本身所致二大类和三大类PH，还应仔细查找有无先天性心脏病、结缔组织病、HIV感染、门脉高压、与肺动脉高压有关的药物服用史和毒物接触史，有无家族史、遗传因素参与等。首先积极控制和治疗HHT并鼻出血，结合鼻内镜请鼻科会诊；其次应用减轻心脏负荷药物，改善肺动脉高压的药物缓解症状，应尽早完善右心漂浮导管检查以重点鉴别其肺动脉高压的原因，个体化精细化治疗并改善预后。

随后，主管医生安排患者完成右心导管检查及有创性血流动力学监测。术中心率80次/分，血压128/73mmHg，指脉氧饱和度100%，热稀释法测定右心功能（病例16表1）。

病例16表1　右心导管检测结果

位置	压力（s/m/d）	位置	压力（s/m/d）
RAP	11/5/2mmHg	PAP	83/48/31mmHg
RVP	89/32/3mmHg	PCWP	20/11/7mmHg

血气分析	pH	PCO_2（mmHg）	PO_2（mmHg）	SO_2
右心房	7.41	37	64	84%
右心室	7.40	39	49	82%
肺动脉	7.41	36	52	87%
CO	11.3L/min			
CI	6.73L/min/m²			
PVR	3.27woods			

注：RAP 右房压，RVP 右室压，PAP 肺动脉压，PCWP 肺毛细血管楔压，CO 心排量，CI 心指数，PVR 肺循环阻力

PAH评分量表包含指标众多，有些并不是所有医院都能开展（如有创性血流动力学检查、右心漂浮导管、右心磁共振）。为便于临床医师推广和操作，中国2021版肺动脉指南对评估危险分层的指标进行了简化。PAH患者总体的治疗目标是达到并维持低危状态，即表现为良好的运动耐量、生活质量、右心功能和低死亡风险（病例16表2）。

病例16表2　2021中国肺高压指南推荐简化版风险评估工具

预后因素	低危	中危	高危
WHO 功能分级	Ⅰ，Ⅱ	Ⅲ	Ⅳ
6MWD	＞440m	165 ~ 440m	＜ 165m
血浆 NT-proBNP/BNP 水平或 RAP	BNP ＜ 50ng/L NT-proBNP ＜ 300ng/L 或 RAP ＜ 8mmHg	BNP 50 ~ 300ng/L NT-proBNP 300 ~ 1400ng/L 或 RAP 8 ~ 14mmHg	BNP ＞ 300ng/L NT-proBNP ＞ 1400ng/L 或 RAP ＞ 14mmHg
CI 或 SvO_2	CI ≥ 2.5L/（min·m²） 或 SvO_2 ＞ 65%	CI 2.0 ~ 2.4L/（min·m²） 或 SvO_2 60 ~ 65%	CI ＜ 2.0L/（min·m²） 或 SvO_2 ＜ 60%

根据2023年更新的国内外肺动脉高压指南中定义，该患者mPAP为48mmHg（＞20mmHg），PVR为3.27woods（＞2.0woods），可确诊为肺动脉高压。其6分钟步行试验

377m，NT-proBNP 716pg/ml，属中危组。从其既往就医史来看，患者对PAH认知不足，应强化科普宣教。告知其PAH的治疗包括生活方式建议和药物治疗。生活方式建议包括避免怀孕和感染、在具有PH经验的专业中心进行择期手术、家庭成员的基因检测、氧气、心理援助及减少水和盐分摄入。PAH的药物治疗包括针对侵入性血管舒张试验反应阳性患者的钙通道阻滞药、内皮素受体拮抗剂、5型磷酸二酯酶抑制剂、可溶性鸟苷酸环化酶刺激剂和前列环素类药物。对于治疗效果不佳且远期预后差的年轻患者，也可进行肺移植术。该患者为HHT并PAH，建议其接受PAH靶向药物治疗，完善心脏MRI和进一步采集家系资料并接受全外显子基因测序。患者CO为11.3L/min明显升高，不排除合并异常分流，建议寻找动静脉畸形AVM的证据。

心脏磁共振发现左心室射血分数56%，右心室射血分数38%。室间隔及其右室插入部局灶性纤维化改变。右心增大并右心功能减低。肺主动脉内径显著增宽，考虑肺动脉高压。肺动脉瓣轻中度关闭不全。房间隔膨出瘤样改变。

三、诊疗过程及随访

患者的全外显子基因测序报告发现了一个激活素A受体1型（ACVRL1）基因变体，NM000020：c.916G＞C（p.Ala306Pro）。追问病史并绘制家系图（病例16图6）。

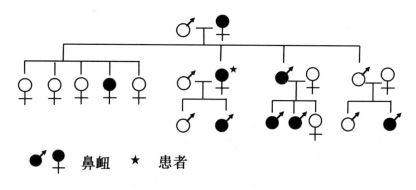

鼻衄　★ 患者

病例16图6　患者家系调查图

完善Swan-Ganz导管及基因遗传学检查，最终确定患者ACVRL1基因存在杂合突变〔c.916G＞C（p.Ala306Pro）〕。HHT主要分为5型，其病理生理特点为发病初期单纯出现毛细血管后静脉扩张，随着病程的发展，更多的毛细血管后静脉及分支明显扩张并相互缠绕形成血管畸形，缺乏弹力纤维层的毛细血管后静脉伴血管中层平滑肌细胞增生，可导致扩张的毛细血管后静脉与扩张的毛细血管前动脉直接相连，造成动静脉分流。HHT2是由12q13号染色体上的ACVRL1基因（601284）突变引起的，HHT2的内脏发现包括肺动静脉畸形（P动静脉畸形）（6%），脑动静脉畸形（7%），脊柱动静脉畸形（3%），肝动静脉畸形（17%），由于动静脉畸形引起的胃肠道出血（11%）和肝硬化（3%）。到15岁时约72%的患者流鼻血。综合判断，最终修正诊断为2型遗传性出血性毛细血管扩张（HHT2）并发肺动脉高压。

出院药物方案：西地那非100mg早中晚各1/5片，马昔腾坦10mg早一片，苯磺酸氨氯地平5mg早半片，阿托伐他汀20mg晚一片，多糖铁复合物胶囊150mg晚一片，间断口服利尿剂。皮肤科会诊建议沙利度胺片50mg晚一片。

3. 随访记录（2023年3～5月）　出院3天后，患者来电说皮肤科建议的沙利度胺片服用后鼻衄加重，自行停用，其余药物继续口服。1周后，患者未再发鼻衄，无胸闷胸痛或呼吸困难，日常活动可。

出院1个月余（2023年5月）患者门诊复查，心率78次/分，血压118/72mmHg，6分钟步行距离＞500m，NT-proBNP＜50pg/ml。继续联合应用西地那非和马昔腾坦。患者曾在住院期间了解HHT-PAH相关知识后对疾病的认知和检查治疗依从性明显提高。主管医师考虑HHT$_1$型多合并肺血管畸形而HHT$_2$型多合并肝血管畸形，且其漂浮导管提示CO升高不排除异常分流，遂于门诊随访期间继续寻找动静脉畸形证据，复查腹部超声提示肝动脉和肝内分支扩张伴流速增快，符合HHT累及肝脏超声表现。全腹血管CTA发现肝脏形态、大小、密度未见明确异常，增强动脉期肝密度不均、静脉显影，肝脏见多发迂曲血管团，考虑动静脉瘘（病例16图7）。完善头颅影像学检查未见脑动脉畸形。此后患者新冠病毒感染伴发热咳嗽头痛，心脏超声示重度肺动脉高压，三尖瓣反流4.0m/s，估测肺动脉收缩压为74mmHg，在规范化治疗后症状好转，复查超声肺动脉压力下降为51mmHg。

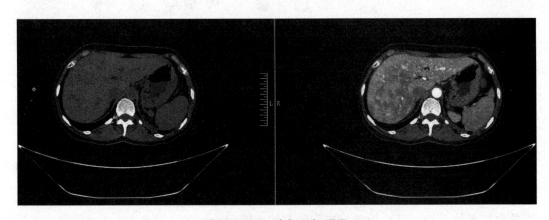

病例16图7　腹部平扫增强

可见肝脏多发迂曲血管团，考虑动静脉瘘。肝内囊肿，胆囊结石，盆腔少量积液。

四、相关知识点

遗传性毛细血管扩张症（HHT）是由内皮因子（ENG）基因突变引起的编码蛋白质内皮糖蛋白或激活素A受体1型（ACVRL1）基因的9号染色体编码蛋白质ALK-1的12号染色体上的基因，分别导致HHT1型或HHT2型的临床疾病。在抑癌基因SMAD-4中发现了第三种致病突变，导致HHT和幼年结肠息肉病的结合。所有三个基因都在转化生长因子-β（transforming growth factor-β，TGF-β）信号通路中发挥作用，该通路在血管生成进程中必不可少，在新血管生成、血管成熟和稳定中起着关键作用。PH的特征则是因各种不同的潜在病理引起的平均肺动脉压升高。贫血和肝动静脉畸形分流可进一步导致高心输出量，而TGF-β通路的干扰加重了肺动脉高压的进展，HHT患者罹患PH风险增高，HHT合并PH共同导致右心衰竭的患者，其预后较差。

HHT的库拉索诊断标准[3]（Curacao标准）包括以下内容，①鼻出血：自发、反复性鼻出血，可能是轻微到严重的；②黏膜皮肤等特征部位毛细血管扩张：常见于手指、鼻部、嘴唇和口腔等处；③内脏受累：一个或多个内脏器官（肺、脑、肝、肠、胃和脊髓）中的动静脉畸形或毛细血管扩张症；④家族史：患者一级亲属中存在至少1位被诊断为HHT。符合两个标准为可能诊断，三个或更多标准为确定诊断。

目前，已知有五种不同的突变会导致HHT，这将HHT细分为五个亚型[4-5]。这些突变不会导致蛋白质异常，但会导致单倍体不足，从而导致功能蛋白浓度降低以及TGF-β信号通路失衡。根据TGF-β信号通路中的基因突变，可将HHT的各种类型细分为：HHT1是由ENG基因突变引起的（细胞遗传学位置9q34.1；OMIM187300，编码内皮糖蛋白）。与HHT2型相比，HHT1型的特征是肺部和脑部动静脉畸形、黏膜皮肤毛细血管扩张和鼻出血的患病率更高。HHT2由ACVRL1基因（细胞遗传学位置12q13.13；OMIM600376，编码ALK1蛋白）突变引起，与HHT1型相比，肝动静脉畸形的患病率更高。HHT3型和4型分别与5号和7号染色体的突变有关，然而确切的基因仍未知。HHT5型是由生长分化因子2基因（GDF-2）的突变引起的，该基因编码骨形态发生蛋白9（BMP9）（OMIM615506）。SMAD4基因（细胞遗传学位置18q21.2；OMIM175050）的突变可引起一种罕见的综合征，即幼年性息肉病和HHT。这种突变仅在1%～2%的HHT患者中发现。

HHT中不同类型的PH的治疗方法不同，针对肝内动静脉瘘的介入术对该患者肺动脉高压的影响被认为是有限的[5]。尚无随机对照试验结果用以支持制定HHT-PAH特异性治疗的指南。目前，基于HHT特异性突变，国内外推荐对遗传性PAH患者进行标准治疗，治疗目的是减轻右心室负荷并减轻症状，从而提高生活质量。

HHT合并PAH机制可能有以下因素[6]：①合并左心疾病致肺动脉高压；②肝脏多发动静脉瘘，大量左向右分流导致高输出量性肺动脉高压；③HHT患者有更高发生血栓栓塞的风险；④鼻出血和胃肠道出血引起的贫血也会导致心输出量增加，进一步促进肺动脉压力升高；⑤合并遗传性动脉型肺动脉高压HPAH，这一类型非常少见。

多达20%的已知ACVRL1突变与PH的发展有关，仅有不到1%的HHT患者患有由ACVRL1基因突变引起的HPAH[7, 10]。Vorselaars等人[2]的研究表明在文献中已知很少有PAH-HHT组合的病例，文献中总共描述113例，其中18例患者具有ENG突变，79例患者具有ACVRL1突变。

关于治疗进展[8-11]：目前，用于癌症治疗的抗血管生成药物，如抗VEGF抗体和甲状腺氨酸激酶抑制剂均正在研究中，目的是抑制HHT中的促血管生成过程。贝伐珠单抗是一种用于治疗癌症的单克隆抗体，似可见其在临床应用。最近的一份病例报告表明低剂量的他克莫司似可改善HHT相关的鼻出血，但对HHT患者的PH进展没有影响。

五、病例要点及小结

患者为中老年女性，病史较长，多次就医且对疾病认知不足，也一定程度反映出肺动脉高压患者在接受专科诊疗前的真实状况。我院是国家肺血管疾病规范化诊疗中心，肺血管病团队接诊患者后即刻展开疾病的鉴别诊断及治疗，在积极降低肺动脉压力、改善右心功能的同时，完善病因筛查。通过追问病史（患者有经常鼻出血、家族中多位成员均存在鼻出血现象），完善Swan-Ganz右心导管检查、腹部影像学检查（发现肝动静脉瘘）、以及基因遗传学检查，最终确定患者ACVRL1基因存在杂合突变，符合常染色体显性遗传疾病。

结合患者本人及其儿子的临床表型和基因型结果综合判断，最终确定该患者病应为2型HHT，同时并发中度肺动脉高压。在明确诊断之后经多学科会诊和讨论，决定给予患者西地那非和马昔腾坦的联合治疗。经过3个月的随访，患者活动耐力完全恢复正常，6分钟步行距离上升，脑钠肽正常，从中危组变为低危组。应激、贫血、低氧或局部血流动力学改变可触发组织炎症及内皮损伤，新冠病毒感染可引发患者症状反复，血流动力学参数恶化，应尽量避免。

（邢　钰：郑州大学第一附属医院）

参考文献

[1]Kritharis A，Al-Samkari H，Kuter DJ. Hereditary hemorrhagic telangiectasia：diagnosis and management from the hematologist's perspective[J]. Haematologica，2018，103（9）：1433-1443.

[2]Vorselaars VM，Velthuis S，Snijder RJ. Pulmonary hypertension in hereditary haemorrhagic telangiectasia[J]. World J Cardiol，2015，7：230-237.

[3]Shovlin CL，Guttmacher AE，Buscarini E. Diagnostic criteria for hereditary hemorrhagic telangiectasia（Rendu-Osler-Weber syndrome）Am[J]. J Med Genet，2000，91：66-67.

[4]Lyle MA，Fenstad ER，McGoon MD. Pulmonary hypertension in hereditary hemorrhagic telangiectasia[J]. Chest，2016，149（2）：362-371.

[5]Chizinga M，Rudkovskaia AA，Henderson K. Pulmonary hypertension prevalence and prognosis in a cohort of patients with hereditary hemorrhagic telangiectasia undergoing embolization of pulmonary arteriovenous malformations[J]. Am J Respir Crit Care Med，2017，196：1353-1356.

[6]Vorselaars VMM，Hosman AE，Westermann CJJ. Pulmonary arterial hypertension and hereditary haemorrhagic telangiectasia[J]. Int J Mol Sci，2018，19：2018/10-20.

[7]Girerd B，Montani D，Coulet F. Clinical outcomes of pulmonary arterial hypertension in patients carrying an ACVRL1（ALK1）mutation[J]. Am J Respir Crit Care Med，2010，181：851-861.

[8]Bofarid S，Hosman AE，Mager JJ. Pulmonary vascular complications in hereditary hemorrhagic telangiectasia and the underlying pathophysiology[J]. Int J Mol Sci，2021，22（7）：3471.

[9]Walsh LJ，Collins C，Ibrahim H. Pulmonary arterial hypertension in hereditary hemorrhagic telangiectasia associated with ACVRL1 mutation：a case report[J]. J Med Case Rep，2022，16（1）：99.

[10]Yokokawa T，Sugimoto K，Kimishima Y. Pulmonary hypertension and hereditary hemorrhagic telangiectasia related to an ACVRL1 mutation[J]. Intern Med，2020，59（2）：221-227.

[11]Mathavan A，Mathavan A，Reddy R. Pulmonary hypertension in hereditary hemorrhagic telangiectasia：A clinical review[J]. Pulm Circ，2023，13（4）：e12301.

病例17

心脏肿瘤致室性心律失常

一、概述

心脏肿瘤可分为良性肿瘤、肿瘤样病变、恶性肿瘤及心包肿瘤[1]。成人原发性良性心脏肿瘤以黏液瘤多见[4]。原发性心脏肿瘤临床症状可以大致分为三大类[1, 2]，包括全身性症状、栓塞相关症状、心脏相关症状和肿瘤终末期相关症状。心脏相关症状可表现为呼吸困难、肺水肿、各种类型心律失常或传导阻滞。原发性心脏肿瘤为临床罕见病例，现将我院收治的一例以室性心动过速起病的原发性心脏肿瘤患者报道如下。

二、病例介绍

（一）病史简介

主诉：患者男性，1978年出生，主因"心悸伴胸痛1年，加重3天"入院。

现病史：患者自诉自2020年活动后出现心悸，伴心前区疼痛，疼痛呈压榨样，持续约数分钟，休息后可缓解，发作时伴头晕、大汗，否认黑矇、晕厥、意识丧失，无放射痛、气促等不适，症状每月发作一次，程度较轻，患者仍可从事重体力活动，故未予重视。2021年10月10日患者无明显诱因再次出现心前区压榨性疼痛，伴心悸，持续不缓解，自行服用速效救心丸后稍有减轻，伴随症状大致同前，10月11日再次出现上述症状发作，性质同前，遂就诊于当地医院，完善心电图检查提示室性心动过速（病例17图1）。

患者为进一步诊治就诊于我院急诊，就诊时复查心电图提示已恢复窦性心律，完全性右束支传导阻滞，频发室性期前收缩（病例17图2）。化验检查：高敏TnT 66.8pg/ml，肌酸激酶82U/L，肌酸激酶同工酶28U/L，D-二聚体2.68ng/ml，NT-proBNP 2050pg/ml。急诊予以抗栓、控制心室率、扩冠抗心绞痛等药物治疗后，患者症状好转，并进一步收治入院。患者有高血压病史8年，血压最高180/100mmHg，否认糖尿病病史，母亲曾患有冠心病，否认早发家族性冠心病病史。

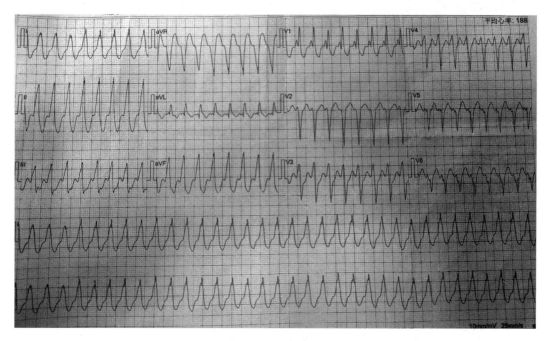

病例17图1　胸痛发作时心电图（2021-10-11）

心电图示室性心动过速，心室率约 188 次 / 分

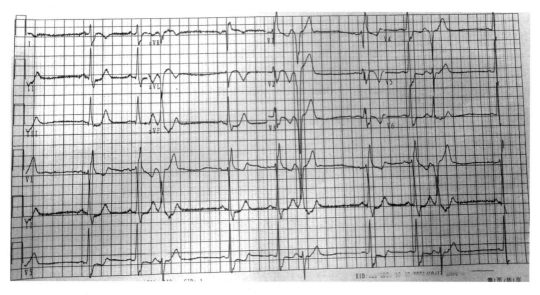

病例17图2　我院急诊心电图（2021-10-12）

心电图示窦性心律，右束支传导阻滞，伴频发室性期前收缩，呈三联律

　　入院体格检查：体温36.3℃，心率65次/分，呼吸20次/分，血压101/67mmHg，身高171cm，体重73kg，BMI 24.96kg/m²。双肺呼吸音清，未闻及明显干湿性啰音。心前区无隆起，心尖冲动位于第五肋间左锁骨中线内0.5cm，未触及震颤，心界无扩大，心律

齐，心瓣膜听诊区未闻及病理性杂音，心音无明显增强或减弱，双下肢不肿。

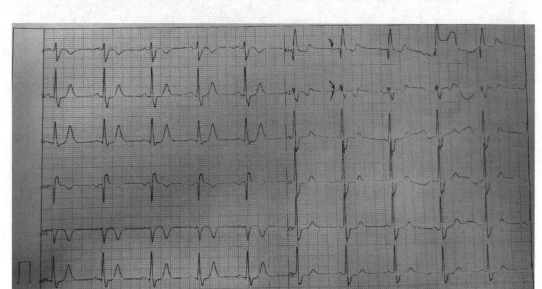

病例17图3　入院时心电图（2021-10-13）

心电图示窦性心律，右束支传导阻滞，心室率61次/分

入院初步诊断：①冠状动脉粥样硬化性心脏病 非ST段抬高型心肌梗死 室性心动过速 心功能Ⅰ级（Killip分级）；②高血压3级 很高危组。

患者为中年男性，主要表现为心前区压榨样疼痛反复发作，伴心悸、头晕，与活动相关，服用速效救心丸后症状有所好转，本次因病情急性加重入院，心电图提示宽QRS心动过速，对比患者平时心电图，考虑室性心动过速，急诊检肌钙蛋白升高，入院时心电图已恢复窦性心律（病例17图3），结合患者发作时缺血性胸痛症状及心电图动态改变，考虑冠心病、非ST段抬高型心肌梗死，治疗上给予阿司匹林100mg、1次/日＋替格瑞洛90mg、2次/日抗血小板聚集，瑞舒伐他汀10mg每晚一次＋依折麦布10mg、1次/日调脂稳定斑块，沙库巴曲缬沙坦50mg、2次/日控制血压并改善心室重构，美托洛尔缓释片23.75mg、1次/日控制心室率治疗。

入院当晚（2021年10月14日凌晨）患者再次发作心悸、心前区疼痛，当时血压150/101mmHg，心电监护示阵发性室性心动过速、频发室性期前收缩（病例17图4）。心电图（病例17图5）提示窦性心律，完全性右束支传导阻滞，频发室性期前收缩。复查心肌损伤标志物：乳酸脱氢酶218U/L，肌酸激酶40U/L，肌酸激酶同工酶MB 18.9U/L，肌红蛋白46.9μg/L，TnT 64.7pg/ml。

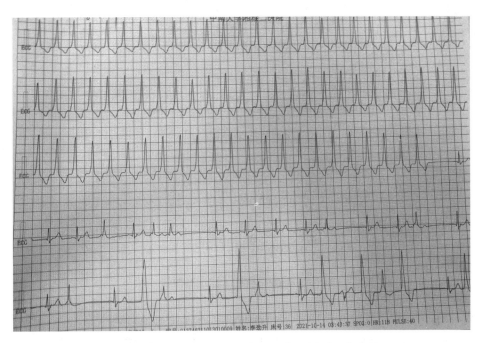

病例17图4　2021-10-14凌晨再发心悸时心电监护

心电监护示持续性室性心动过速，心室率约 150 次 / 分，随后自行恢复窦性心律，伴有频发室性期前收缩

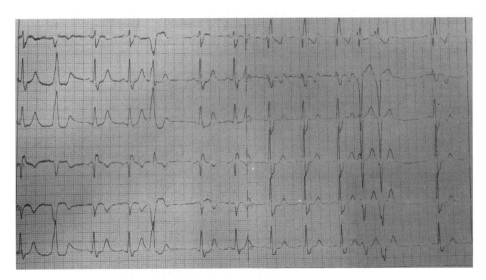

病例17图5　2021-10-14凌晨再发心悸时心电图

心电图示窦性心律，右束支传导阻滞，并频发室性期前收缩，伴室早成对

患者表现为心前区压榨样疼痛，肌钙蛋白升高，结合患者起病及入院后反复发作室性心律失常，建议患者早期完善冠脉造影检查，明确冠脉情况，暂予以利多卡因［1mg（/kg·h）］泵入抗心律失常治疗。

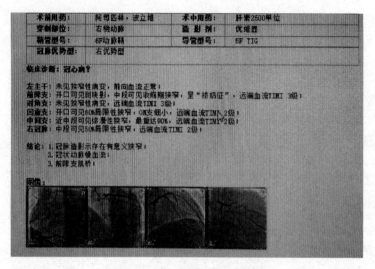

病例17图6　患者冠脉造影报告

冠脉造影结果：患者冠脉血管为右优势型。左主干：未见狭窄性病变，前向血流正常；前降支：开口可见斑块影，中段可见收缩期狭窄，呈"挤奶征"，远端血流TIMI 3级；对角支：未见狭窄性病变，远端血流TIMI 3级；回旋支：开口可见60%局限性狭窄，OM支细小，远端血流TIMI 2级；中间支：近中段可见弥漫性狭窄，最严重达90%，远端血流TIMI 2级；右冠脉：中段可见50%局限性狭窄，远端血流TIMI 2级。

结论：①冠脉造影示存在有意义狭窄；②冠状动脉慢血流；③前降支肌桥。

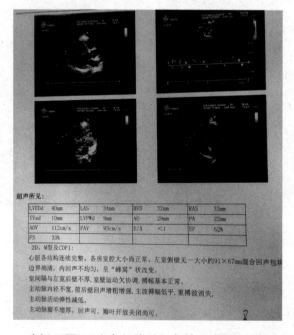

病例17图7　患者入院后心内科心脏彩超结果

心脏彩超示左室侧壁混合回声包块，大小约91mm×67mm，边界尚清，内回声不均匀，呈蜂窝状改变；室壁运动欠协调；肺动脉瓣轻度反流；左室舒张功能不全。

三、专家点评

患者为中年男性，主要表现为心前区压榨样疼痛、心悸，心电图提示反复发作室性心动过速，患者入院前仍可从事重体力劳动，胸痛发作与体力劳动强度无明显相关，考虑快速性心律失常发作相关可能性大，结合患者心脏彩超、心脏增强CTA、心脏MRI和PET-CT所示，考虑左室侧壁肿瘤所致可能性大，该肿瘤占位呈膨胀性生长，与左室侧壁心肌分界不清，考虑心肌来源可能性大，生物学行为上，患者2013年即发现该心脏占位病变，大小与本次入院相仿，PET-CT所示糖代谢轻度升高，考虑低度恶性肿瘤可能，但患者肿瘤占位较大，且导致其目前反复发作室性心律失常，一方面，建议患者心外科就诊，评估外科手术干预条件，必要时应考虑心脏移植治疗；另一方面，患者反复因该心脏肿瘤发生室性心律失常，若无法通过外科干预去除，可考虑植入式心脏除颤器预防猝死。药物方面，继续予以胺碘酮抗心律失常治疗。此外，患者合并冠心病，冠脉造影提示有意义狭窄，且存在冠状动脉慢血流，继续予以冠心病治疗。

四、诊疗过程及随访

患者冠脉造影提示有意义的狭窄性病变，但难以解释患者反复发作室性心律失常的病情，结合患者心脏彩超结果，左室侧壁可见大小约91mm×67mm混合回声包块，提示心脏占位性病变，请心外科会诊，并进一步评估患者心脏占位性质。治疗上，患者仍有反复发作室性心律失常，根据心电图分析考虑患者室性心律失常起源于左室较高部位，提示可能与患者左室占位有关，予以利多卡因＋胺碘酮200mg、3次/日抗心律失常治疗。

心外科会诊意见，诊断考虑：①心脏占位 性质待定？②频发室早。治疗上建议：①完善心研所彩超＋胸腔B超；②完善心脏增强CT血管成像检查；③完善肿瘤标志物检查。

患者反复发作室性心律失常，心脏彩超（病例17图8）提示左室侧壁混合回声占位，占位边界尚清，但与左室壁心肌分界不清，考虑患者室性心律失常与该占位起源相关，反复追问后，患者补充病史，2013年患者曾因心前区不适就诊于湘雅医院，完善心脏CT血管成像（病例17图9，病例17图10）提示左室壁占位，大小约9cm×7cm。

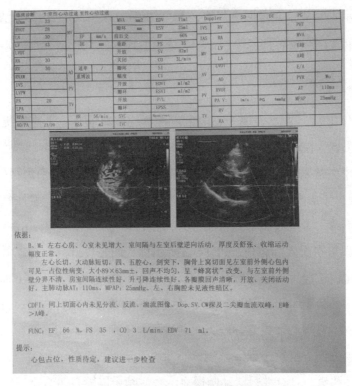

依据:

B、M: 左右心房、心室未见增大，室间隔与左室后壁逆向活动，厚度及舒张、收缩运动幅度正常；

左心长切，大动脉短切，四、五腔心，剑突下，胸骨上窝切面见左室前外侧心包内可见一占位性病变，大小89×63mm±，回声不均匀，呈"蜂窝状"改变，与左室前外侧壁分界不清，房室间隔连续性好，升弓降连续性好，各瓣膜回声清晰，开放、关闭活动好。主肺动脉AT: 110ms，MPAP: 25mmHg。左、右胸腔未见液性暗区。

CDFI: 同上切面心内未见分流、反流、湍流图像。Dop.SV.CW探及二尖瓣血流双峰，E峰＞A峰。

FUNC: EF 66 %，FS 35 ，CO 3 L/min，EDV 71 ml。

提示:

心包占位，性质待定，建议进一步检查

病例17图8　我院心研所彩超结果

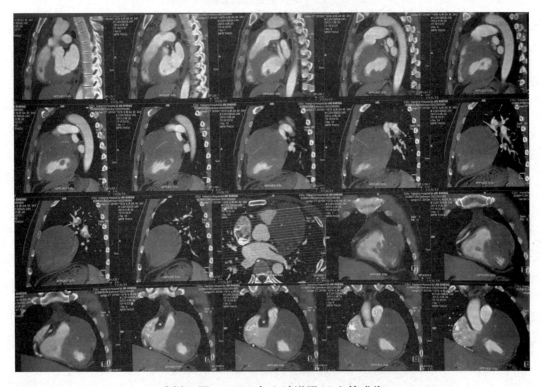

病例17图9　2013年心脏增强CT血管成像

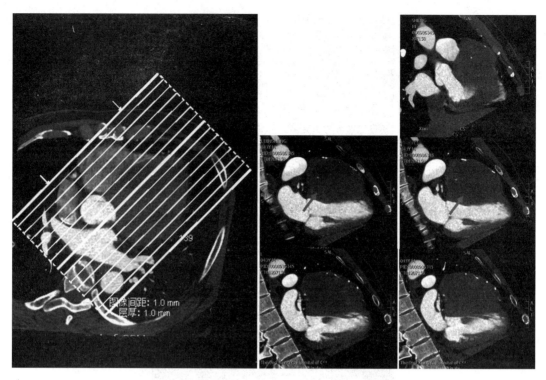

病例17图10　2021年心脏增强CT血管成像

左室前壁可见等密度实性肿块，矢状位测量约84mm×67mm，未见明显强化，左室前壁受压，左冠前降支及其分支穿行，管壁清晰，肿块向外与心包关系密切，可见心包增厚、多发弧形钙化，主肺动脉下方/升主动脉左后方可见类似肿块，大小约2.5cm×2.2cm，与升主动脉、肺动脉、左冠主干关系密切。考虑心肌来源肿瘤可能性大，不完全排除其他来源肿瘤。

心脏MRI（病例17图11）：左室最大舒张末径53.7mm，基底段：前壁11.4mm，前间隔12.9mm，前侧壁18.2mm，下壁8.9mm，下间隔10.2mm，下侧壁13.1mm；中央段：前壁8.3mm，前间隔11.2mm，前侧壁10.1mm，下壁8.6mm，下间隔13.4mm，下侧壁10.1mm；心尖段：前壁11.2mm，间隔壁10.2mm，下壁6.9mm，侧壁8.4mm。左室：射血分数29.64%（心律不齐仅供参考），舒张末期体积142.41ml，收缩末期体积100.2ml，每搏输出量42.21ml，心输出量2.74l/min，心肌质量（舒张末期）183.21g，心肌质量（平均值）183.83g，心肌质量（标准差）1.79g。左室前壁外、心包内可见一占位性病变，约8cm×6cm，T_2均匀高信号，呈膨胀性生长，与前壁分界欠清，增强后其内小片状不均匀强化。心脏电影所示：左室不大，室壁不厚，室壁运动欠协调。心肌静息灌注成像：未见明显灌注缺损；心肌延迟强化成像：未见明显延迟强化。

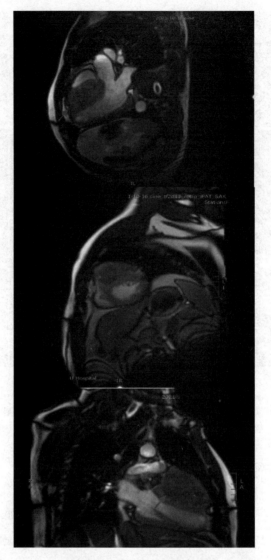

病例17图11　患者心脏MRI

　　左室前壁外、心包内可见一占位性病变，约 8cm×6cm，T$_2$均匀高信号，呈膨胀性生长，与前壁分界欠清，增强后其内小片状不均匀强化。

　　胸部PET-CT示（病例17图12）：左室前壁糖代谢无明显增高的肿块，最大横断为56mm×49mm，SUVmax值为2.79，累及心包并钙化，主肺动脉下方/升主动脉左后方糖代谢无明显增高的实性结节，大小约20mm×18mm，双下肺可见少量纤维条索影，双肺内未见糖代谢异常增高灶和占位性病变。双肺门和纵隔未见糖代谢异常增高的肿大淋巴结。双侧腋窝未见糖代谢异常增高的肿大淋巴结。气管、大支气管通畅，双侧胸膜未见增厚，双侧胸腔未见积液，心影未见增大。

　　头部PET-CT示：脑实质未见异常密度灶和糖代谢异常增高灶，脑室大小、形态如常，脑池、脑沟裂未见增宽，脑中线结构居中。眼球内未见异常密度灶和糖代谢异常增高灶，眼内肌对称，视神经走行区未见占位病变。

颈部PET-CT示：鼻咽未见占位病变和糖代谢异常增高灶，咽隐窝及咽鼓管开口无变窄，副鼻窦未见异常。双侧颈部、锁骨区未见糖代谢异常增高的肿大淋巴结，甲状腺未见明显异常密度影和糖代谢异常增高灶。

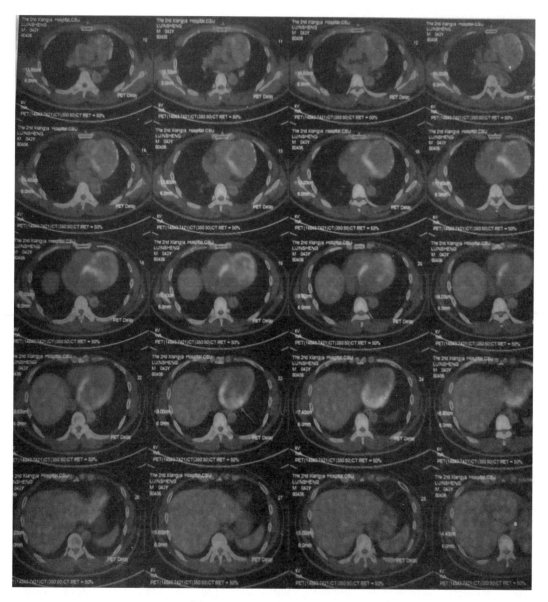

病例17图12　胸部PET-CT检查

PET-CT所示左室前壁代谢无明显增高的肿块，最大横断 56mm×49mm，SUVmax 值为 2.79，累及心包病钙化，主肺动脉下方/升主动脉左后方代谢无明显增高的实性结节，大小约 20mm×18mm，考虑心肌来源低度恶性肿瘤可能性大腹盆部PET-CT示：肝脏表面光滑，各叶比例匀称，肝实质可见低密度囊状影，未见异常密度灶和糖代谢异常增高灶，肝内外胆管无扩张，脾大，未见占位病变和糖代谢异常增高灶，胰腺形态密度未见异常，未见糖代谢异常增高灶，胰管未见扩张。双肾大小形态密度未见异常，肾盂肾盏内见生理性放射性积聚。双肾上腺未见糖代谢异常增高。胃壁无明显增厚，胃壁均匀性轻度生理性糖代谢增强，小肠肠道呈线型生理性糖代谢增强。结直肠见生理性糖代谢增高，肠壁未见局限性增厚。膀胱壁未见局限性增厚，膀胱内生理性放射性积聚。腹膜后、盆腔、腹股沟未见糖代谢增高肿大淋巴结。腹盆腔未见积液。

骨骼PET-CT示：脊柱轻度增生，诸骨骨质未见破坏征象和糖代谢增高灶。颈、胸、腰、骶椎顺列，生理曲度存在。

PET-CT结论：①左室前壁代谢无明显增高的肿块，最大横断56mm×49mm，SUVmax值为2.79，累及心包病钙化，主肺动脉下方/升主动脉左后方代谢无明显增高的实性结节，大小约20mm×18mm，考虑心肌来源低度恶性肿瘤可能性大；②双下肺纤维条索影，考虑炎性改变；③肝囊肿，脾稍大；④脊椎轻度退变。

五、相关知识点

原发性心脏肿瘤是一类罕见的肿瘤性疾病，由于肿瘤生长部位的特殊性质，除非直接进行肿瘤切除手术治疗，往往难以获取直接的病理学结果，因此，影像学检查在心脏肿瘤的诊断与鉴别诊断中至关重要[1, 5-7]。其中超声检查[8]（包括经食管心脏彩超、3D成像等新技术）有助于评估心脏肿瘤的大小、部位、形态学特征、与周围结构的关系及其血流动力学影响。CT检查[6, 9]则主要评估钙化性病变，同时可以排除肺内或纵隔内肿瘤，并明确心脏肿瘤与瓣膜的关系。心脏MRI[10, 11]是原发性心脏肿瘤中最为关键的检查手段，除了可以评价肿瘤的大小、部位、形态学特征、浸润性特征以外，还有助于肿瘤来源及组织病理学的鉴别诊断。PET-CT[9]通过糖代谢水平检测，可以鉴别肿瘤的良恶性，并有助于明确其他继发性心脏肿瘤的原发部位。

肿瘤发生的部位和影像学特征是诊断原发性心脏肿瘤组织病理学的关键性线索[1, 11]。黏液瘤好发于心房内，心脏彩超常可见有蒂与房间隔相连，CT上表现为边界清晰，卵圆形腔内低密度病变，分叶状边界，强化可见边缘强化，MRI上表现为T_1等信号、T_2高信号病灶，可有局部出血。脂肪瘤好发于心包或心房内，心包脂肪瘤超声上表现为低回声团块，而腔内病变为等回声或高回声病变，CT上表现为与皮下脂肪类似的低密度占位，MRI上表现为胸壁脂肪组织信号相似的占位性病变，抑脂相明显信号减低。

心室内肿瘤常为纤维瘤或横纹肌瘤，纤维瘤常表现为超声中较周围心肌回声稍高的均匀占位，可有钙化灶性高回声改变，CT则表现为实性均匀肿块，密度与软组织类似，边缘可有清晰钙化或呈浸润性边缘，MRI表现为特征性T_2低信号占位，大多信号均匀；寡血管（无强化，但有明显延迟强化）。横纹肌瘤则表现为高回声团块突入心室腔，MRI上表现为T_1等信号，T_2高信号，无明显延迟强化。原发心脏恶性肿瘤则更为罕见，其组织病理学以肉瘤最为常见，包括血管肉瘤、横纹肌肉瘤、脂肪肉瘤等，其次为淋巴瘤。以血管肉瘤为例，其在超声上主要表现为致密的不规则占位，广基底，运动性差，从心内膜向心肌层延伸，CT上则表现为不规则低密度腔内占位，强化多样，MRI上表现为T_1、T_2信号混杂的占位，反映肿瘤组织坏死、出血。横纹肌肉瘤则是儿童期最常见的原发心脏恶性肿瘤，常累及瓣膜，较为巨大且呈浸润性生长，CT上表现为心室腔内光滑或不规则的低密度占位，MRI上则表现为T_1等信号、T_2高信号占位，部分可见肿瘤中央坏死区域。

原发心脏肿瘤的治疗同样取决于肿瘤的性质和部位[1]。原发心脏良性肿瘤中，黏液瘤由于容易引起全身多发栓塞，多建议完全切除治疗；纤维瘤由于常引起恶性心律失常或心源性猝死，也推荐手术治疗；其他原发心脏良性肿瘤（如脂肪瘤、横纹肌瘤等）均不推荐常规手术治疗，仅在部分症状严重或合并流出道梗阻的患者中考虑外科手术干预。而对于原发心脏恶性肿瘤来说，各种类型的肉瘤（包括血管肉瘤、横纹肌肉瘤、脂肪肉瘤等）均推荐在临床情况允许的条件下进行手术切除治疗，未能进行手术切除的患者临床预后极差，Sultan等人针对原发心脏恶性肿瘤的一项回顾性研究中[12]，纳入了共计747例原发心脏恶性肿瘤患者，诊断后1年生存率为45.3%，5年生存率仅11.5%，外科手术或手术联合放化疗可改善患者预后，对于不能进行肿瘤完全切除的患者，外科减瘤术联合新辅助化疗也可考虑应用，但由于大多数原发心脏恶性肿瘤的治疗主要基于个案报道或单中心经验，目前并无公认的规范化治疗方案。

值得注意的是，在本例患者中，其左室侧壁占位巨大，CT上表现为等密度室性占位，无明显强化，与心包关系密切，可见心包增厚、钙化，CMR上表现为T_2均匀高信号占位，无明显延迟强化，考虑心肌来源肿瘤可能，从生物学行为上，患者的占位病变存在时间长，PET-CT上糖代谢轻度升高，无明显周围淋巴结转移征象，浸润转移风险并不高，但占位呈膨胀性生长，与周围心包、血管关系密切，并不呈完全良性表现，且横纹肌瘤多见于儿童，有一定自发缓解倾向，因此综合患者心脏占位病变的影像学特征和生物学行为特点，考虑心肌来源低度恶性肿瘤可能性大。治疗上，综合患者心脏肿瘤性质、大小，建议患者可考虑心外科进一步就诊，评估手术治疗条件，必要时可考虑心脏移植治疗；心律失常方面，患者目前使用胺碘酮抗心律失常治疗，若患者难以通过外科手术去除病因，且药物治疗情况下仍反复发作室性心律失常，可考虑心脏除颤器预防猝死。

六、病例要点及小结

本例患者以心前区不适起病，呈慢性病程，本次因胸痛、心悸入院，心电图提示反复发作室性心动过速、频发室性期前收缩，化验结果提示肌钙蛋白T升高、脑利钠肽升高，心脏彩超、心脏增强CT血管成像、心脏MR及PET-CT均提示左室侧壁占位性病变，考虑心肌来源肿瘤可能性大。冠脉造影提示冠脉有意义狭窄、冠状动脉慢血流。

患者因缺血性胸痛入院，肌钙蛋白升高，合并室性心律失常，有指征完善冠脉造影检查，尽管冠脉造影提示冠脉有意义狭窄，但其狭窄程度难以解释患者反复室性心动过速发作的临床表现。在常规心脏彩超中即发现了患者左室侧壁占位的影像学表现，从患者心电图表现来看，室速起源于左室较高位置，且呈多源性特点，与患者左室肿瘤部位相符，从常规检查出发，不难漏诊，进一步完善心脏增强CT血管成像、心脏MR、PET-CT有助于进一步明确患者心脏肿瘤的性质和来源。患者PET-CT未见全身其他部位肿瘤征象，因此心脏肿瘤考虑原发性心脏肿瘤可能，该肿瘤超声上表现为混合回声占位，心脏MRI上表现为T_2均匀高信号，呈膨胀性生长，与前壁分界欠清，增强后其内小片状不均匀强化，考虑心肌来源肿瘤可能。从生物学行为上分析，患者2013年即发现该左室占位病变，大小与本次入院相仿，心脏MR及PET-CT上未见明显淋巴结转移、肿瘤周围组织侵犯征象，考虑低度恶性肿瘤可能。因此最终诊断考虑左室壁占位病变、心肌来源低度恶性肿瘤可能性大，室性心动过速。

治疗上，主要予以胺碘酮药物抗心律失常治疗，患者左室占位病变巨大，难以单纯通过手术完全切除处理，建议患者心外科进一步就诊，评估心脏移植条件；若患者暂不考虑心脏移植，考虑到患者左室占位病变难以去除，若仍反复发作室性心律失常，可考虑植入式心脏除颤器预防猝死。

（欧阳明祈：中南大学湘雅二医院）

参考文献

[1]Tyebally S，Chen D，Bhattacharyya S，et al. Guha，cardiac tumors：JACC cardio oncology

state-of-the-Art review[J]. JACC CardioOncol, 2020, 2 (2): 293-311.

[2]Bussani R, Castrichini M, Restivo L, et al. Sinagra, cardiac tumors: diagnosis, prognosis, and treatment[J]. Curr Cardiol Rep, 2020, 22 (12): 169.

[3]Lam K, Dickens P, Chan A. Tumors of the heart. A 20-year experience with a review of 12 485 consecutive autopsies[J]. Archives of pathology & laboratory medicine, 1993, 117 (10): 1027-1031.

[4]郑颖, 刘启明. 186例原发性心脏肿瘤临床分析[J]. 山东医药, 2012, 52 (30): 48-49.

[5]Aggeli C, Dimitroglou Y, Raftopoulos L, et al. Cardiac masses: the role of cardiovascular imaging in the differential diagnosis[J]. Diagnostics (Basel), 2020, 10 (12): 1088.

[6]Asadian S, Rezaeian N, Hosseini L, et al. Hemmati komasi, the role of cardiac CT and MRI in the diagnosis and management of primary cardiac lymphoma: a comprehensive review[J]. Trends Cardiovasc Med, 2022, 32 (7): 408-420.

[7]Lemasle M, Lavie Badie Y, Cariou E, et al. Contribution and performance of multimodal imaging in the diagnosis and management of cardiac masses[J]. Int J Cardiovasc Imaging, 2020, 36 (5): 971-981.

[8]Mankad R, Herrmann J. Cardiac tumors: echo assessment[J]. Echo Res Pract, 2016, 3 (4): R65-R77.

[9]D'Angelo EC, Paolisso P, Vitale G, et al. Diagnostic accuracy of cardiac computed tomography and 18-F fluorodeoxyglucose positron emission tomography in cardiac masses[J]. JACC Cardiovasc Imaging, 2020, 13 (11): 2400-2411.

[10]Fussen S, De Boeck BW, Zellweger MJ, et al. Cardiovascular magnetic resonance imaging for diagnosis and clinical management of suspected cardiac masses and tumours[J]. Eur Heart J, 2011, 32 (12): 1551-1560.

[11]Sultan FAT, Ahmed SW. Cardiac magnetic resonance evaluation of cardiac masses in patients with suspicion of cardiac masses on Echo or computed tomography[J]. J Clin Imaging Sci, 2020, 10: 57.

[12]Sultan I, Bianco V, Habertheuer A, et al. Long-Term outcomes of primary cardiac malignancies: Multi-Institutional results from the national cancer database[J]. Journal of the American College of Cardiology, 2020, 75 (18): 2338-2347.

病例18

右室双腔心合并室间隔缺损

一、概述

右室双腔心是一种先天性心脏病，表现为右心室腔被异常肥大肌束或纤维肌隔分隔，变成近端靠近三尖瓣的高压腔和远端靠近肺动脉瓣的低压腔，引起右心室流入道与流出道之间梗阻。右室双腔心常单纯依靠体检很难明确诊断，因常合并其他心脏缺陷，导致该病症状、体征常被掩盖，易被误诊或漏诊。

本例患者为37岁男性，反复发作性心悸伴胸闷多年，突然加重。初始心脏B超提示主动脉无冠窦破入右室及肺动脉高压。复查脏B超发现患者有室间隔膜周部缺损，但患者的心脏结构改变并不符合单纯室间隔缺损的临床表现。最终经过进一步检查才确诊患者为右室双腔心合并室间隔缺损。

二、病例介绍

（一）病史简介

主诉：患者男性，37岁，主因"发作性心悸伴胸闷3年，加重4天"入院。

现病史：患者于3年前（2020年）出现喝冰水后突发心悸，伴胸闷、恶心、呕吐，无气促、胸痛、头晕、晕厥，无发热、咳嗽、咳痰等不适，持续1～2个小时，休息后或刮痧后逐渐好转，每年发作1～2次，当时未予重视。2023年5月26日熬夜后再次发作心悸，发作性质同前，持续3天未好转，遂至当地县人民医院就诊，完善心脏B超示先天性心脏病。患者为求进一步诊治，遂至我院门诊，门诊以"先天性心脏病"于5月30日收入我科。患者自起病以来，精神、食欲、睡眠差，体重无明显改变。

既往史：自诉年幼时心脏有杂音（具体不详），村医诉无需处理，余无特殊。

个人史：吸烟20年，每天40支，未戒烟。饮酒20年，每周1～2次，每次2～3两。余无特殊。

婚育史：22岁结婚，育有2子，配偶及儿子体健。

家族史：父母健在，否认近亲结婚及家族遗传史。

（二）临床检查

体格检查：体温36.0℃，脉搏100次/分，呼吸20次/分，血压79/57mmHg，血氧饱和度97%（未吸氧），身高173cm，体重50kg，BMI 16.7kg/m²。急性病容，面色苍白，消瘦，神志清楚，精神欠佳，四肢皮温低，湿冷，唇无发绀，无杵状指。颈软无抵抗，颈静脉显露，搏动明显，无颈静脉怒张，肝颈静脉回流征阴性。左侧胸廓稍塌陷，双肺呼吸音可，双肺底未闻及干湿性啰音，无胸膜摩擦音。心前区无隆起，心尖冲动位于第五肋间左锁骨中线外1cm，心界向左扩大，心率151次/分，律不齐，第一心音强弱不等，P₂不亢，胸骨左缘3～4肋间可闻及4～5/6级收缩期杂音，传导广泛，可扪及震颤。腹部平软，肝脾肋下未触及，肝区无叩痛，双下肢无水肿。

入院心电图显示心房颤动伴快心室率，右室肥大，多导联T波异常，考虑为下壁心肌缺血。

外院心脏B超（病例18图1）示：左室36mm，左房37mm，右室35mm，右房69mm，室间隔11mm，左室后壁8mm，主动脉40mm，肺动脉27mm，E/A<1，射血分数70%；主动脉、肺动脉增宽，搏动增强。主动脉主波低平，重搏波消失。左房及右心增大。各心瓣膜尚纤细，二尖瓣、主动脉瓣运动增强，肺动脉瓣收缩期有震颤。室间隔与左室后壁不厚，运动增强。无冠窦可见宽约6mm的破口，向右室突出。于左房后方可见一大小约29mm×14mm的无回声区。彩色多普勒显示，窦瘤内及窦瘤破口处均可见多彩镶嵌的湍流图，呈喷泉状进入右室流出道。频谱多普勒显示：取样容积置于破口处显示收缩期及舒张期正向湍流频谱，流速约575cm/s。三尖瓣收缩期见反流信号，Vmax 476cm/s，压力梯度91mmHg。E-E间距不等。超声提示：①先天性心脏病，主动脉无冠窦破入右室；②左房后方无回声区：冠状静脉窦扩张；③主动脉硬化；④三尖瓣重度反流；⑤左室收缩功能正常，舒张功能减退。

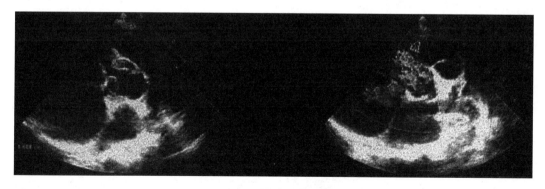

病例18图1　外院心脏B超

（三）病例特点

①中年男性。②发作性心悸伴胸闷3年，加重4天。③自诉年幼时心脏有杂音。④查

体示脉搏100次/分，血压79/57mmHg，面色苍白，四肢皮温低，湿冷，心界向左扩大，心率151次/分，律不齐，第一心音强弱不等，P_2不亢，胸骨左缘3~4肋间可闻及4~5/6级收缩期杂音。⑤心电图提示心房颤动伴快心室率，右室肥大，多导联T波异常。⑥外院心脏B超提示主动脉无冠窦破入右室，三尖瓣重度反流。

三、专家点评

根据患者病史和症状，结合心电图和外院心脏B超等相关检查结果，入院初步诊断为：①先天性心脏病 主动脉窦瘤破入右室？三尖瓣反流（重度） 心脏扩大 心房颤动 不完全性右束支传导阻滞 心功能Ⅳ级；②混合型休克（低血容量性＋心源性）；③感染性心内膜炎？④马凡综合征待排。

鉴别诊断方面需要考虑：室间隔缺损伴有主动脉瓣关闭不全。室上嵴上型的室间隔缺损，如恰好位于主动脉瓣之下，可能将主动脉瓣的一叶拉下，或由于此瓣膜下部缺乏组织支持而被血流冲击进入左心室等原因，产生主动脉瓣关闭不全。此时，室间隔缺损本身所引起的收缩期杂音，加上主动脉瓣关闭不全所引起的舒张期杂音，可在胸骨左缘第3~4肋间产生连续性杂音，类似动脉导管未闭杂音。但本病的杂音多缺乏典型的连续性，心电图和X线检查显示明显的左心室肥大，以及右心导管检查和选择性指示剂稀释曲线测定发现右心室水平有左至右的分流可助鉴别。建议完善三大常规、肝肾功能电解质、心肌酶、肌钙蛋白、NT-proBNP、血脂、血糖、凝血功能、炎性指标、床旁胸片、心脏B超等；暂予以强心、抗凝、抗感染、护心、护胃、维持水电解质平衡等治疗。

四、诊疗过程及随访

入院后检查：

血常规（5月30日）：白细胞7.62×10^9/L，血红蛋白139g/L，红细胞4.03×10^{12}/L，血小板196×10^9/L，中性粒细胞百分比56.3%，淋巴细胞百分比36.9%，余基本正常。（6月2日）白细胞7.12×10^9/L，血红蛋白132g/L，红细胞3.92×10^{12}/L，血小板158×10^9/L，中性粒细胞百分比71.4%，淋巴细胞百分比23.9%，余基本正常。

肝肾功能、电解质（5月30日）：谷丙转氨酶57.4U/L，谷草转氨酶64.2U/L，总蛋白55.6g/L，白蛋白37.3g/L，球蛋白18.3g/L，余基本正常。（6月2日）谷丙转氨酶586.7U/L，谷草转氨酶354.9U/L，总蛋白53.2g/L，白蛋白33.7g/L，球蛋白19.5g/L，直接胆红素$6.3 \mu mol/L$，总胆汁酸$16.6 \mu mol/L$，余基本正常。

血气分析：pH 7.453，PCO_2 27.2mmHg，PO_2 86.9mmHg，CO_2CP 19.7mmol/L，HCO_3^-

18.8mmol/L，ABE –3.4mmol/L，SBE –4.5mmol/L。

血脂：总胆固醇3.40mmol/L，低密度脂蛋白胆固醇1.88 mmol/L，三酰甘油1.86mmol/L，高密度脂蛋白胆固醇0.92mmol/L。

凝血功能（5月30日）：凝血酶原时间17.0秒，国际标准化比值1.41，D-二聚体1.66μg/ml FEU；（6月2日）凝血酶原时间17.1秒，国际标准化比值1.42，D-二聚体定量1.29μg/ml FEU。

C-反应蛋白8.09mg/L；降钙素原1.010ng/ml；N端脑利钠肽前体（5月30日）12184.0pg/ml，（6月2日）7670.0pg/ml；甲状腺功能：FT_3 3.20pmol/L，余基本正常。

二便常规、肌钙蛋白T、肌酸激酶、肌酸激酶同工酶、血沉、类风湿因子、结缔组织、血尿淀粉酶、肝炎全套、HIV、梅毒、血培养基本正常。

X线胸片（病例18图2）：双肺纹理清晰，未见明显实质性病变。心影向右侧增大，心胸比约0.72，双膈正常。诊断意见：心影增大。

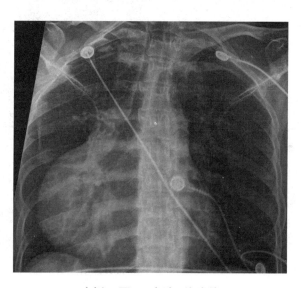

病例18图2　本院X线胸片

CTA冠脉＋全主动脉增强加三维成像（病例18图3），CT表现：冠状动脉呈右优势型。左主干起源于左窦，右冠状动脉起源于右窦；左、右及无冠脉窦处均呈瘤样向外局限性扩张。左主干未见斑块及明显狭窄。左前降支（6段，7段，8段）未见斑块及明显狭窄。左回旋支（11段，13段）未见斑块及明显狭窄。中间支（17段）局部走行于心肌内，完全包绕浅包埋，未见斑块及明显狭窄。右冠脉中段显影欠清，右冠状动脉（1段，3段）未见斑块及明显狭窄。心脏体积增大，右房增大为著；主肺动脉扩张，管径约38mm；室间隔可见宽约10mm缺损，左上腔静脉汇入右房，主动脉走行正常，大分支走行正常，主动脉管腔壁未见明确钙化，未见局部瘤样扩张及夹层，胆囊内可见片状高密度影，胰腺体尾部增大，腹腔可见积液，腹腔脂肪间隙模糊，腹膜稍增厚。

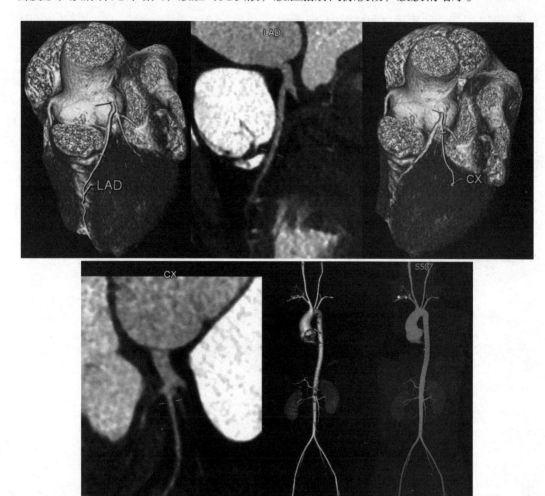

病例18图3　本院CTA冠脉＋全主动脉增强加三维成像

心血管内科复查心脏B超（病例18图4）：左室45mm，左房38mm，右室41mm，右房57mm，室间隔7mm，左室后壁9mm，主动脉49mm，肺动脉34mm，E/A单峰，射血分数58%；2D及M型特征：左房、右心扩大，室间隔与左室后壁不厚，室壁运动欠协调，搏幅正常。右室前壁增厚约12mm。室间隔靠主动脉瓣处可见一大小约19mm×10mm风袋样结构向右室膨出，其间可见局部回声失落，直径约14mm（大动脉短轴切面位于9~11点方向），可见异常的高速穿隔血流从左室经室间隔缺损口进入右室，流速5.1m/s。冠状静脉窦扩张约24mm×15mm。升主动脉内径瘤样扩张，前向血流速度明显增快，主动脉主波搏幅好，重搏波存在。主动脉瓣上左室流出道室间隔基底部见一隔膜约7mm，未见明显血流动力学改变。主动脉瓣可见右冠瓣脱入左室流出道，部分遮挡室间隔缺损口，瓣叶不增厚，开放尚可，舒张期可见轻度反流，流速3.5m/s。二尖瓣不增厚，开放好。收缩期可见中度反流，流速5.3m/s。M型二尖瓣单峰，前后叶逆向，E-E间距不相等。三尖瓣不增厚，开放尚可，收缩期可见重度反流，流速4.7m/s，估测肺动脉收缩压99mmHg。肺动脉明显增宽，前向血流速度增快，肺动脉瓣开放可，舒张期可见轻度反流，流速1.9m/s。

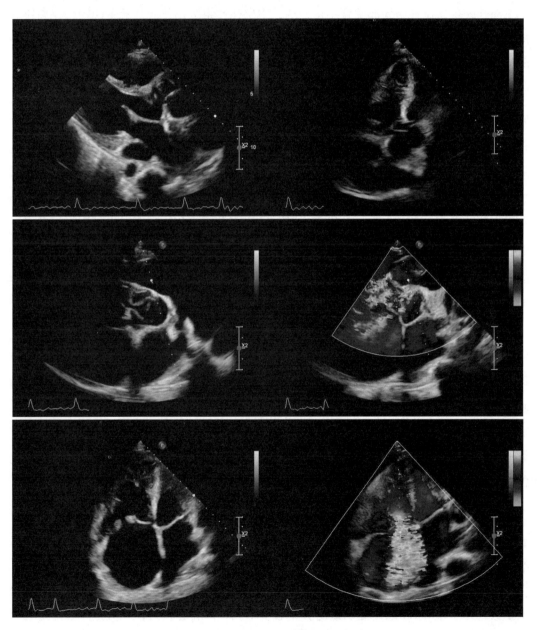

病例18图4　本院心血管内科心脏B超

超声提示：①室间隔缺损并膜部瘤形成；②主动脉瘤样扩张，主动脉瓣瓣上隔膜；③主动脉瓣右冠瓣脱垂并轻度反流，主动脉前向血流速度增快；④左房、右心扩大；⑤二尖瓣（中度）、三尖瓣（重度）反流；⑥肺动脉明显增宽，前向血流速度增快，肺动脉瓣（轻度）反流，估测肺动脉压增高（重度）；⑦心律不齐；⑧左心功能未见明显异常（测值仅供参考）；⑨冠状静脉窦扩张，考虑永存左位上腔静脉可能。

专家分析指导意见：主动脉窦瘤是一种罕见的心血管先天性畸形，男性多见，是由于主动脉瓣环处血管壁局部发育不良，缺乏中层弹性组织，致局部管壁薄弱，在高压血流冲击下逐渐膨出而形成主动脉窦瘤并最终被冲破，也可继发于梅毒、结核、感染性心内膜炎或重体力运动。

主动脉窦瘤破裂多发生在20～67岁，好发于主动脉右冠窦，且大多数破入右心室，偶可直接破入心包，引起心脏压塞而致死；其次为主动脉无冠窦（后窦），多数破入右心房；较少发生于左冠窦。主动脉窦瘤破裂前一般无症状，约40%有突发心前区疼痛史，常于剧烈活动时发生，随即出现心悸、气急，可迅速恶化至心力衰竭。部分患者发病缓慢，劳累后气急、心悸、乏力等逐渐加重，以致丧失活动能力。查体时，破入右心室的主动脉窦瘤患者，在胸骨左缘第3、第4肋间扪及震颤和听到粗糙Ⅳ级连续性杂音，向心尖传导；而破入右心房患者的震颤和杂音则偏向胸骨正中或右缘。杂音产生机制是因为主动脉内压力无论收缩期还是舒张期总是明显高于右心室和右心房，所以全心动周期血液均会通过破口处，流速较快，形成湍流，产生连续性杂音。

虽然外院心脏B超提示主动脉无冠窦破入右室，且重度三尖瓣反流提示有肺动脉高压，但该患者的临床表现和体征是否符合呢？首先，患者慢性起病急性加重，而主动脉窦瘤破裂多为急性病程，破裂前一般无症状；其次，患者无胸痛气促等典型主动脉窦瘤破裂症状；再次，患者自诉年幼时心脏便有杂音，为收缩期杂音，非连续性，而主动脉窦瘤破裂前一般无明显杂音，并且其杂音应为连续性杂音；最后，患者P_2不亢进，没有典型肺动脉高压的临床表现和体征。因此，患者的临床表现和体征不符合典型主动脉无冠窦破入右室和肺动脉高压的症状，需要进一步完善相关检查以明确诊断。

本院CTA冠脉＋全主动脉增强加三维成像和心血管内科心脏B超排除了主动脉无冠窦破入右室，而是室间隔缺损并膜部瘤形成。由于室间隔膜周部靠近主动脉瓣，所以被外院心脏B超误诊为主动脉窦瘤。

但该患者的临床表现和体征是否符合室间隔缺损呢？室间隔缺损患者一般伴有双心室扩大，但多个心脏B超均提示该患者左心室不大，以右心扩大，尤其是右心房扩大为主。而且，虽然这两个检查均再次证实患者有肺动脉高压，但为何患者没有典型肺动脉高压的临床表现和体征，也没有诸如颈静脉充盈或怒张、肝大和双下肢水肿等右心功能不全的临床表现和体征？因此，患者的诊断仍然不够全面和完善，还需要进一步完善相关检查以明确诊断。

心血管外科心研所心脏B超示：左室33mm×36mm×52mm，左房41mm，右室42mm，右房71mm×67mm，主动脉36mm，肺动脉30mm，射血分数73%；本院超声科所完成的心脏B超和M型超声结果也证实右心房明显增大，右心室亦增大，左心房和左心室无明显增大。室间隔与左室后壁逆向活动，厚度、舒张收缩运动幅度正常。左心室长切，大动脉短切，四、五腔心切面，右室流出道切面见室间隔连续性回声中断18mm（膜周，右室面三尖瓣组织有遮挡）。主动脉瓣环内径27mm，主动脉窦部扩大（最大内径44mm），主动脉瓣叶回声尚可，开放好，舒张期可见瓣叶脱垂超过瓣环水平6mm，关闭有缝。升主内径亦稍扩张（36mm）。主动脉前壁与室间隔稍有对位不良。左室流出道前壁可见短小条索状回声斜行。右室流出道肌束肥厚（邻近室间隔回声中断处），隔束厚8mm，壁束厚10mm，隔束与壁束及肥厚的右室前壁形成一肌性狭窄环，其通道内径最窄处8mm。肺动脉瓣叶回声清晰，活动好。三尖瓣瓣环扩大（内径45mm），瓣叶回声尚清，开放好，收缩期可见瓣叶脱垂超过瓣环9mm，关闭有缝。冠状静脉窦扩大（24mm×20mm），可探及左上腔静脉内径11mm。下腔静脉内径增宽（近心端内径26mm），肝静脉内径亦见增宽。主肺动脉AT：120ms，MPAP：20mmHg。左、右胸腔未见液性暗区，心包腔内可见液性暗区（少量，左室后方5mm）。腹腔内可见液性暗区。CDFI：同上切面见室水平可探及收缩期左向右分流，Dop.SV.CW探及分流V：3.5m/s，PG：50mmHg。血流经过右室流出道肌束肥厚狭窄处可见明显加速，呈五彩镶嵌，Dop.Sv.CW探及血流速度：5.2m/s，压差108mmHg。主动脉瓣下可见一束蓝色反流，反流束长32mm，缩流颈宽3mm。三尖瓣下可见一束反流，缩流颈宽10mm，终止于右房近底部水平，Dop.SV.CW探及反流V：5.9m/s，PG：141mmHg。血流经过左室流出道无明显加速。

超声提示：①室间隔缺损（膜周，大，右室面有遮挡），主动脉前壁与室间隔稍有对位不良。②右室双腔心，右室流出道狭窄（重）。③三尖瓣反流（重），三尖瓣脱垂（中），三尖瓣环扩大。④主动脉瓣反流（轻），主动脉瓣脱垂（中），主动脉窦部扩大。⑤左室流出道内异常短小腱索，目前无明显血流动力学改变。⑥永存左上腔。⑦右房扩大，下腔及肝静脉扩张。⑧心律不齐。⑨PE（少量）。⑩腹腔积液（少量）。

心血管内科经食管心脏B超：多切面扫查，左、右房及左、右心耳未见明显血栓影。左心耳排空速度54cm/s。房间隔未见穿过间隔的血彩。室间隔靠主动脉瓣处可见一大小约19mm×10mm风袋样结构向右室膨出，其间可见局部回声失落，直径约12.5mm，大动脉短轴切面位于9～11点方向，可见异常的高速穿隔血流从左室经室间隔缺损口进入右室。右室内局部心肌疏松增厚，右室中部可见一狭窄环约5.6mm，将右室心腔分为主、副两腔。副腔范围约25mm×14mm。狭窄环内交通口可见血流加速，Vmax：2.7m/s。心包腔内可见液暗区6mm。

通过心血管外科心研所心脏B超和心血管内科经食管心脏B超，最终确诊该患者为右室双腔心合并室间隔缺损。我们回顾该患者的CTA冠脉＋全主动脉增强加三维成像影像（病例18图3），也发现了右室双腔心。那右室双腔心能否解释患者目前的临床表现和体征呢？

右室双腔心的病理生理及解剖结构特点是右心室腔被异常肥大肌束或纤维肌隔分隔成近端的高压腔/流入腔（低位）和远端的低压腔/流出腔（高位），两者之间有狭窄的孔道或裂隙相通，高压腔/流入腔靠近三尖瓣，低压腔/流出腔靠近肺动脉瓣，引起右心室流入道与流出道之间梗阻，对右心室内的血液流动产生障碍或阻塞，形成压力阶差。

如果交通孔道或裂隙较大，阻塞程度轻，对血流动力学的影响较轻，否则影响明显。右心室流入腔的排血阻力增加，腔内压力升高，使心壁肥厚，同时也使右心房血流受阻，右心房压升高，严重者出现右心功能不全，周围静脉血液淤积。

多数右室双腔心患者出现症状较晚、较轻，一般无特异性。有的可出现心悸、气短、乏力、发绀等，听诊多数在胸骨左缘第二至四肋间有粗糙的全收缩期喷射性杂音，可伴震颤，有的可出现颈静脉扩张、周围水肿和肝大等。

该患者右室双腔心同时伴有室间隔膜周部缺损，而膜周部缺损正好位于高压腔/流入腔处，因此左心室血液在收缩期时直接左向右分流至高压腔/流入腔，并不明显增加肺循环血流量，所以不会导致左心室扩大。而重度三尖瓣反流是由于靠近三尖瓣的高压腔/流入腔压力升高所致，与肺动脉压力关系不大，所以患者P2并不亢进，肺动脉压力并不高。同时，上述因素导致的高压腔/流入腔和重度三尖瓣反流都会导致患者右心扩大，尤其是右心房扩大为主。

最终患者修正诊断：①先天性心脏病 右室双腔心 室间隔缺损 三尖瓣反流（重度）心脏扩大 心房颤动 不完全性右束支传导阻滞 心功能Ⅳ级；②混合型休克（低血容量性＋心源性）；③低蛋白血症。根据患者病情，请心血管外科会诊后建议转科治疗。但患者家属考虑到患者病情严重、手术风险高、手术费用高。患者多位家属经过商议后，决定暂不考虑手术，放弃手术治疗于6月12日出院。

五、相关知识点

右室双腔心（double chamber right ventricle，DCRV）是一种罕见的先天性心脏病[1]。DCRV通常出现在婴儿期或儿童期，有关成人患者的病例报道较少，容易误诊。DCRV病理解剖学上分为两种类型：肌束型和肌隔型。前者是异常肌束起自室上嵴下方的室间隔，经右心室腔止于右心室流入道部分前壁、前乳头肌根部或靠近心尖的室间隔上；后者是纤维肌隔在右心室流入道与流出道之间形成肌性分隔。

DCRV的病理机制为异常肥厚的肌束将右心室分隔成高压腔（流入腔）和低压腔（流出腔），高压腔靠近三尖瓣，低压腔靠近肺动脉瓣，两者之间有狭窄的孔道或裂隙相通。如果孔道或裂隙较大，阻塞程度轻，对血流动力学影响较轻，如果孔道或裂隙较小，则影响明显，引起右心室流入道与流出道之间梗阻，对右心室内血液流动产生障碍或阻塞，形成压力阶差，右室流入腔的排血阻力增加，腔内压力升高，使心壁肥厚，同时也使右心房血流受阻，右心房压升高，严重者周围静脉血液淤积，右心衰竭。多数患者出现症状较晚、较轻，一般无特异性。有的可出现心悸、气短、乏力、发绀等，听诊多数在胸骨左缘第二至四肋间有粗糙的全收缩期喷射性杂音，可伴震颤，有的可出现颈静脉扩张、周围水肿和肝大等。

DCRV常合并其他心脏畸形或缺陷，常见有膜周部室间隔缺损（VSD）、法洛四联征、三尖瓣下移畸形、右室双流出道、永存左上腔、瓦氏窦瘤破裂等[2]。根据右心室阻塞程度和合并畸形分为四种类型：Ⅰ型，阻塞严重，无VSD或VSD很小，血流动力学表现类似于肺动脉口狭窄；Ⅱ型，阻塞较轻，VSD较大，血流动力学类似于单纯性VSD，早期多为左向右分流；Ⅲ型，阻塞严重，VSD较大，血流动力学类似于法洛四联征，可出现右向左分流；Ⅳ型，合并其他严重的心血管畸形，血流动力学变化比较复杂。

DCRV单纯依靠体检很难明确诊断，因常合并其他心脏畸形或缺陷，故该病症状、体征常被掩盖。因此在诊断时应注意，当胸骨左缘可触及收缩期震颤及杂音，而肺动脉瓣第二心音正常或减弱时，应当进一步行超声心动图检查[3]。DCRV合并VSD时，手术者若因经验不足经右室流出道切口时将肥厚肌束狭窄口误认为室间隔缺损口进行缝合修补必然危及患者生命，此外，DCRV合并VSD时，位于低位流出道狭窄口下方的膜周部VSD可被粗大的肌束遮挡，导致心室水平分流束欠清，彩色血流在流出道内与通过狭窄处的血流混叠等，此时，VSD可被漏诊，需注意和警惕[4]。

DCRV是一种进行性病变，在症状出现之前进行手术可能有益。一旦确诊最有效的治疗方法是使用右心肌剖开术手术切除肥厚或异常组织。DCRV高危疾病人群包括合并室间隔缺损、肺血流量增加及无相关肺动脉高压的快速发作或右心衰竭。手术指征可能包括近端腔和肺动脉之间的压力梯度超过40mmHg，主动脉瓣反流和心力衰竭症状。医源性传导阻滞、三尖瓣受损是主要的手术并发症。如果患者症状轻微且拒绝手术，β-受体阻滞药治疗可能改善一般状况[5]。

六、病例要点及小结

本例患者以反复发作性心悸伴胸闷起病，突然加重。查体发现心脏扩大，第一心音强弱不等，P2不亢，胸骨左缘3～4肋间可闻及4～5/6级收缩期杂音。心电图提示心房颤动伴快心室率，右室肥大。心脏B超提示先天性心脏病，主动脉无冠窦破入右室。但患者的病程、症状和体征均不符合，因此通过进一步检查，最终确诊该患者为右室双腔心合并室间隔缺损。

右室双腔心比较罕见，常合并其他心脏畸形或缺陷，故该病极易误诊或漏诊。当胸骨左缘可触及收缩期震颤及杂音，而肺动脉瓣第二心音正常或减弱时，应当进一步行超声心动图检查。同时，当患者的病程、症状和体征与当前诊断不符合时，一定要进一步检查以明确诊断。

（赵　旺　赵水平：中南大学湘雅二医院）

参考文献

[1]McNeil JS, Vergales JE, Bechtel AJ, et al. Double-chambered Right Ventricle[J]. Anesthesiology, 2019, 130（1）: 150-151.

[2]Nandi D, Shaw M, Taxak A, et al. Double chamber right ventricle with perimembranous VSD with sinus of valsalva aneurysm-An unhitherto assosciation[J]. J Card Surg, 2022, 37（3）: 664-666.

[3]史学功, 肖洁, 金朝龙, 等. 多普勒超声心动图在右室双腔心诊断中的价值[J]. 安徽医科大学学报, 2014, 49（05）: 684-686.

[4]门永忠, 李金生, 林涛, 等. 双腔右心室合并室间隔缺损的临床与超声心动图分析[J]. 中国超声诊断杂志, 2001（08）: 14-16.

[5]Arai N, Matsumoto A, Nishikawa N, et al. Beta-blocker therapy improved symptoms and exercise capacity in a patient with dynamic intra-right ventricular obstruction: an atypical Form of double-chambered right ventricle[J]. J Am Soc Echocardiogr, 2001, 14（6）: 650-653.

病例19

免疫球蛋白轻链型心脏淀粉样变

一、概述

淀粉样变是指体内某种蛋白质β折叠功能障碍，形成淀粉样纤维物质沉积于全身器官或组织，并导致器官功能障碍的一组疾病。引发心脏淀粉样变（cardiac amyloidosis，CA）的前体蛋白主要有：免疫球蛋白轻链和转甲状腺素蛋白。不同淀粉样变前体蛋白所致的心脏淀粉样变的临床表现类似，治疗策略则完全不同。

本例患者为58岁男性，在发现肥厚型心肌病后数年才被找到真实病因。患者临床表现缺乏特异性，曾反复就诊于多家医院，确诊前10天因病情突发加重，转院至心脏科经病理组织活检确诊免疫球蛋白轻链κ型心脏淀粉样变。

二、病例介绍

（一）病史简介

患者男性，58岁。主因"发现肥厚型心肌病数年，胸闷、心慌、气短9个月余，加重1周伴晕厥1次"入院。

患者自述数年前发现肥厚型心肌病，长期服用地尔硫卓、氯沙坦治疗。9个月前起无诱因出现胸闷、心慌、气短、头晕不适，伴四肢无力、下肢水肿，就诊于某医院行冠状动脉造影（CAG）提示冠状动脉粥样硬化、卵圆孔未闭，考虑"右心衰竭、肥厚型心肌病、冠状动脉粥样硬化"予以药物治疗症状好转，平素长期服用地尔硫卓、拜阿司匹林等药物。10天前因乏力不适到门诊就诊，行心脏彩超检查提示存在非梗阻型肥厚性心肌病（病例19图1）。

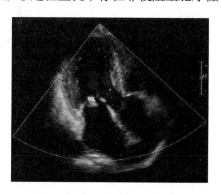

病例19图1　门诊心脏B超检查

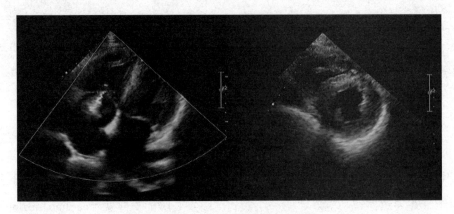

病例19图1　门诊心脏B超检查（续）

①室间隔、左室壁均匀性增厚，室间隔较厚处约1.7cm，左室前壁1.6cm、侧壁1.6cm、后壁1.6cm、下壁1.5cm。M型二尖瓣活动曲线未见二尖瓣收缩期前向运动（SAM运动阴性），静息状态下收缩期显示左室流出道内射流速度不快：0.8m/s。②左房扩大，左室不大，右房饱满、右室不大。③升主动脉稍宽，主动脉瓣回声活动正常。肺动脉未见异常。④二三尖瓣回声正常，收缩期左房侧可见轻度反流信号，右房侧可见轻–中度反流信号。TD显示二尖瓣前瓣瓣根处 e'：7.8cm/s，a'：8.0cm/s。⑤左室各节段室壁运动分析：室间隔、左室壁运动幅度正常；未见室壁变薄、节段性室壁运动异常及矛盾运动。⑥房、室间隔回声连续完整。⑦心包腔内未见积液。

心电图提示窦性心律、P–R间期延长、右束支阻滞、左前分支阻滞和心前区R波递增不良（病例19图2）。

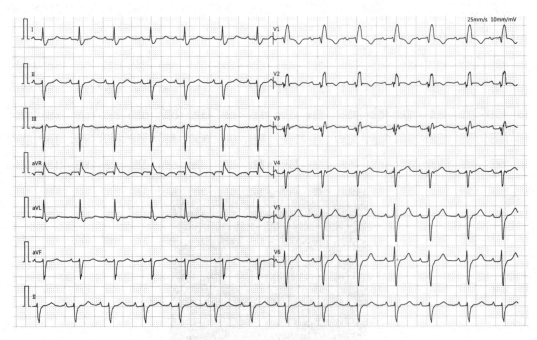

病例19图2　门诊12导心电图

①窦性心律；②P–R间期延长；③右束支组滞；④左前分支阻滞；⑤心前区R波递增不良

NT-proBNP 5268pg/ml（参考范围0～125pg/ml），患者拒绝住院进一步诊治。1周前自觉气短、头晕、心慌不适较前加重，再次就诊于武汉某医院，入院后在16：00左右发生黑矇、意识丧失、跌倒至额头受伤，予以心肺复苏及药物治疗，持续1～2分钟后患者意识恢复，无四肢活动障碍，无大小便失禁，行头颅CT平扫未见异常（口述，未见报告），住院期间动态心电图有心动过缓表现（20次/分左右，口述），为求进一步治疗，来武汉亚洲心脏病医院急诊科，急查血气分析氧分压54mmHg，提示Ⅰ型呼吸衰竭（病例19表1）、肾功能示肌酐水平升高、电解质显示轻度低钠血症、D-二聚体升高，急诊床旁超声提示肥厚性非梗阻型心肌病，以"晕厥待查（心源性？肺栓塞待除外）非梗阻性肥厚性心肌病 心功能不全、Ⅰ型呼吸衰竭、肾功能不全"收入心内科病房。患者自述发病以来精神、睡眠差，食欲可，大小便正常，体力下降，体重较前无明显变化。

病例19表1 急诊血气分析

项目名称	检验结果	参考范围
酸碱度	7.44	7.35～7.45
氧分压	54.0 ↓	83～108mmHg
血浆总 CO_2	22.7	22～28mmol/L
标准碳酸氢根	23.3	21～28mmol/L
组织间液剩余碱	-2.5 ↓	-2～3mmol/L
钠测定	127.0 ↓	137～147mmol/L
钙离子测定	1.09 ↓	1.15～1.27mmol/L
氧合血红蛋白	84.8 ↓	95～98%
去氧血红蛋白	12.5 ↑	0～0.5%
阴离子隙	5.0 ↓	10～20mmol/L
血浆乳酸	1.50	0.5～2.2mmol/L
二氧化碳分压	32.0 ↓	35～48mmHg
血氧饱和度	88.9 ↓	94～98%
实际碳酸氢盐	21.7	21～28mmol/L
剩余碱	-1.7	-2～3mmol/L
钾测定	4.10	3.5～5.3mmol/L
氯测定	104.0	99～110mmol/L
血红蛋白	125.0	110～160g/L
碳氧血红蛋白	2.2 ↑	0.5～1.5%
高铁血红蛋白	0.5	0～3%
葡萄糖测定	6.58 ↑	3.9～5.6mmol/L
血细胞比容	34.0 ↓	38～50.8%

个人史：长期吸烟史30年余，40根/日，已戒半年；无其他疾病史、家族史无特殊。

（二）临床检查

入院查体：体温36.5℃，脉搏63次/分，呼吸18次/分，血压95/67mmHg。右侧额部瘀斑，神志清楚，浅表淋巴结未触及肿大，颈软，颈静脉无充盈，甲状腺未触及肿大。双肺呼吸音清，未闻及干湿性啰音。心界无扩大，心率63次/分，律齐，各瓣膜听诊区未闻及杂音。腹平软，无压痛及反跳痛，肝脾肋缘下未触及。双下肢水肿，双侧足背动脉搏动对称、良好。

辅助检查：冠脉造影提示冠状动脉粥样硬化，冠状动脉肌桥，卵圆孔未闭；门诊和急诊查床旁心脏超声均提示肥厚性非梗阻型心肌病；室间隔、左室壁运动幅度普遍减低，室间隔、左室壁均匀性肥厚，左室流出道未见狭窄，双房扩大，升主动脉稍宽，二尖瓣轻-中度反流，三尖瓣中度反流，左室收缩功能减退，心包少量积液。左室射血分数从58%降至38%。急诊床旁检测肌钙蛋白I 0.083 μg/L（参考范围0～0.023 μg/L）。血细胞分析见病例19表2。急诊十八导心电图提示窦性心律，P-R间期延长，QTc延长，完全性右束支阻滞，心前区R波递增不良。

病例19表2　急诊全血细胞计数

项目名称	检验结果	参考范围
白细胞计数	6.6	（3.5～9.5）×10⁹/L
中性粒细胞百分比	78 ↑	40%～75%
中性粒细胞绝对值	5.1	（1.8～6.3）×10⁹/L
淋巴细胞百分比	11 ↓	20%～50%
淋巴细胞绝对值	0.7 ↓	（1.1～3.2）×10⁹/L
嗜酸性粒细胞百分比	0.7	0.4%～8%
嗜酸性粒细胞绝对值	0.05	（0.02～0.52）×10⁹/L
单核细胞百分比	10	3%～10%
单核细胞绝对值	0.7 ↑	（0.1～0.6）×10⁹/L
单核细胞分布宽度	16.05	0～20%
嗜碱性粒细胞百分比	0	0～1%
嗜碱性粒细胞绝对值	0.03	（0～0.06）×10⁹/L
中性粒/淋巴比值	6.91	
红细胞计数	3.7 ↓	（4.3～5.8）×10¹²/L
血红蛋白	122 ↓	130～175g/L

项目名称	检验结果	参考范围
血细胞比容	35 ↓	40% ~ 50%
红细胞平均体积	96	82 ~ 100fl
红细胞平均 Hb 含量	33	27 ~ 34pg
红细胞平均 Hb 浓度	348	316 ~ 354g/L
红细胞分布宽度	14.49	0 ~ 14.5%
血小板计数	105 ↓	（125 ~ 350）× 10^9/L
血小板压积	0.094 ↓	0.108% ~ 0.272%
血小板平均体积	8.90	5 ~ 15fl
PLT 体积分布宽度	17.35	10 ~ 20fl
有核红细胞绝对值	0.0	（0 ~ 0.0001）× 10^9/L
有核红细胞百分比	0.00	0 ~ 0.0001%

（三）入院初步诊断

1. 晕厥待查 心源性？肺栓塞？

2. 肥厚型非梗阻性心肌病 心功能Ⅱ级；

3. 冠状动脉粥样硬化 冠状动脉肌桥；

4. 卵圆孔未闭；

5. 肾功能不全 CKD Ⅲ期。

三、专家点评

心内科副主任查房意见：患者目前心电监护示窦性心律，心率63次/分，血压104/72mmHg，指脉氧饱和度96%（吸氧后）。查体：右侧额部瘀斑。入科后查白细胞计数6.2×10^9/L，中性粒细胞百分比79%；血浆Ⅷ因子活性测定、血浆D-二聚体水平升高、PaO$_2$水平下降、高敏肌钙蛋白I、NT-proBNP水平均增高、炎性因子、肿瘤坏死因子-α（TNF-α）和白介素（IL-6）水平均增高，肌酐水平升高，糖化血红蛋白、血沉、甲状腺功能和尿常规正常。颅脑CT平扫未见异常。患者目前诊断：①晕厥待查，心源性？肺栓塞？②肥厚型非梗阻性心肌病 心功能Ⅱ级；③冠状动脉粥样硬化 冠状动脉肌桥；④卵圆孔未闭；⑤肾功能不全。患者存在肥厚型非梗阻性心肌病发生晕厥需警惕恶性心律失常，同时存在心功能不全应给予纠正心力衰竭治疗，继续给予呋塞米利尿、尿毒清颗粒护肾、非布司他降尿酸，同时注意纠正离子紊乱等，密切观察患者病情变化。建议完善免疫球蛋白检查、动态心电图、肺动脉增强CT及心脏核磁共振（CMR）等检查。

心内科主任查房意见：患者入院后夜间解小便时突发意识丧失，心电监护示窦性停搏，约3.6秒后出现交界性逸搏心律；心室率约30次/分，立即给予胸外按压，异丙肾上腺素静脉泵入后3分钟，意识恢复，心率恢复窦律，70次/分，血压102/68mmHg。动态心电图结果：窦性心律；房性期前收缩并见连跳，短阵性房性心动过速；偶发室性期前收缩；右束支阻滞；心率变异性分析结果：减低。肺动脉增强CT未见肺动脉栓塞。CMR结果显示（病例19图3）：①心脏形态，左心房、右心房增大，舒张末期室间隔增厚。心包腔少量等量积液。双侧胸腔少量积液。②心脏电影：左室心肌运动幅度弥漫性明显减弱，左室、右室舒张功能、收缩功能中度减低。二尖瓣轻度反流，三尖瓣中度反流。③左室心肌未见水肿。④心肌静息灌注成像：左室心肌未见血流灌注减低。⑤LGE延迟心肌活性成像：左室心肌弥漫性异常稍高/高信号。依据以上描述考虑该患者的诊断：①左室心脏淀粉样变性；②二尖瓣轻度反流；③三尖瓣中度反流；④心包腔少量积液，双侧胸腔少量积液。完善血清蛋白电泳结果显示正常，血清免疫固定电泳和尿免疫固定电泳均提示存在κ型M蛋白，血清游离轻链定量检测比值异常，其中游离轻链kappa检测为345mg/L（6.7～22.4mg/L）（西门子散射比浊法N-Latex）。免疫球蛋白定量结果显示补体C3略低。依据患者血清蛋白电泳、血、尿免疫固定电泳、血清游离轻链结果（病例19图4）结合CMR结果初步诊断为轻链kappa型心脏淀粉样变性（Mayo2004 Ⅲ期）[6]。进一步分析该患者反复出现晕厥症状，外院Holter提示窦性停搏，频发房性期前收缩（未下传，成对），短阵房性心动过速，偶发室性期前收缩，间歇性房室传导阻滞（一度、二度Ⅰ型，2：1下传），完全性右束支传导阻滞和左前分支阻滞，以及院内晕厥发作时出现窦性停搏和交界性逸搏，考虑该患者淀粉样变性累及心脏传导系统；患者本身存在浸润性心肌病，入院Holter检查提示存在室性期前收缩，T波电交替，窦性心率震荡异常，心率变异性降低，为室性恶性心律失常高危患者，依据《心动过缓和传导异常患者的评估与管理中国专家共识2020》针对有心脏性猝死风险的浸润性心肌病的患者，若伴有二度Ⅱ型房室传导阻滞、高度房室传导阻滞，行永久起搏植入是合理的，如有需要且预计生存时间超过1年，应植入带有除颤功能的永久起搏器（证据水平：B-NR非随机）[7, 8]，因此该患者有双腔起搏器ICD指征。患者心功能不佳，围术期注意预防急性心力衰竭发作。另外，ICD双腔植入术时，可取皮下脂肪组织送病理活检协助对心脏淀粉样变的确诊。

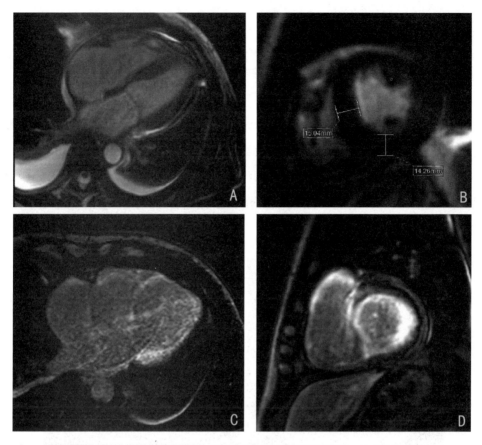

病例19图3　心脏核磁共振检查结果

　　A. 心脏核磁四腔心电影显示双房扩大，二三尖瓣轻度反流；少量心包积液，双侧胸腔积液；
B. 心脏核磁短轴电影显示室间隔、左室壁肥厚；C. PSIR 序列四腔心显示左室透壁性 LGE 强化，右室、
右房壁受累；D. PSIR 序列短轴电影显示左室透壁性 LGE 强化，右室、右房壁受累。

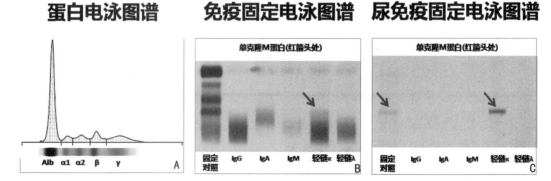

病例19图4　M蛋白检测

　　A：血清蛋白电泳结果正常；B：血清免疫固定电泳为 κ 型 M 蛋白；C：尿免疫固定电泳为 κ 型
M 蛋白

四、诊疗过程及随访

临床给予改善心功能、抑制心室重构等治疗，考虑心脏淀粉样变累及心脏传导系统，综合评估患者手术风险，于入院后第5天顺利完成双腔ICD（波科心律转复除颤器D142）植入，术中留取皮下脂肪组织行病理检查（病例19图5）。起搏器术后心电图。

皮下脂肪组织病理学报告：送检左侧锁骨下皮下脂肪组织（1.1cm×1.0cm×0.5cm），灰黄灰褐色。光镜显示：送检组织内见少量小动脉，小动脉管壁见砖红色淀粉样变物质（病例19图5A），偏振光下呈黄绿色（病例19图5B）。刚果红染色阳性。诊断为淀粉样变。

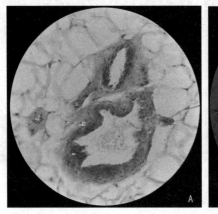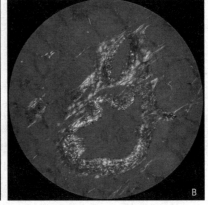

病例19图5　腹部皮下脂肪组织活检（刚果红染色）

A. 光镜显示管壁呈砖红色；B. 偏振光下管壁呈苹果绿色（400倍）

考虑患者心功能不全，术后给予规范的心力衰竭治疗方案，包括控制体液潴留，联合使用沙库巴曲缬沙坦钠、恩格列净、盐酸曲美他嗪、螺内酯等药物改善心肌代谢、改善微循环、改善心脏重塑等治疗。术后第3天，患者诉活动后气短较前减轻，精神、饮食、睡眠可，大小便正常。

术后第7天，患者下肢水肿较前减轻，无胸闷、心悸症状。心电监测提示窦性心律。查体：血压96/62mmHg，脉搏78次/分，神清，自动体位，双肺呼吸音正常，未闻及干湿性啰音。心率78次/分，律齐。腹平软，无压痛，肝脾未扪及，双下肢轻度水肿。左上胸手术伤口愈合，囊袋略肿，扪及波动感，给予常规换药后芒硝外敷。心电图示：窦性心律，右束支阻滞，左前分支阻滞，心前区R波递增不良。胸部正位片显示为心脏起搏器术后，右侧少量胸腔积液。血清铁蛋白正常，血清总铁8.15μmol/L（参考值8.9～32.3μmol/L）。电解质：血钾4.41mmol/L（参考值3.5～5.3mmol/L）。NT-proBNP

5934pg/ml。患者心功能仍差，仍存在体液潴留，继续给予静脉推注呋塞米利尿。术后第8天，患者因自身原因要求办理出院。

出院医嘱：①考虑患者为轻链型心脏淀粉样变，建议出院后至血液科就诊，降低体内单克隆免疫球蛋白轻链的水平，阻止淀粉样变蛋白在重要脏器的进一步沉积，减轻器官的功能障碍。②注意休息，避免起搏器局部热疗，避开强磁场，术后1个月、3个月复诊，行心脏起搏器程控。③控制液体入量，维持出入量平衡，维持体重波动在±1kg以内，门诊复查并调整心力衰竭用药。

出院后随访：ICD植入术后1个月余，无放电。术后1个月因凌晨1点时感心慌、胸闷、眼睑发沉，持续几分钟缓解，伴出汗，复查NT-proBNP 7328.0pg/ml，较前有所增高，血液检查显示血小板计数略低、肾小球滤过率下降和肌酐水平较前升高。心脏彩超提示左室射血分数为46%。遗憾的是患者出院后未到血液科就诊，未接受单克隆免疫球蛋白抑制的治疗，于术后3个月猝死，由于家属未保存起搏器，未能获取发病时心电程控数据。

五、相关知识点

轻链型心脏淀粉样变是一类罕见的浸润性心肌病，由心肌细胞外错误折叠的蛋白纤维沉积所致严重的进行性浸润性疾病[1]。心脏淀粉样蛋白来源常见的有两类前体蛋白，分别为免疫球蛋白轻链（LC）和转甲状腺素蛋白（TTR）。LC主要发生于克隆性B细胞或浆细胞疾病，可伴有骨髓瘤或淋巴瘤。LC导致的淀粉样变性又称为系统性轻链型淀粉样变（AL），原发性轻链型心脏淀粉样变的发病率约为0.8~1.6/100 000[2]，继发性多发性骨髓瘤的心脏淀粉样变相对较为常见。由于临床认识严重不足，筛查不充分，真正的发病率可能会更高，遗憾的是该患者未进一步去血液科就诊[3]。TTR是肝脏合成，参与甲状腺素和视黄醇结合蛋白转运的蛋白质，根据有无TTR基因突变分为遗传型/突变型（ATTRm）和野生型（ATTRwt）心脏淀粉样变[4]。

心脏淀粉样变的临床表现多缺乏特异性，患者从初诊到确诊往往就诊于多个不同科室，临床认识不足，导致误诊、漏诊、诊断延误率高[5]，确诊至死亡间隔时间短[6]。不同来源的前体蛋白所致心脏淀粉样变的临床症状一样，但其临床治疗方式完全不一样，心脏受累程度与患者预后显著相关。因此，针对心脏淀粉样变的病因进行早期诊断显得尤为重要[7]。临床医生可借鉴欧洲心脏病学会（ESC）指南推荐的可疑指征[2]，通过多学科联合会诊，综合进行免疫固定电泳、脂肪组织和唾液腺活检、骨闪烁成像以及基因型检测等"一站式"的心脏淀粉样变的筛查策略[8, 9]，促进心脏淀粉样变的早诊早治、缩短其从入院到确诊的时间[10]。

病理活检仍然是诊断淀粉样变的金标准。累及器官的组织活检阳性率最高（接近90%），如心内膜活检和肾脏活检[2]。替代部位病理活检常是首选方案。轻链型淀粉样变患者腹壁脂肪活检[11]阳性率可达70%，而TTR型淀粉样变则腹壁脂肪活检阳性率较低[4]，首选受累器官活检，部分患者可通过TTR突变基因检测和核素扫描等非侵入性的操作方式进行确诊[10]。如怀疑轻链型心脏淀粉样变时，可采取本案例中执行侵入性操作时，同步行组织活检，无需单独进行侵入性操作[12]。

所有疑似淀粉样变的患者应首先进行血、尿免疫固定电泳检测[13]（病例19图4）。

如检测结果发现M蛋白时应考虑轻链型淀粉样变可能，并进一步骨髓检查，排查是否伴有骨髓瘤或淋巴瘤等疾病。不建议使用血清蛋白电泳进行M蛋白的识别，因为单克隆免疫球蛋白轻链含量低，易被大量多克隆免疫球蛋白覆盖，导致漏诊。《系统性轻链型淀粉样变诊断和治疗指南（2021年修订）》对于淀粉样变实验室检测给出推荐建议（病例19表3），为患者病情全面评估提供重要参考价值。诊断和分型直接决定临床治疗方案的选择，至关重要。

病例19表3 轻链型淀粉样变实验室检测[13]

项目	具体内容
血液检查	血常规； 肝功能：白蛋白、球蛋白、乳酸脱氢酶、碱性磷酸酶、丙氨酸转氨酶、天冬氨酸转氨酶、胆红素； 肾功能和电解质：血清肌酐、尿素氮、尿酸、钾、钠、氯、钙、磷； 心肌损伤标志物：肌钙蛋白 T/I、B 型利钠肽 /N 末端 B 型利钠肽原； 凝血功能； 体液免疫检测：IgG、IgA、IgM、κ 轻链、λ 轻链；血清蛋白电泳、血清免疫固定电泳、血清游离轻链；补体 C3/C4
尿液检查	尿常规、尿蛋白电泳、尿免疫固定电泳，尿本周蛋白检测、24h 尿蛋白定量、24h 尿轻链检测
影像检查	全身骨骼低剂量 CT； 胸部 CT；有条件行全身 PET–CT 或全身核磁类 PET 成像； 超声心动图，心脏磁共振（有条件下进行）； 腹部超声；必要时胃肠道钡餐、胃肠道内镜检查
其他	心电图、24h 动态心电图、神经肌电图、内分泌功能（性腺、肾上腺、甲状腺）、血管内皮生长因子、骨髓荧光原位杂交等

轻链型淀粉样变治疗主要以抑制浆细胞分泌单克隆轻链为主，临床治疗从硼替佐米时代迈入了达雷妥尤单抗的免疫治疗时代[14]。达雷妥尤单抗单药或联合硼替佐米和地

塞米松治疗晚期心脏受累的轻链型淀粉样变均显示良好的安全性和疗效[15]。因此，任何时候确诊患者启动治疗都有可能获益。家族性遗传或老年性突变，临床治疗可采用特异性靶向药物稳定或减少前体蛋白质，防止和延时淀粉样蛋白沉积的药物，如氯苯唑酸、AG10等[4]。

心脏损伤程度直接与淀粉样变患者预后相关，肌钙蛋白I/T、BNP/NTproBNP和血清游离轻链差值（dFLC）是最常用的淀粉样变的预后判断指标[2, 9]。本案例患者确诊时已处于梅奥2004分期系统Ⅲ期，预后中位生存期仅6个月。梅奥2012分期系统增加血清游离轻链作为判断指标，而血清游离轻链受试剂影响，不同品牌之间存在明显的差异[16]，使用血清游离轻链绝对差值时，需要依据各实验室的检测方法学自定阈值。

本例患者的动态心电图虽然室早数量不多、亦未看到室性心动过速，但存在T波电交替、窦性心率震荡异常及心率变异性降低，进行了预防性ICD植入，但在植入ICD数周后仍然出现了心源性猝死。Machraa A等[17]报道一例59岁的男性轻链型心脏淀粉样变患者在植入ICD后几周也发生相同的不良事件。Brown等[18]报道8例植入ICD的心脏淀粉样变患者的生存周期与未植入ICD的患者之间无显著差异；Hamon D等[19]纳入5个中心的45例心脏淀粉样变的研究显示，接受ICD治疗的患者较未接受ICD治疗的患者在二维整纵向应变改善趋势。可见，心脏淀粉样变患者植入ICD是否获益目前仍存在争议，需依据患者病情制订个体化治疗方案，患者的自身病情进展程度与患者预后显著相关，尤其是晚期轻链型心脏淀粉样变预后更差[19]，预防性植入ICD或许与较长的生存期无关[20]。

六、病例要点及小结

1. 轻链型心脏淀粉样变患者临床表现异质性大，导致误诊率和漏诊率高。

2. 心肌肥厚患者需排查是否存在心脏淀粉样变。

3. 血清游离轻链、血、尿免疫固定电泳是筛查和识别原发性轻链型心脏淀粉样变的首选鉴别手段；由于游离轻链含量低，血清蛋白电泳、尿蛋白电泳结果多为阴性，不建议作为原发性轻链型心脏淀粉样变的筛查工具。

4. 心脏三维超声和心脏核磁共振在原发性轻链型心脏淀粉样变的筛查和鉴别诊断上具有重要价值；骨闪烁核素扫描可作为转甲状腺素蛋白心脏淀粉样变的筛查和鉴别诊断工具[21]。

5. 并发心律失常的原发性轻链型心脏淀粉样变预后较差[22, 23]。达雷妥尤单抗对于心脏淀粉样变的心脏功能障碍的缓解具有良好的应用前景[15, 24]，并且轻链型心脏淀粉样变早诊断，早治疗，预后越好。

（范庆坤　张真路：武汉亚洲心脏病医院）

参考文献

[1]Rubin J，Maurer MS. Cardiac Amyloidosis：Overlooked，Underappreciated，and Treatable[J]. Annu Rev Med，2020，71：203-219.

[2]Garcia-Pavia P，et al. Diagnosis and treatment of cardiac amyloidosis：a position statement of the ESC working group on myocardial and pericardial diseases[J]. Eur Heart J，2021，42（16）：1554-1568.

[3]Aimo A，et al. Redefining the epidemiology of cardiac amyloidosis. A systematic review and meta-analysis of screening studies[J]. Eur J Heart Fail，2022，24（12）：2342-2351.

[4]中华医学会心血管病学分会心力衰竭学组，中华心血管病杂志编辑委员会. 转甲状腺素蛋白心脏淀粉样变诊断与治疗专家共识[J]. 中华心血管病杂志，2021，49（04）：324-332.

[5]Chatzileontiadou S，et al. Real world data on light chain cardiac amyloidosis：still a delayed diagnosis[J]. Front Oncol，2022，12：944503.

[6]Baker KR. Light chain amyloidosis：epidemiology，staging，and prognostication[J]. Methodist Debakey Cardiovasc J，2022，18（2）：27-35.

[7]Lim SS，et al. Prompt diagnosis of a wild-type transthyretin cardiac amyloidosis：Role of multimodality imaging[J]. J Chin Med Assoc，2022，85（11）：1101-1105.

[8]Raval M，Siddiq S. Clinical challenges in the management of cardiac amyloidosis complicating aortic stenosis and coronary artery disease[J]. Front Cardiovasc Med，2022，9：1061717.

[9]Kittleson MM，et al. 2023 ACC Expert Consensus Decision Pathway on Comprehensive Multidisciplinary Care for the Patient With Cardiac Amyloidosis：A Report of the American College of Cardiology Solution Set Oversight Committee[J]. J Am Coll Cardiol，2023，81（11）：1076-1126.

[10]Bezard M，et al. Real-Life Evaluation of an Algorithm for the Diagnosis of Cardiac Amyloidosis[J]. Mayo Clin Proc，2023，98（1）：48-59.

[11]Hasegawa K，et al. Abdominal Fat Pad Fine-Needle Aspiration for Diagnosis of Cardiac Amyloidosis in Patients with Non-Ischemic Cardiomyopathy[J]. Int Heart J，2022，63（1）：49-55.

[12]Takano R，et al. Fat biopsy from a pocket of cardiac implantable electronic device：An alternative diagnostic option for cardiac amyloidosis[J]. HeartRhythm Case Rep，2022，8（8）：554-557.

[13]中国系统性轻链型淀粉样变性协作组，国家肾脏疾病临床医学研究中心，国家血液系统疾病临床医学研究中心. 系统性轻链型淀粉样变性诊断和治疗指南（2021年修订）[J]. 中华医学杂志，2021，101（22）：1646-1656.

[14]高雅娟，沈恺妮，李剑. 原发性轻链型淀粉样变诊治进展[J]. 白血病·淋巴瘤，2023，32（1）：22-25.

[15]Kastritis E，et al. Daratumumab-Based Treatment for Immunoglobulin Light-Chain Amyloidosis[J]. N Engl J Med，2021，385（1）：46-58.

[16]Rollborn N，et al. Accuracy of determination of free light chains（Kappa and Lambda）in plasma and serum by Swedish laboratories as monitored by external quality assessment[J]. Clin Biochem，2023，111：47-53.

[17]Machraa A，et al. Sustained ventricular arrhythmia and sinus node dysfunction revealing a cardiac amyloidosis：A case report[J]. Ann Med Surg（Lond），2022，84：104888.

[18]Brown MT，et al. Ventricular arrhythmia burden and implantable Cardioverter-defibrillator outcomes in transthyretin cardiac amyloidosis[J]. Pacing Clin Electrophysiol，2022，45（4）：443-451.

[19]Hamon D，et al. Outcome and incidence of appropriate implantable cardioverter-defibrillator therapy in patients with cardiac amyloidosis[J]. Int J Cardiol，2016，222：562-568.

[20]Bukhari S，Khan B. Prevalence of Ventricular Arrhythmias and Role of Implantable Cardioverter-Defibrillator in Cardiac Amyloidosis[J]. J Cardiol，2023，81（5）：429-433.

[21]Pandey S，et al. Diagnostic performance characteristics of planar quantitative and semi-quantitative parameters of Tc（99m）pyrophosphate（PYP）imaging for diagnosis of transthyretin（ATTR）cardiac amyloidosis：the SCAN-MP study[J]. J Nucl Cardiol，2023，30（4）：1414-1419.

[22]Assaf A，et al. Conduction System Disease in Cardiac Amyloidosis[J]. Trends Cardiovasc Med，2023，S1050-1738（23）00021-X.

[23]Frustaci A，et al. Infiltration of Conduction Tissue Is a Major Cause of Electrical Instability in Cardiac Amyloidosis[J]. J Clin Med，2023，12（5）：1798.

[24]Shen KN，et al. Efficacy and safety of daratumumab in the treatment of advanced light chain amyloidosis[J]. Zhonghua Xue Ye Xue Za Zhi，2022，43（1）：31-34.

病例20

蒽环类药物化疗性心肌病

一、概述

蒽环类药物是实体肿瘤和血液恶性肿瘤的一线化疗的经典药物。蒽环类化疗药物相关心脏毒性发生率5%~6%，常见心血管不良反应包括：心功能不全、心律失常和心包疾病，尤其左心功能不全；蒽环类药物心脏毒性具有明显剂量-效应线性关系，且与累积暴露剂量密切相关[1]。

本例患者有2型糖尿病、高血压病史，确诊左侧乳腺外上象限侵润性导管癌ⅠA期$PT_{1c}N_0M_0$，完成AC-T化疗方案，累积表阿霉素剂量420mg，第三个AC方案化疗后出现完全性左束支传导阻滞，先后出现左、右心房和心室的增大、NT-proBNP增高、cTnI增高，9个月后出现心房、心室扩大及LVEF显著下降。

二、病例介绍

患者女性，63岁，因"反复胸闷、气短3天"于2018-04-07首次入住我院心内科。入院前3天夜间入睡后出现胸闷，持续8小时不缓解，次日至社区卫生中心行心电图，病历记录为V_1~V_4导联ST段抬高，在家中自行服药，胸闷症状缓解，但3天内患者胸闷反复发作，遂急诊就诊，复查心电图：窦性心律，心率114次/分，V_1~V_4导联呈rS型，ST段抬高0.1~0.2mV，V_6导联ST段压低0.1mV伴T波倒置（病例20图1），cTnI 0.17ng/ml（0~0.034ng/ml）与D-二聚体4.63μg/ml（0~0.5μg/ml）显著升高，以"急性冠脉综合征？"收入心内科。

确诊2型糖尿病15年、高血压10年，使用门冬胰岛素控制血糖；12年前因子宫肌瘤行子宫切除术，3年前（2015-11）乳癌行左侧乳腺改良根治术，术后行5次AC-T方案化疗，分别于2015-11-23~2016-02-06每隔21天入院进行1次化疗，第1次、第2次、第3次化疗相同方案：AC方案：A：盐酸表阿霉素（EPI）140mg，d1 ivgtt，C：环磷酰胺（CTX）1.0g，d1 iv；第4次化疗采用AC-T方案：即T：多西他赛注射液［多西紫杉醇（TXT）］0.15g，d1 ivgtt；第5次化疗方案采用AC-T方案，自第6次入院开始，患者因为心脏毒性（具体不详），放弃化疗，后续进行阿那曲唑内分泌治疗，给予唑来膦酸4mg×2次静脉滴注。否认烟酒等不良嗜好。

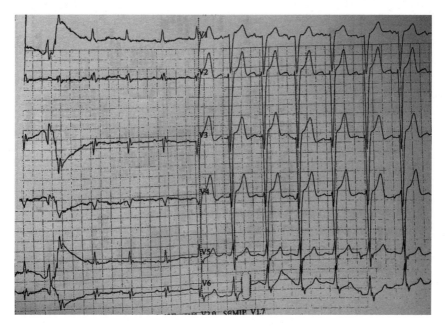

病例20图1　第一次心内科急诊入院前心电图（2018-04-07）

窦性心律，114次／分，肢体导联低电压，T波低平，短阵房速，V_1 ~ V_4 导联呈 rS 型，ST 段抬高 0.1 ~ 0.2mV，V_6 导联 ST 段压低 0.1mV 伴 T 波倒置，QTc：548ms。

体格检查： 体温36.5℃，脉搏89次/分，呼吸14次/分，血压140/90mmHg，BMI 23.5kg/m²，神志清楚，全身皮肤黏膜无黄染、皮疹及出血点，结膜无苍白，巩膜无黄染，颈静脉充盈。左侧乳腺缺如，左侧胸壁见长约10cm手术瘢痕，双肺呼吸音增强，双肺底可闻及细小水泡音，心前区无隆起，未触及震颤，心界向左下扩大，心率89次/分，律齐，心尖可闻及2/6级收缩期吹风样杂音，腹软，无压痛，肝脾未及，墨菲征阴性，腹部未闻及血管杂音，双下肢中度凹陷性水肿。

入院诊断： 急性冠脉综合征，阵发性室性心动过速，2型糖尿病，高血压2级 极高危，左侧乳腺癌改良根治术后。

入院后查血钾4.6mmol/L（3.5 ~ 5.3mmol/L），血钠148mmol/L（137 ~ 147mmol/L），血氯102mmol/L（99 ~ 110mmol/L），心肌肌钙蛋白I（cTnI）0.019ng/ml（0 ~ 0.04ng/ml）；血常规血红蛋白120g/L（110 ~ 160 g/L）；血气分析：pH 7.471（7.35 ~ 7.45），SaO_2 95%，PaO_2 81.5mmHg，$PaCO_2$ 34.2mmHg，D-二聚体4.33μg/ml（0 ~ 5μg/ml），纤维蛋白降解产物（FDP）13.9μg/ml（0 ~ 5μg/ml），NT-proBNP 10600pg/ml（0 ~ 450pg/ml）；甲功、肝炎系列、HIV、梅毒均未见异常。肝功：总蛋白61.7g/L，白蛋白36.4g/L，谷丙转氨酶188U/L（7 ~ 50U/L），谷草转氨酶70U/L（13 ~ 40U/L）；肿瘤标识物：CEA、CA125、CA153正常；肺CT显示左乳癌术后改变；右乳内钙化灶；右肺上叶

及左肺下叶背段粟粒、微结节，较前2016-10-17片左肺下叶背段结节为新发；右肺上叶钙化灶；主动脉冠状动脉硬化，甲状腺改变，左侧肾上腺低密度灶；腹部超声：轻度脂肪肝，肝内钙化灶、胆脾胰肾均未见异常。

心脏超声（2018-04-07）示：左心系统及右房增大，右心室大小正常，左房收缩内径40mm×65mm，右房收缩内径40mm×56mm，左室舒张末径66mm，左室射血分数30%，节段性室壁运动异常；左室前壁、前后间隔中间段至尖段运动消失；左室下壁基底至中间段运动消失；各瓣膜活动、形态良好；主肺动脉内径增宽直径29mm，升主动脉内径正常，腔内未见异常回声。

彩色多普勒血流显像（CDFI，病例20图2）：主动脉瓣轻度反流、二尖瓣中度反流、三尖瓣中重度反流，峰值流速3.4m/s，估测肺动脉收缩压（sPAP）46mmHg；心包腔内探及无回声：左室后壁后2mm（D）-4mm（S），右室前壁前3mm（D）-6mm（S），左室侧壁2mm（D）-4mm（S），A/E75/117，E/e'3，静息状态下左室整体收缩功能减低、舒张功能呈假性正常化状态。

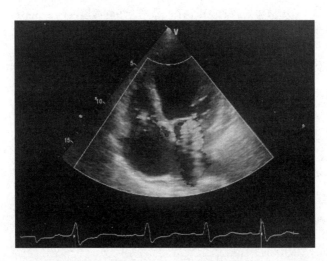

病例20图2　彩色多普勒血流显像CDFI：二尖瓣中度反流、三尖瓣中重度反流

冠脉造影（2018-04-08），LM：正常；LAD、LCX未见明显狭窄，RCA：中段内膜不光滑，右冠优势型。

动态心电图（2018-04-10）：窦性心律，心搏总数10 4321次/22小时40分钟，平均心率77次/分，完全性左束支传导阻滞（CLBBB），偶发房早147个/日，短阵房速11阵/日，最长7次组成，偶发室早31个/日，ST-T：$V_4 \sim V_6$基线呈水平或下垂型下移0.1 ~ 0.2MV，伴T波倒置或双向改变。

入院诊断：①蒽环类化疗药物诱导心肌病，二尖瓣中度关闭不全、三尖瓣中-重度关闭不全，慢性心力衰竭急性加重，心功能NYHA Ⅱ级，心律失常-完全性左束支传导阻滞、偶发房早、短阵房速、短阵室速，肺动脉高压（中度）。②糖尿病；③高血压2级；④左侧乳腺癌改良根治术后。

患者为老年女性，出现典型的胸闷伴有心力衰竭等不适症状3天，有糖尿病和高血压等易患因素，cTnI增高提示心肌损伤，但此次入院冠脉造影未见明显狭窄，心电图无明显动态演变，除外血栓自溶可能；cTnI增高原因可能为抗肿瘤药物所致心肌损伤，亦可能与心力衰竭相关的慢性心肌损伤有关。

初步治疗方案：患者以"胸闷、气短"为主诉入院，虽然为绝经后女性、合并2型糖尿病史且此次入院行冠脉造影未见明显狭窄，心电图近半年无明显变化，近1个月出现活动后胸闷、气短症状，结合患者化疗病史、心脏超声、冠脉造影结果，排除冠心病，考虑蒽环类化疗药物表阿霉素诱导心肌病导致的心力衰竭。治疗：重组人脑钠肽连续3天泵入、呋塞米20mg静脉注射，心力衰竭治疗方案为培哚普利4mg/d，螺内酯20mg/d，琥珀酸美托洛尔23.75mg/d，逐步增加至最大耐受量，门冬胰岛素早12U，晚14U皮下注射控制血糖。

三、专家点评

该患者诊断明确，主要诊断蒽环类药物诱导心肌病，依据同2018年前次入院，该患者病情演变还是会给我们带来很多教训与启示。该患者既往有2型糖尿病、高血压病史，58岁行左侧乳腺癌改良根治术，术后诊断：左侧乳腺外上象限侵润性导管癌 Ⅰ A期 $PT_{1c}N_0M_0$，术前心脏超声主动脉瓣钙化并轻度关闭不全、左室射血分数64.5%，心电图无明显异常，术后2周采用AC-T方案化疗（A：蒽环类药物表阿霉素，C：环磷酰胺，T：多西紫杉醇），前3次采用AC方案，累积表阿霉素使用剂量420mg，自第3次化疗，患者出现左房增大，左束支传导阻滞表现，家属拒绝继续使用蒽环类药物化疗；第4次化疗改用T方案（多西紫杉醇TXT 0.15g d1 ivgtt），患者白细胞减低、肝功能损害，给予保肝升白药物，消化道症状缓解，血像恢复后继续第5个疗程T方案化疗，患者再次出现严重消化道反应，血常规提示Ⅳ度骨髓移植，并于化疗结束后反复出现心脏不适，心内科会诊提示轻度心肌损害，患者在完成AC×3＋T×2周期后，拒绝继续化疗，HER2基因扩增阳性，因担心曲妥珠单抗对心脏不良反应，拒绝赫赛汀治疗，改为内分泌治疗，化疗结束后6个月再次入院胸部CT与半年前无明显变化，左侧肾上腺结节考虑腺瘤、脂肪肝，甲状腺超声：甲状腺右叶低回声，CEA 1.52ng/ml，CA125 14.30U/ml，CA153 9.20U/ml，继续内分泌治疗，此后多次复查显示肿瘤无明显进展。

四、诊疗过程及随访

患者于2023年3月22日以"胸闷、气短10天"为主诉再次入住心内科,是无明显诱因静息状态下出现胸闷、气短,活动后明显,休息约2~3分钟缓解,并有夜间胸闷、气短,坐起后可缓解,我科以"慢性心力衰竭 急性失代偿"为主要诊断收入院,发病期间无发热、咳嗽,饮食量少,二便正常。既往史同前述。

入院查体:双肺可闻及干湿性啰音,心界向两侧扩大,心率86次/分,律齐,心尖及各瓣膜听诊区可闻2/6级病理性杂音,未闻及心包摩擦音,双下肢中度水肿。

入院后完善各项检查:血常规、尿常规、肝肾功能、电解质、肌钙蛋白、D-二聚体均正常。NT-proBNP 11000pg/ml,支持心力衰竭诊断,HbA1c 6.7%,纤维蛋白原5.96mmol/L,三酰甘油1.31mmol/L,总胆固醇5.30mmol/L,高密度脂蛋白胆固醇0.96mmol/L,低密度脂蛋白胆固醇3.83mmol/L,FT_3 5.01pmol/L,FT_4 18.38pmol/L,促甲状腺激素3.490μIU/ml,均正常。

胸部CT:右肺上叶磨玻璃灶(大者直径0.7cm,右肺上、中叶粟粒结节;右肺上叶钙化灶;双肺条索灶;双肺少许间质性改变;左乳术后改变;右乳钙化灶,心脏增大,心包不厚,肺动脉高压、肺动脉增宽? 主动脉硬化;纵隔淋巴结稍大;左侧肾上腺区见直径1.9cm的类圆形低密度影,CT值约7HU,考虑肾上腺区囊性灶。

动态心电图(2023-03-25)示:窦性心律,心搏总数87817次/21小时3分钟,平均心率69次/分,完全性左束支传导阻滞,偶发房早6个/日,短阵房速11阵/日,偶发室早2个/日,继发性ST-T改变。

心脏超声(2023-03-22)示:继发性心肌病(化疗后),左房、左室及右心房增大(左室舒张末径78mm,左房收缩末左右径55mm×65mm,右房收缩末左右径50mm×60mm),左室射血分数26%,室壁运动弥漫性减弱;主动脉增厚、钙化,瓣膜开放尚可,关闭对合不拢,余瓣膜形态、活动良好;升主动脉及主肺动脉内径正常,腔内未见异常回声;CDFI:AR轻度、MR中度、TR轻度,峰值流速4.0m/s,估测PAPr 74mmHg;心包腔内探及无回声,舒张期:左室后壁后3mm,右室前壁前2mm,左室侧壁3mm,静息状态下左室整体收缩功能明显减低、组织多普勒超声测定:二尖瓣瓣环TDI(室间隔):S' 3cm/s,E'3cm/s,E/e'32。

结合二尖瓣前向血流频谱,静息状态下左室整体舒张功能呈假性正常化状态(病例20图3)。

心脏核磁平扫+增强((2023-3-27):左心房前后径为40.5mm,右心房经为前后径39.1mm，左心室舒张末期内径为76.3mm。电影MR所示：左室壁运动明显减弱，所示二、三尖瓣反流，以二尖瓣为著，心包及双侧胸腔未见明确异常信号影。升主动脉略宽，最宽约3.3cm，肺动脉干略宽，最宽约3.5cm，T2抑脂像所示左心室未见明确异常信号影。基底段水平：前壁7.8mm，前间壁10.6mm，下间壁6.5mm，下壁7.5mm，下侧壁7.2mm，前侧壁6.9mm；乳头肌水平：前壁4.8mm，前间壁4.2mm，下间壁5.4mm，下壁6.1mm，下侧壁4.5mm，前侧壁4.4mm；心尖区水平：前壁4.5mm，下壁3.6mm，间壁4.3mm，侧壁4.1mm；LVEF 18%，EDV 381ml，ESV 312ml，SV 69ml，CO 4.9L/min。

心肌静息灌注成像（病例20图4）：心肌内未见明确异常灌注区；心肌延迟活性成像：所示左室前间壁、下间壁、下壁（基底段-乳头肌水平）心肌内见线性延迟强化影及心肌损伤表现。

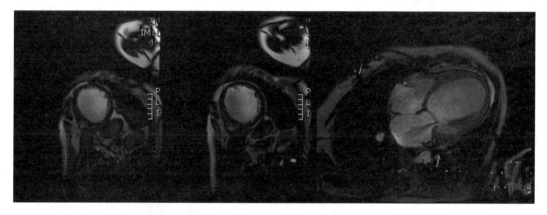

病例20图3 心脏核磁显像（CMR）电影序列显示左心室明显扩张，二尖瓣反流

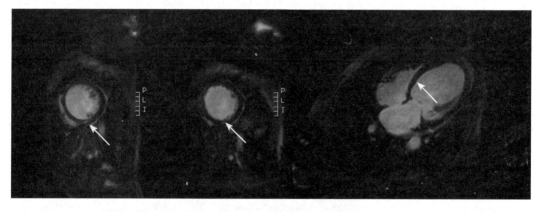

病例20图4 心肌静息灌注成像

白箭头所指区域提示心肌损伤改变（前面两幅图是心脏短轴位延迟增强图像，最后是心脏四腔心延迟增强图像。白箭头所指区域是心肌出现钆延迟强化（late gadolinium enhancement，LGE）。提示心肌出现纤维化，存在心肌损伤结合病史及影像，考虑心力衰竭改变；所示左室前间壁、下间壁、下壁（基底段-乳头肌水平）心肌异常强化，考虑纤维化改变；左心增大；左室收缩功能明显减弱；二、三尖瓣反流；肺动脉高压征象；升主动脉略宽。

患者完全性左束支传导阻滞，LVEF 18%，NYHA Ⅳ级，心电图及监护发现室速，建议患者行CRT-D，改善心功能、预防猝死，但预期寿命也是需要考虑的因素，患者拒绝，也未再勉强，入院期间重组人脑钠肽（0.023mg/h）泵入，纠正心力衰竭，呋塞米20mg/d，利尿，给予琥珀酸美托洛尔23.75mg/d、螺内酯20mg/d、达格列净10mg/d、芪苈强心胶囊6粒/日、二甲双胍0.5g/d、匹伐他汀治疗2mg/d、地高辛0.125mg/d，沙库巴曲缬沙坦100mg/d。

五、相关知识点

《2022 ESC心脏肿瘤学指南》[2]就CTR-CVT的定义、诊治和预防及癌症直接或间接所致CVD管理提供了具体指导。建议对于CTR-CVT患者，需通过MDT来平衡癌症治疗中断的风险/收益。整个癌症护理过程中，将不必要的治疗中断和CTR-CVT降至最低，从而促进癌症治疗，也将CTR-CD的管理深入细化到不同肿瘤治疗方案，CTR-CVT国际定义更新-CTR-CD，强调多模态、全方位基线危险因素评估，心衰协会-国际肿瘤心脏病学协会（HFAICOS）强调了在以往评估工具（如病史、体格检查、心电图、生物标志物、心脏影像学）基础上，引入心肺功能评估及基因筛查更全面的评估心血管健康状态及CTR-CVT的危险分层的概念，抗肿瘤药物相关的心血管毒性主要包括9个方面：心功能不全、心包疾病、心脏瓣膜病、冠状动脉疾病、心律失常主要是Q-T间期延长、高血压、血栓、外周血管疾病和脑卒中、肺动脉高压；而蒽环类药物心脏毒性主要表现在：心功能不全与心力衰竭、心律失常与心包疾病，主要表现为左心功能不全。

1. 蒽环类药物心脏毒性的发生机制

（1）蒽环类药物通过酶或非酶途径产生氧自由基，引起心肌损伤。

（2）蒽环类药物的蒽醌集团在多种还原酶及NADPH脱氢酶等酶系统作用下，还原为半醌自由基，半醌自由基与其他电子供体之间交换电子交换产生过量的活性氧（ROS），氧自由基过量超过线粒体和肌浆网的解毒能力而损伤心肌。

（3）蒽环类药物通过非酶途径与铁形成螯合剂，再经过氧化还原循环产生氧自由基，蒽环-铁螯合物对心肌细胞膜磷脂结合力很高，当与心磷脂结合后，会导致细胞膜功能的损伤，而产生心脏毒性，右雷佐生可以降低线粒体铁离子水平，预防心肌损伤。

（4）拓扑异构酶Ⅱβ是蒽环类药物诱导心肌损伤的关键介质，通过改变DNA复制、染色体凝缩和姐妹染色体双链分离的拓扑异构而发挥作用；右雷佐生通过与蒽环类药物竞争性地与拓扑异构酶Ⅱβ结合而起到心肌保护作用。

2. 心功能不全诊断标准　具有下面一项或多项临床表现，但不包含化疗/靶向药物使用早期亚临床心血管损伤表现。

（1）LVEF降低的心肌病，包括整体室壁运动降低或室间隔运动明显降低。

（2）充血性心衰（CHF）的相关症状。

（3）CHF的相关体征，如第三心音奔马律、心动过速或两者都有。

（4）LVEF较基线降低至少5%至绝对值<55%，伴随LVEF症状与体征，或LVEF较基线降低至少10%至绝对值<55%，未伴随症状和体征。

表阿霉素使用剂量>900mg/m^2，属于大剂量，心力衰竭发生率0.9% ~ 11.4%，另有研究显示表阿霉素使用剂量>720mg/m^2，心力衰竭发生率4% ~ 15%，本例表阿霉素累积剂量420mg，属于低剂量，心力衰竭发生率没有明确数据。但蒽环类药物没有绝对的安全剂量，决定心脏毒性个体差异的因素尚不明确，可能与患者体内相关代谢基因的差异性有关。

3. 蒽环类相关心功能不全患者的管理　蒽环类药物化疗前和化疗期间有氧运动的有益作用已被证实，推荐用于发生CTRCD的癌症患者。

（1）有症状的抗肿瘤治疗相关心功能不全：建议无论高或中危风险的患者都要考虑暂停蒽环类药物治疗，并进行和多学科团队管理、给予积极的抗心力衰竭治疗。使用血管紧张素转换酶抑制剂（ACE-Ⅰ）/血管紧张素Ⅱ受体拮抗剂（ARB）或脑啡肽酶抑制剂结合血管紧张素Ⅱ受体拮抗剂（ARNI），β受体阻滞剂（βB），也可使用钠葡萄糖协同转运蛋白2抑制剂（SGLT2）和盐皮质激素受体拮抗剂，除非这些药物禁忌或不耐受。参照2021年ESC急性诊断和治疗指南和慢性心衰推荐ACEI和（或）ARB、βB滴定至目标剂量[3, 4]。

（2）无症状的蒽环类相关心功能不全患者：高或中风险患者要考虑暂停蒽环类药物治疗和多学科团队管理并给予心力衰竭治疗，如果轻微则继续蒽环类治疗并进行心血管监测，测定GLS，如GLS降低>15%或cTn升高、NP升高，推荐ACEI/ARB和/或β受体抗心衰治疗。

（3）对发生轻度或中度症状性CTR-CD或中度或重度无症状CTR-CD的患者，HF治疗下左心室功能恢复后，建议MDT讨论重新开始蒽环类药物化疗。如果有令人信服的理由继续蒽环类药物化疗，除了继续使用目标剂量的ACE-Ⅰ/ARB和β受体阻滞药外，有其他三种策略，首先，尽量减少蒽环类药物剂量；其次，改用脂质体蒽环类制剂；再次，预处理，在每次蒽环类药物化疗前使用右雷佐生对于CTRCD后重新开始蒽环类药物化疗患者，以及在继续蒽环类药物化疗期间有轻度无症状CTRCD患者，建议每1～2个周期进行一次密切的心脏监测。

有症状的CTRCD患者根据危险分层的不同采取不同的策略，轻度患者MDT专家决定中断或继续蒽环类化疗，中或高风险的患者中断或停止AC并进行MDT会诊，给予心衰治疗。

无症状的CTRCD患者，高危、极高危患者中断治疗蒽环类化疗并MDT会诊进行心力衰竭治疗，低危患者继续蒽环类化疗并心血管监测，如果BNP增高、GLS增加＞15%或者cTn增高，启动ACEI和（或）ARB治疗

（4）监测策略：接受蒽环类药物治疗前、治疗中、治疗后12个月内的监测策略。

建议所有癌症患者在接受蒽环类药物治疗前进行基线超声心动图检查，所有接受蒽环类药物化疗的成年人，在完成治疗后12个月内超声心动图检查，对于高危和极高危患者，建议在完成治疗后3个月内每2个周期进行一次超声心动图检查，对于中等风险的患者在使用阿霉素或阿霉素累积剂量≥250mg/m^{2}后，可考虑进行额外的超声心动图检查，建议高危和极高危患者在接受蒽环类药物治疗前测定利钠肽和肌钙蛋白基线水平。肿瘤治疗结束后心血管疾病风险再评估应持续至肿瘤治疗结束后12个月，以下人群需在肿瘤结束后进行长程随访：①基线HFA-ICOS风险评估的高风险或极高风险患者；②接受远期心血管毒性风险较高的肿瘤治疗的患者；③肿瘤治疗期间出现中重度的CTR-CVT；④超声心动图提示新发的心功能异常、心脏生物标志物新发升高或在治疗结束时（治疗3个月或12个月）新发的心血管症状。

儿童、青少年、成人肿瘤幸存者分别在肿瘤治疗后根据新的有症状的心血管病风险进展、心血管病风险再评估、患者教育及心血管病风险最优化管理，分别在1年、3年、5年进行心脏超声再评估。

六、病例要点及小结

患者为老年女性，既往有2型糖尿病病史。确诊左侧乳腺外上象限侵润性导管癌ⅠA期PT$_{1c}$N$_0$M$_0$，完成AC×3＋T×2周期后，累积表阿霉素剂量420mg，第三个AC方案化疗出现左房扩大，完全性左束支传导阻滞等心肌损伤表现，患者拒绝AC方案治疗，HER2阳性，因担心曲妥珠单抗对心脏不良反应，拒绝赫赛汀（注射用曲妥珠单抗，本品单药适用于接受了手术、含蒽环类抗生素辅助化疗和放疗后的HER2过度表达乳腺癌的辅助治疗），改为内分泌治疗。

化疗期间心肌损伤标志物及超声心电图变化，第4次化疗即开始出现NT-proBNP增高，第6次化疗前发现cTnI增高，从第一次化疗开始，左、右心房与心室即有不同程度增大，至化疗结束后9个月随访，发现显著的房室增大及LVEF的显著下降。逐渐出现典型的心力衰竭表现，最后进入终末期心力衰竭阶段，提示关注和加强对蒽环类化疗诱发的心肌损害监测和随访的必要性。

（于　勤：大连大学附属中山医院）

参考文献

[1]马军，秦叔逵，沈志祥. 蒽环类药物心脏毒性防治指南（2020年版）[J]. 临床肿瘤学杂志，2020，18（10）：925-934.

[2]Lyon AR，Lópe z-Fernández T，Couch LS，et al. 2022 ESC guidelines on cardio-oncology developed in collaboration with the European Hematology Association （EHA），the European Society for Therapeutic Radiology and Oncology （ESTRO） and the International Cardio-Oncology Society （IC-OS） [J]. Eur Heart J，2022，43（41）：4229-4361.

[3]McDonagh TA，Metra M，Adamo M，et al. 2021 ESC guidelines for the diagnosis and treatment of acute and chronic heart failure：developed by the task force for the diagnosis and treatment of acute and chronic heart failure of the european society of cardiology （ESC） with the special contribution of the heart failure association （HFA） of the ESC[J]. European Heart Journal，2022，75（6）：523.

[4]Heidenreich PA，Bozkurt B，Aguilar D，et al. 2022 AHA/ACC/HFSA guideline for the management of heart failure：a report of the american college of cardiology/American heart association joint committee on clinical practice guidelines[J]. Circulation，2022，145（18）：e895-e1032.

病例21

新型冠状病毒性心肌炎

一、概述

新型冠状病毒（COVID-19）感染的主要临床表现是呼吸系统症状，但也可累及全身各个系统，包括心血管系统[1]。回顾性研究显示，约12%新冠病毒感染住院患者可能存在心肌损伤。

本例患者为新型冠状病毒性心肌炎，不合并肺部的损伤。患者为青年女性，急性左心衰竭起病，肌钙蛋白持续升高，心电图低电压、ST段抬高，结合心脏核磁及新冠感染病史，最终诊断新型冠状病毒性心肌炎。

二、病例介绍

（一）病史简介

主诉： 患者女性，42岁，因"胸闷、气促3天"于2022年12月22日入院。

现病史： 患者自诉3天前无明显诱因出现胸闷、气促，伴胸背部持续性酸痛，快走、爬楼时加重，伴乏力、恶心，伴头晕、头痛，偶有咳嗽，无发热、咳痰，无心悸、晕厥，无夜间阵发性呼吸困难，无下肢水肿。2022年12月21日于当地医院就诊，查肌钙蛋白I（cTnI）10.44ng/ml（参考值0～0.03ng/ml），N端脑利钠肽前体（NT-proBNP）7373pg/ml（参考值0～125pg/ml），新型冠状病毒核酸检测（＋）；心脏彩超：室壁运动弥漫性减弱，左室射血分数32%；冠脉CTA、肺部CT均未见明显异常，诊断为"重症心肌炎？心肌梗死？"，建议上级医院就诊。12月21日我院急诊查肌酸激酶同工酶（CK-MB）＞80ng/ml（参考值0～5ng/ml），cTnI 0.6ng/ml（参考值0～0.3ng/ml），NT-proBNP 18781pg/ml（参考值＜132pg/ml），遂以"胸闷、气促查因"收入我科。患者本次起病以来，食欲差，睡眠欠佳，大小便正常。

既往史： 既往体健，已规律接种新冠疫苗3针，无烟酒史，无毒物接触史。

家族史： 父母健在，否认家族性遗传病史。

婚育史、月经史均无特殊。

（二）临床检查

入院查体： 体温36.4℃，脉搏102次/分，呼吸18次/分，血压84/64mmHg，血氧饱和度98%（未吸氧状态下）。心界无扩大，心律齐，心音稍低，未闻及明显病理性杂音。肺部、腹部（－），双下肢无明显水肿。

入院后化验检查：NT-proBNP 23787.0pg/ml↑；肌酸激酶148U/L，肌酸激酶同工酶34.9U/L↑，cTnT 744.00pg/ml↑，三酰甘油3.25mmol/L↑，总胆固醇3.51mmol/L，低密度脂蛋白胆固醇2.16mmol/L，高密度脂蛋白胆固醇0.72mmol/L；降钙素原0.13ng/ml（参考值0~0.05ng/ml）；甲状腺抗体TPO、TRAb（＋）；新型冠状病毒核酸检测（＋）。血尿便常规、肝肾功能、电解质、凝血功能、甲功三项、血沉、C反应蛋白、白介素-6、自身免疫抗体、甲/乙流感病毒、CMV、HSV、EBV核酸均阴性。

心电图（病例21图1）示：窦性心动过速，QRS低电压，多导联PR段压低，ST段轻度抬高。

心脏彩超（病例21图2）示：（左心房内径32mm，左心室内径50mm，右心房内径29mm，右心室内径28mm，E/A＜1，射血分数34%）。①左房增大，左室正常高值；②室壁运动弥漫性减弱欠协调；③二尖瓣、三尖瓣、肺动脉瓣（轻度）反流；④心包积液（少量5~6mm）；⑤左心功能减退。动态心电图示偶发房性期前收缩、室性期前收缩。

心脏核磁（病例21图3）示：基底段、中央段间隔壁、下壁及侧壁见线状、斑点状延迟强化。

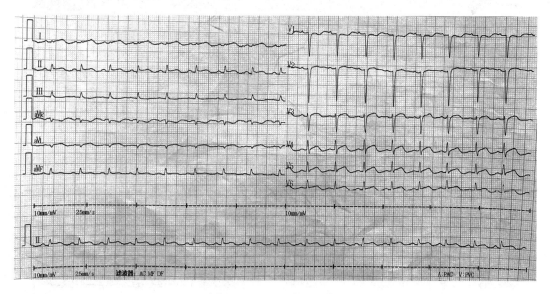

病例21图1　入院时心电图

窦性心动过速，QRS低电压，多导联PR段压低，ST段轻度抬高

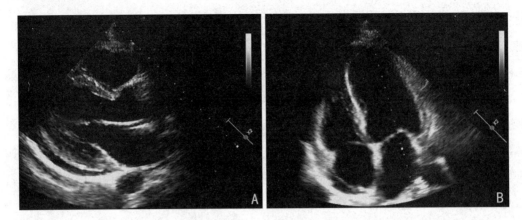

病例21图2　经胸超声心动图

左房稍大，左室正常高值，室壁运动弥漫性减弱，少量心包积液。A：左室长轴切面，B：心尖四腔心切面

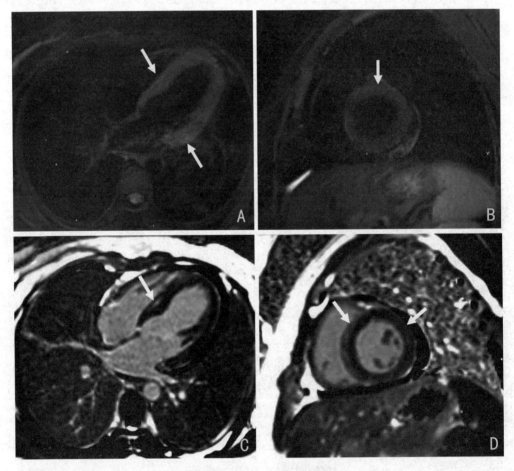

病例21图3　心脏核磁共振

A、B：白色箭头示室间隔及左室侧壁可见心肌水肿；C、D：白色箭头示左室基底段、中央段间隔壁、下壁及侧壁线状、斑点状延迟强化

三、专家点评

本例患者急性起病，左心衰竭，肌钙蛋白持续显著升高，心电图出现典型广泛导联低电压，ST段抬高的改变，符合急性心肌炎表现，需要与MINOCA、应激性心肌病相鉴别；其次需要明确心肌炎病因（感染、自身免疫、药物毒物等）。①诊断方面：急性心肌炎的诊断金标准包括心肌磁共振或者心内膜下心肌活检，目前心肌活检条件有限，若心脏核磁共振提示心肌水肿或心肌纤维化，则可以明确诊断为急性心肌炎。②病因方面：患者当地新冠病毒核酸检测阳性，若无其他病毒感染的依据，考虑诊断新冠病毒性心肌炎是合理的。③治疗方面：该患者目前心力衰竭症状相对稳定，后续治疗以抗心力衰竭等对症支持治疗为主，由于抗病毒药物短缺，新冠感染已超过3天，需要根据炎症水平选择合适的免疫调节方案，警惕发展为暴发性心肌炎。

本病例的最主要特点是，患者无肺部损伤表现，仅出现急性心包心肌炎表现。有研究提示，新冠病毒相关心肌炎与新冠相关肺部损伤的发生无相关性。因此单纯急性心肌炎或心包炎表现的患者，也需要筛查SARS-CoV-2病毒。

四、诊疗过程及随访

患者入院后持续监测心电图、出入水量，予以休息、饮食、改善心肌能量代谢等对症治疗，适当的扩血管、利尿、强心改善左心衰竭症状。患者入院时新冠感染已超过5天，新冠病毒核酸CT值＞30，因此未使用抗病毒治疗（奈玛特韦片/利托那韦或阿兹夫定）；其次患者的炎症因子水平不高，无暴发性心肌炎等炎症活跃表现，未使用抗炎治疗。出院前复查肌钙蛋白正常，心脏彩超示左心房内径38mm，左心室内径49mm，右心房内径33mm，右心室内径30mm，E/A＞1（e'/a'＜1），射血分数50%。左房增大；室壁运动欠协调；二三尖瓣（轻度）反流；肺动脉稍宽，肺动脉瓣（轻度）反流；心包积液（少量5～7mm）；左室收缩功能正常低值。出院时患者气促基本缓解，日常活动不受限，无胸闷、下肢水肿。出院后嘱患者坚持口服沙库巴曲/缬沙坦、美托洛尔、螺内酯、达格列净，改善心力衰竭预后。

出院1个月后，患者门诊复查心电图（病例21图4）正常，心脏彩超：左心房内径33mm，左心室内径50mm，右心房内径29mm，右心室内径30mm，E/A＞1，射血分数61%。二尖瓣轻度反流，左心功能测值正常范围。复查结果显示心电图低电压消失，左房、左室缩小，射血分数值明显改善，心包积液消失，提示病情好转。因心脏核磁示心肌纤维化，为预防心肌炎后心肌病，建议继续抗心肌重构治疗，定期复查心脏彩超。

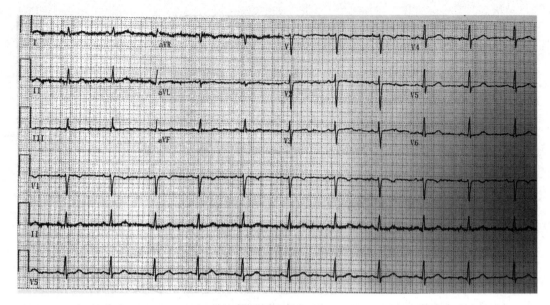

病例21图4　出院1个月后复查心电图（窦性心律，正常心电图）

五、相关知识点

新型冠状病毒感染患者出现心肌损害，肌钙蛋白水平升高，但早期数据缺乏心脏核磁或心肌活检的数据，无法明确是系统炎症还是病毒性心肌炎所致，但COVID-19与急性心肌损伤的关联在致病机制和病例报道中都有据可依。特殊的是，新冠病毒相关心肌炎的发病率高于以往每年病毒性心肌炎的全球发病率（4～14/100 000）[2-3]。

新型冠状病毒相关性心肌炎，根据病因可分为三种类型：①SARS-CoV-2病毒性心肌炎；②多系统炎症反应相关心肌炎；③mRNA疫苗相关心肌炎。据报道，20岁以上人群中新冠感染相关性心肌炎发病率约0.45‰。而新冠感染住院的患者心肌炎的发病率更高（2.4‰～4.1‰），其中57.4%患者不合并新冠肺炎，38.9%患者出现暴发性心肌炎[4]。在接种mRNA疫苗的人群中，mRNA疫苗接种相关心肌炎的发生率为每100万剂次3～69例[5]。

目前认为新冠病毒感染导致心肌损伤的主要机制有三类：①病毒直接侵袭心肌细胞；②病毒引起炎症反应及细胞因子风暴；③病毒侵犯其他脏器导致的严重低氧等全身情况。新冠病毒感染是单股正链RNA病毒，通过病毒表面的S蛋白与宿主细胞的血管紧张素转换酶2（ACE2）偶联引起新冠病毒感染。ACE2大量存在于心脏中，病毒S蛋白与心肌细胞ACE2识别后可能引起细胞凋亡，其次病毒或心脏抗原释放，导致免疫激活。同时，新冠病毒感染时合并多器官衰竭、缺氧、灌注不足和凝血系统激活等也有可能间接导致心肌损伤[6]。

根据美国心脏病协会（ACC）的定义标准，确诊新冠病毒感染引起的心肌炎需要满足以下4条标准：①心脏症状；②心肌标志物升高；③心电图/超声心动图异常；④心脏核磁共振检查/心内膜下心肌活检存在活动性心肌炎表现。新冠病毒感染引起心肌损伤的首发症状以非特异性的急性症状为主；心脏广泛受累时，患者可出现呼吸困难、胸痛、心悸、极度乏力或晕厥等症状。在有心脏受累的患者，必要检查包括肌钙蛋白、心电图和超声心动图。COVID-19心肌炎cTn升高无明显波峰，其水平的持续升高提示心肌损伤持续存在，预后不良[7]。心电图最常见表现为窦速，也可见频发房性、室性期前收缩、室上性或室性心动过速；当传导系统受损时也可出现心动过缓或传导阻滞。超声心动图可表现为完全性或局限性左心室收缩功能障碍（非冠状动脉分布区域）[8]。心脏核磁共振（CMR）检查是诊断新冠病毒感染相关心肌损伤是否为心肌炎的重要无创检查。根据2018更新的Lake Louis标准，标志弥漫性水肿（T_2高信号）可能是新冠病毒性心肌炎的唯一CMR特征，也可见心外膜下或透壁延迟强化（LGE）为特征的非缺血性心肌损伤[9-10]。经皮心内膜下心肌活检（EMB）是诊断心肌炎的金标准，但也不能达到100%的诊断敏感性，需要通过收集多个样本来改善。新冠病毒感染引起的心肌炎EMB可见与心肌细胞变性坏死、炎性细胞浸润和血管内皮炎症。与其他嗜心肌病毒不同，新冠病毒感染所致暴发性心肌炎中，心肌活检仅发现心肌间质中存在病毒，心肌细胞内并无病毒；并且心肌炎症水平与SARS-CoV-2病毒存在无关[4]。这也进一步提示，新冠病毒感染导致心肌炎的主要机制是病毒感染引起的免疫反应和炎症风暴。

确诊新冠病毒感染引起的心肌炎需要满足以上4条标准。若心脏核磁共振检查和心内膜下心肌活检未做或无心肌炎改变，只满足①②③标准时，仅能临床疑诊心肌炎。因此新冠病毒感染引起心肌炎的实际患病率较难以确认。

新冠病毒感染引起心肌损伤的病因学治疗主要包括：感染早期以奈玛特韦/利托那韦（Paxlovid）和阿兹夫定为主的抗病毒药物治疗及感染趋于重症阶段的激素＋免疫调节治疗[11]；在发生暴发性心肌炎时还需要机械循环支持治疗（主动脉内球囊反搏、人工膜肺、左室辅助装置等）。目前尚没有关于新冠病毒感染相关心肌炎抗病毒治疗的大型临床研究。早期有效的抗病毒治疗可以降低患者发生心肌炎的风险；对于发病5天以内的患者可以首先考虑使用Paxlovid；对于发病5天以上，尤其是重症心肌炎患者，仍应以免疫调节治疗为主，抗病毒治疗应慎重[12]。

近期发表的一项研究显示免疫调节治疗对重症新冠病毒感染患者的良好疗效[12]。尽管皮质类固醇可改善需要呼吸支持的新冠肺炎患者的预后，但尚无孤立性COVID-19心肌炎的患者使用免疫抑制的循证数据。目前推荐新冠病毒感染导致心肌炎患者如出现左心室功能不全或新发心律失常，可考虑糖皮质激素治疗。荟萃分析显示静脉用免疫球蛋白治疗不降低新冠病毒感染患者住院时间及死亡率，因此目前仅推荐静脉输注免疫球蛋白用于暴发性心肌炎。白介素-6升高的新冠心肌炎患者应考虑使用托珠单抗治疗。对于病程早期存在重症高风险因素且病毒载量较高的患者，可考虑使用康复者恢复期血浆治疗[13]。

新冠病毒感染引起心肌损伤大多预后较好，但新冠病毒感染并发急性心肌炎的患者总体死亡率估计为6.6%，其中心肌炎合并肺炎的患者死亡率显著高于孤立性心肌炎的患者（15.1%∶0%）[4]。由于可能存在发表偏倚，目前新冠病毒性心肌炎的预后尚有争议。两项评估新冠肺炎运动员心肌受累的研究中，经CMR证实心肌炎的运动员无症状或轻微症状，随访数月后均未发生心脏不良事件。因此需要进一步研究，提供更多关于新冠心肌炎的心血管并发症、住院率和死亡率的数据。鉴于现有证据，专家共识仍建议新冠病毒感染合并心肌炎患者禁止运动3～6个月，若病情稳定再逐步阶梯式恢复运动。

六、病例要点及小结

本病为孤立性急性心包心肌炎为表现的新冠病毒性心肌炎。通过病例分析和文献回顾，进一步探索新冠病毒感染与心肌损害之间的因果关系。新型冠状病毒可以通过直接或间接方式损害心脏，引起心律失常、心力衰竭或心肌炎，甚至暴发性心肌炎。鉴于新冠感染后急性心肌炎的发生率高，新型冠状病毒感染时，需要早期识别急性心肌炎的症状，进行三联检查（心电图、超声心动图和心肌酶谱），以及通过心脏核磁或心内膜下心肌活检早期诊断新冠病毒性心肌炎，及时启用合适支持治疗及对因治疗，帮助患者渡过急性炎症阶段，减少不良心血管事件。然而新冠感染心肌炎的后遗症与其他病毒性心肌炎是否存在差异，还有待验证。

（伍　莎：中南大学湘雅二医院）

参考文献

[1]Johns Hopkins University. COVID-19 dashboard by the center for systems science and engineering（CSSE）at johns hopkins university（JHU）[EB/OL].［2023-01-01］. https：// coronavirus. jhu. edu/map. html.

[2]Ammirati E，Moslehi JJ. Diagnosis and treatment of acute myocarditis：a review[J]. JAMA，2023，329（13）：1098-1113.

[3]Golpour A，Patriki D，Hanson PJ，et al. Epidemiological impact of myocarditis[J]. J Clin Med，2021，10：603.

[4]Ammirati E，Lupi L，Palazzini M，et al. Prevalence，characteristics，and outcomes of COVID-19-Associated acute myocarditis[J]. Circulation，2022，145（15）：1123-1139.

[5]Molina-Ramos AI，Gómez-Moyano E，Rodríguez-Capitán J，et al. Myocarditis related to COVID-19 and SARS-CoV-2 vaccination[J]. J Clin Med，2022，11（23）：6999.

[6]Meng B，Abdullahi A，Ferreira IATM，et al. Altered TMPRSS2 usage by SARS-CoV-2 Omicron impacts infectivity and fusogenicity[J]. Nature，2022，603（7902）：706-714.

[7]Artico J，Shiwani H，Moon JC，et al. Myocardial involvement after hospitalization for COVID-19 complicated by troponin elevation：a prospective，multicenter，observational study[J]. Circulation，2023，147（5）：364-374.

[8]Urban S，Futek M，Błaziak M，et al. COVID-19 related myocarditis in adults：a systematic review of case reports[J]. J Clin Med，2022，11（19）：5519.

[9]Castiello T，Georgiopoulos G，Finocchiaro G，et al. COVID-19 and myocarditis：a systematic review and overview of current challenges[J]. Heart Fail Rev，2022，27（1）：251-261.

[10]Peretto G，Sala S，Caforio ALP. Acute myocardial injury，MINOCA，or myocarditis？Improving characterization of coronavirus-associated myocardial involvement[J]. Eur Heart J，2020，41：2124-2125.

[11]Hammond J，Leister-Tebbe H，Gardner A，et al. Oral nirmatrelvir for High-Risk，nonhospitalized adults with Covid-19[J]. N Engl J Med，2022，386（15）：1397-1408.

[12]Writing Committee for the REMAP-CAP Investigators，Higgins AM，Berry LR，et al. Long-term（180-day）outcomes in critically Ill patients with COVID-19 in the REMAP-CAP randomized clinical trial[J]. JAMA，2023，329（1）：39-51.

[13]中国医师协会心血管内科医师分会. 新型冠状病毒感染与心血管疾病诊疗中国专家共识（2023）［J/OL］. 中华心血管病杂志（网络版），2023，6：e1000136（2023-01-18）.

病例22

白塞病所致冠状动脉瘤引发急性冠脉综合征

一、概述

白塞病是一种非特异性血管炎性病变，累及血管时可以表现为动脉瘤。冠状动脉瘤是冠状动脉阶段的局灶性扩张，可以伴发血栓、栓塞、瘤体破裂，引起急性心肌梗死、急性心包压塞、急性心力衰竭导致心源性猝死等多种危急重症心血管事件。

本例患者为青年男性，因"反复发作胸痛"就医，反复因急性冠脉综合征表现住院治疗。冠状动脉造影可以发现前降支明显闭塞，合并多处动脉瘤，行冠脉介入治疗后，并给予规范的药物治疗，但胸痛仍反复发作。后经风湿科会诊，确认有白塞病。

二、病例介绍

（一）病史简介

主诉：患者男性，30岁，主因"阵发性胸闷胸痛加重半年，再发胸骨后压榨性疼痛，放射至左上肢，无法缓解"入院。

现病史：2018年8月10日患者于饮酒后出现胸骨后压榨性疼痛，持续时间约半小时，之后自行缓解。于当地医院就诊，行ECG显示前壁导联T波抬高，对症治疗后胸痛缓解，但仍有活动后胸闷。2018年8月17日患者为求进一步诊治遂来我院。外院心电图检查提示$V_1 \sim V_5$导联ST段明显抬高。

患者自述2个月前受凉后出现发热、头晕等症状，伴有咳嗽，未进行规律治疗。有口腔溃疡史12年。

（二）临床检查

入院体格检查：体温36.4℃，脉搏82次/分，呼吸23次/分，血压127/84mmHg。双肺呼吸音清，未闻及干湿性啰音，心界无明显扩大，律齐，心音无明显减弱，各瓣膜听诊区未闻及病理性杂音，腹部（－），双下肢无水肿。

心脏彩超示左房轻度增大。胸片未见异常。

实验室检查：NT-proBNP 939mmol/L，TnI 16nmol/L，D-二聚体513ng/ml。

入院初步诊断，胸痛查因：急性广泛性心肌梗死？病毒性心肌炎？

住院期间行冠状动脉造影检查（病例22图1）示，左主干：内膜欠光滑，未见狭窄性病变，血流正常；前降支：内膜欠光滑，全程可见散在斑块，近中段可见瘤样扩张，中段瘤样扩张合并90%局限性狭窄，远端血流TIMI 3级；对角支：可见散在斑块，未见狭窄性病变，血流TIMI 3级；右冠脉：内膜欠光滑，未见狭窄性病变，远端血流TIMI 3级。

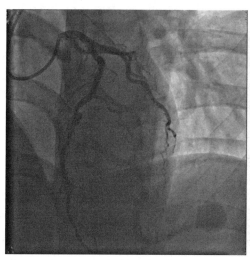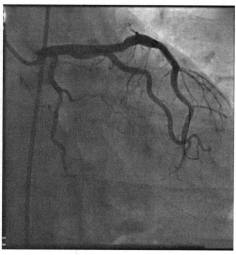

病例22图1　冠状动脉造影检查（2018年）

三、专家点评

冠状动脉造影显示前降支近段、中段动脉瘤，中段动脉瘤合并严重狭窄，有冠脉血运重建的指征，向家属详细交代病情后，患者家属同意行PCI术。术后患者未诉特殊不适，复查心电图示窦性心律，下壁心肌梗死，前侧壁心肌梗死。

四、诊疗过程

术后予以低分子肝素抗凝；考虑患者大便隐血阳性，术后使用替罗非班，予以泮托拉唑加强护胃。密切观察患者病情变化。

患者经治疗后临床症状好转，未诉特殊不适，一般情况尚可。实验室检查结果：N端脑钠肽383.67pmol/L，肌钙蛋白I<1μg/L；血脂：三酰甘油2.1mmol/L，高密度脂蛋白胆固醇0.62mmol/L，超敏C-反应蛋白13.24mg/L。予以阿司匹林肠溶片100mg，1次/日；氯吡格雷75mg，1次/日；泮托拉唑肠溶微丸胶囊40mg，1次/日；贝那普利片5mg，1次/日；阿托伐他汀20mg，1次/日；美托洛尔缓释片23.75mg，1次/日。治疗后患者目前病情稳定出院。

患者出院后规律服用"阿司匹林、氯吡格雷、美托洛尔、阿托伐他汀、贝那普利"等药物，定期于我院复诊。12月份开始出现活动后胸闷，含服硝酸甘油几秒后可缓解，无胸痛等不适。

2019年2月起晨起或休息时再发胸骨后压榨性疼痛，连续含服3粒硝酸甘油约半小时后好转，每隔几天发作1～2次，3月初因胸痛在急诊留观7天，后胸痛好转，转至北京某医院，于2019年3月11日在北京某医院复查冠脉造影显示前降支近段80%狭窄伴瘤样扩张，中段支架内通畅，远端支架内70%狭窄伴瘤样扩张，回旋支开口70%狭窄，建议支架处理，但患者暂不考虑行支架，遂继续内科药物治疗。

2019年3月25日晚饭后再发胸骨后压榨性疼痛，放射至左上肢，伴恶心、呕吐胃内容物，含服硝酸甘油无明显缓解，立即前往我院急诊，行心电图示：窦性心律，伴有多导联ST段上抬。实验室检查：肌酸激酶、肌酸激酶同工酶、心肌肌钙蛋白T、NT-proBNP无明显异常。

急症行冠脉造影检查，术中见前降支近段闭塞，球囊支撑下通过前降支闭塞处至远端，行造影时可见明显血栓影，在前降支中段靶病变处抽出大量红色血栓，之后复查造影显示支架近段狭窄较前明显减轻，前降支近段可见巨大瘤样扩张，远端血流TIMI 2级，予冠脉内注射替罗非班，复查造影血流恢复至TIMI 2～3级。术后进行监护治疗。

冠状动脉造影诊断报告，左主干：内膜欠光滑，未见狭窄性病变，前向血流正常；前降支：内膜欠光滑，近段可见80%局限性狭窄并可见龛影，中段完全闭塞，中远段可见支架影，远端血流TIMI 0级；对角支：内膜欠光滑，未见狭窄性病变，远端血流TIMI 3级；回旋支：内膜欠光滑，未见狭窄性病变，远端血流TIMI 3级；右冠脉：内膜欠光滑，未见狭窄性病变，远端血流TIMI 3级。

第二次住院期间予以双抗血小板、抗凝、调脂、改善心室重构、控制心室率、补钾及对症治疗。

患者为青年男性，反复发生急性冠脉综合征，应进一步查找导致冠脉病变的潜在病因。冠状动脉瘤可能与既往曾患川崎病、结节性动脉炎、白塞病等结缔组织疾病有关，进一步完善患者ENA、ANA、血管炎等检查排除结缔组织疾病可能。

患者已出现三次急性冠脉事件，考虑与冠脉瘤样扩张引起血液湍流导致血栓形成有关，予择期行覆膜支架植入。

冠状动脉CTA检查结果示（病例22图2）：①左冠前降支支架植入术后改变，支架周围见囊袋状造影漏出，考虑术后所致动脉瘘。②左冠前降支近段假性动脉瘤形成。③圆锥支起自主动脉右冠窦。④心脏增大。⑤心包积液。实验室检查示结核全套、ENA阴性。

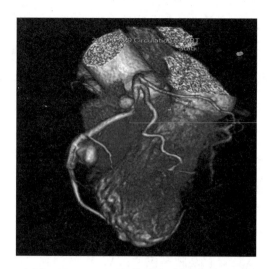

病例22图2　CTA冠状动脉增强加三维成像

手术治疗：患者于2019年3月29日行冠状动脉造影术与经皮冠状动脉介入治疗，在前降支中段动脉瘤处放入带膜支架一枚，由于预定的支架没有到位，第二次于2019年4月11日，再次行冠状动脉造影术与经皮冠状动脉介入治疗，将带膜支架送至前降支近段靶病变处。

追问患者既往有反复口腔溃疡病史（1年＞3次），完善针刺实验显示阳性，结合患者的血管病变，按照2014年白塞病国际研究小组制定的BS诊断/分类标准，患者诊断为白塞病，经口服糖皮质激素及免疫调节治疗，抗凝、抗血小板、调脂护心、改善循环等对症支持治疗后，患者病情逐渐好转，一般情况稳定，予以出院。出院后阿司匹林肠溶片100mg、1次/日；替格瑞洛90mg、2次/日；华法林2.5mg、1次/日，泼尼松50mg、1次/日，逐周减量，复方环磷酰胺100mg、隔天服用一次。

五、相关知识点

冠状动脉瘤最早在1812年被描述为冠状动脉的异常扩张，之后在1953年被定义为"冠状动脉瘤"，据报道冠状动脉瘤的发生率约为0.3%～5%[1]。

冠状动脉瘤是冠状动脉节段的局灶性扩张，直径大于邻近正常节段的1.5倍，常在血管造影时被发现，男性较女性常见，近端较远端常见。冠状动脉瘤的发病机制尚不清楚，但是已经有证据表明与以下的因素有明确的关联，①遗传易感性：先天性冠状动脉瘤；②某些酶的过度表达，如血管紧张素转化酶：动脉粥样硬化性冠状动脉瘤；③自身免疫反应：系统性血管炎，红斑狼疮，马方综合征；④动态管壁应力改变：可卡因的使用；⑤直接的血管壁损伤：医源性冠状动脉瘤；⑥感染：细菌，真菌，梅毒，莱姆病，脓毒性栓塞，真菌感染所导致的冠状动脉瘤。

多数冠状动脉瘤的患者没有明显的临床症状，部分患者是因为冠状动脉造影时被发现，本例患者是冠状动脉瘤内的血栓形成所引起的远端栓塞，从而引起心绞痛的症状，除此之外，以下因素的存在是导致临床症状的主要原因：①合并存在阻塞性动脉粥样硬化疾病所引起的心绞痛或急性冠脉综合征；②动脉瘤的扩大所引起的邻近结构受压；③动脉瘤破裂所引起的急性心脏压塞；④据文献报道，尽管冠状动脉没有明显的狭窄，也可能由于微血管功能障碍而引起心肌缺血[2]。

冠状动脉瘤可以由先天性或后天性的疾病引起，需要与以下疾病鉴别：①先天性冠状动脉瘤：少见，占冠状动脉瘤的15%，多见于右冠脉，患者有典型的白塞病表现，不考虑为先天性。②后天性冠状动脉瘤包括：A．冠状动脉粥样硬化：占冠状动脉瘤的52%，患者既往体健，无血脂异常，无动脉粥样硬化病史，不支持。B．川崎病，小儿多发，是一种全身血管炎性变的疾病，主要以发热和出疹为主要表现，不符合。C．主动脉瓣上狭窄，是先天性主动脉出口狭窄的一种畸形，非常少见，狭窄病变位于冠状动脉开口的上方，超声心动图可发现，不支持。D．继发于严重发绀先心病：患者既往体健，幼儿时期无异常，不支持。E．其他原因：晚期梅毒、心内膜感染后脓毒栓塞、创伤新生物、硬皮症、血管炎等。患者自身抗体检查，免疫蛋白全套及梅毒检查均为阴性，不考虑由以上因素引起。

目前有关于冠状动脉瘤的治疗没有充足的证据，偶然发现的冠状动脉瘤，尽管没有狭窄或闭塞，但是由于不清楚冠状动脉瘤的自然发生史，不能确定患者的最佳治疗时机。对于伴有或不伴有临床症状的患者是否进行治疗也没有随机试验或大规模临床数据的支持。此外，如果存在心绞痛或急性心肌梗死的患者需要进行介入治疗，冠状动脉瘤的存在对于经皮穿刺的介入治疗或者外科的血管重建术也会引起巨大的风险。本例患者病情罕见，在同一只冠脉血管上有两处动脉瘤，还合并冠状动脉假性动脉瘤，发病快，死亡率高。而对于冠状动脉瘤的治疗策略，目前更支持根据冠状动脉瘤的位置和形态，以及患者的特点和临床表现进行个体化的治疗。对于引起急性冠脉综合征的冠状动脉瘤患者，首要的任务是恢复血管的通畅，冠状动脉瘤患者引起的急性冠脉综合征中罪犯血管的血栓负担经常较高，常需要PCI辅助取栓，以及联合使用抗血小板药物。本例患者在2019年3月25日再发心肌梗死后入院复查冠脉造影提示：前降支支架近段闭塞，球囊支撑下通过前降支闭塞处至远端后，复查造影见到明显的血栓影，抽取大量红色血栓后，复查造影提示支架近端狭窄较前明显减轻。远端血流TIMI 2级，予冠脉内注射替罗非班后，复查造影血流恢复至TIMI 2～3级。此外，也有部分病例报道在发生急性心肌梗死的冠状动脉瘤的患者中使用AngioJet流变溶栓减轻血栓负担[3, 4]。

对于冠状动脉瘤患者是否进行双重抗血小板治疗目前还存在争议，既往的研究并没有证据支持抗凝在冠状动脉瘤患者中的应用。一项关于1698名心肌梗死患者的观察性研究表明，在患有冠状动脉瘤的急性心肌梗死人群中，控制凝血可能会使患者取得收益[5]。该患者为冠状动脉瘤合并急性心肌梗死及再发梗死，两次入院后都及时给予了双重抗血小板以及抗凝治疗。

本例冠状动脉瘤患者由白塞病引起，白塞病是一种病因不明的自身免疫性全身血管炎疾病，以皮肤黏膜的表现为主要特征，包括复发性口腔及生殖器的溃疡，眼部的表现和累及全身大小动静脉的血管炎表现，除了白塞病的治疗，对于白塞病所引起的冠状动脉瘤，应通过手术或支架植入治疗，手术应当在炎症控制良好后进行。

针对年轻患者发生心肌缺血，我们需要考虑到动脉粥样硬化、栓塞、药物使用，如可卡因或避孕药、肾病综合征或易栓症引发的高凝状态、自发性冠脉夹层、冠状动脉瘤等。对于慢性病程，需要仔细询问患者既往病史，药物使用情况，以及完善自身抗体的检查，防止误诊漏诊。该例患者在植入覆膜支架后血流情况良好，支架管腔通畅，未再发胸痛，为冠状动脉瘤发生心肌梗死的患者提供了治疗的参考。

六、本病例特点及小结

本例患者为一名青年男性，是由白塞病引起的冠状动脉瘤，以急性冠脉综合征表现起病，针对冠脉血栓经过多次经皮介入治疗，冠状动脉造影可以发现前降支明显闭塞。心电图提示典型心肌梗死改变，心脏彩超提示左房扩大，室壁运动不协调，心尖部室壁瘤形成。因此在早期治疗过程中主要集中在抗心室重构等治疗。

冠状动脉瘤患者常无明显异常，本例患者早期以压榨性胸骨后疼痛为首发表现，初次入院时被诊断为冠状动脉粥样硬化性心脏病，急性心肌梗死。第二次住院后冠状动脉造影发现冠脉的瘤样扩张，结合患者长期口腔溃疡病史，诊断为白塞病引起的冠状动脉瘤。青年患者心肌缺血除冠状动脉粥样硬化外，还需考虑栓塞、药物、高凝状态、自发性冠脉夹层、冠状动脉等情况。由血管炎累计冠脉引起的冠状动脉瘤需要在治疗原发疾病的同时针对冠状动脉病变治疗，药物涂层支架可能对降低再狭窄率有所帮助，手术治疗应在炎症控制良好后进行。

（陈雅琴：中南大学湘雅二医院）

参考文献

[1]Manginas A, Cokkinos DV. Coronary artery ectasias: imaging, functional assessment and clinical implications[J]. European Heart Journal, 2006, 27（9）: 1026-1031.

[2]Krüger D, et al. Exercise-induced myocardial ischemia in isolated coronary artery ectasias and aneurysms（dilated coronopathy）[J]. Journal of the American College of Cardiology, 1999, 34（5）: 1461-1470.

[3]Giombolini C, et al. AngioJet thrombectomy for the treatment of coronary artery aneurysm after failed thrombolysis in acute myocardial infarction[J]. Heart International, 2006, 2（2）: 94.

[4]Lee MS, et al. Treatment of coronary aneurysm in acute myocardial infarction with AngioJet thrombectomy and JoStent coronary stent graft[J]. The Journal of Invasive Cardiology, 2004, 16（5）: 294-296.

[5]Doi T, et al. Coronary artery ectasia predicts future cardiac events in patients with acute myocardial infarction[J]. Arteriosclerosis, Thrombosis, and Vascular Biology, 2017, 37（12）: 2350-2355.

病例23

肢端肥大症性心肌病

一、概述

肢端肥大症是一种由于体内生长激素过度分泌引起的代谢内分泌疾病，与肢端肥大症相关的心脏并发症统称为肢端肥大症相关性心肌病。高达20%的患者会出现有症状的心脏病，严重的患者还可出现窦房结和房室结的受累，导致心律失常和猝死[1]。肢端肥大症性心肌病有一系列明确的临床表现，最常见的是心脏瓣膜病、双心室肥厚、舒张和收缩功能障碍[2]。其中，损害心脏结构的广泛间质纤维化增生是肢端肥大症心肌病所特有的[3]。

本例患者为青年女性，2年内出现肢端粗大，并逐渐出现心功能不全表现。心电图提示有心肌损伤，心脏B超检查发现心脏增大，考虑为肢端肥大症性心肌病。经手术切除脑垂体瘤后，结合药物治疗，患者的心脏缩小，心脏功能有所恢复。

二、病例介绍

（一）病史简介

主诉：患者女性，33岁，主因"发现肢端粗大2年，气促、多尿、乏力3个月，双下肢水肿10天"于2022年10月14日收入我院。

现病史：患者自述于2020年年初开始无明显诱因出现肢端变粗，手脚增大，鞋码增大2~2.5码，伴体重增加、嘴唇变厚、舌体变厚。偶有劳累时气促，休息后自行缓解。无视力下降、视野缺损，无恶心、呕吐，无溢乳，未诊治。2022年9月患者无明显诱因出现头痛、乏力，伴多尿、双下肢麻木感。2022年9月30日进食柚子及碳水饮料约300ml后出现呕吐、腹泻，呕吐少量胃内容物，解黄色水样便4次，当地医院对症治疗后腹泻好转。2022年10月4日出现心慌、气促、端坐呼吸，心脏彩超发现心脏左室射血分数明显降低，仅有20%。因考虑为心力衰竭，转诊至当地市中心医院诊治，检查提示中枢性甲状腺功能减退，皮质醇低下。心脏彩超考虑先天性心脏病：室间隔缺损（膜周部），左心功能明显降低（射血分数19%）。垂体核磁共振考虑垂体大腺瘤可能性大。根据患者病史及辅助检查，考虑诊断为：①急性左心衰竭 心功能Ⅳ级。②肢端肥大症 腺垂体功能减退。③继发性糖尿病 糖尿病性周围神经病变。住院后予"呋塞米40mg，1次/日；

螺内酯20mg，1次/日；美托洛尔片12.5mg，2次/日；沙库巴曲缬沙坦25mg，1次/日"治疗。经利尿、控制心室率、改善心室重构、降糖等治疗后，患者心力衰竭症状好转，夜间可平卧休息。患者为求进一步诊治入住我科。

（二）临床检查及相关治疗

体格检查：身高156cm，体重69kg，BMI 28.3kg/m²，腰围84cm，臀围96cm，腰臀比0.87。唇稍厚、鼻大、双手十指关节粗大，双足皮肤增厚。

完善辅助检查示：生长激素0分钟＞50μg/L（0.126～9.88μg/L），胰岛素样生长因子-1 425.00μg/L（71.00～234.00μg/L），胰岛素样生长因子结合蛋白-3 7.61mg/L（3.50～7.00mg/L），伴有甲状腺功能减退，性腺功能减退，血糖升高，血脂升高，甲状旁腺功能亢进，维生素D缺乏。心电图示窦性心律，左心室肥大，Q-T间期延长。垂体核磁提示鞍内、鞍上占位病变，垂体瘤可能性大。

入院初步诊断：①肢端肥大症，继发性甲状腺功能减退症，继发性性腺功能减退症，继发性糖尿病，肢端肥大症性心肌病，心脏扩大，心功能Ⅱ级。②甲状腺结节TI-RADS3类。③高脂血症。④维生素D缺乏。⑤继发性甲状旁腺功能亢进症。⑥阻塞性睡眠呼吸暂停综合征。

予以患者"胰岛素＋二甲双胍＋达格列净"控制血糖，呋塞米＋螺内酯利尿，沙库巴曲缬沙坦改善心室重构，倍他乐克缓释片控制心室率，瑞舒伐他汀＋依折麦布降脂，左甲状腺素钠片补充甲状腺素，补充维生素D，对症支持等治疗。

请神经外科会诊后考虑患者垂体瘤体较大，心功能差，建议先予以生长抑素（兰瑞肽）治疗3个月左右再考虑手术治疗。遂分别于2022年10月19日、2022年11月19日、2022年12月19日予醋酸兰瑞肽120mg，皮下注射。

患者于2022年11月19日第二次住院期间出现1次急性左心衰竭发作，予以强心、利尿等治疗，病情好转出院。出院后规律控制血糖、调脂、利尿、补充维生素D、补充外源甲状腺激素治疗，同时应用沙库巴曲缬沙坦钠片50mg，2次/日；盐酸伊伐布雷定片2.5mg，2次/日；地高辛片125μg，1次/日（每周一至周四口服，周五至周日停药）。

2023年1月27日患者因无明显诱因出现双下肢水肿10天，伴有活动后气促，胸闷，咳嗽、无痰，无头晕、头痛第四次入我院治疗。当日心电图提示窦性心动过速，心率104次/分，左心室肥大，伴QRS异常，非特异性ST段与T波异常。

入院后完善以下相关检查：

（1）垂体相关检查，①性腺轴：促黄体生成激素＜0.07U/L，促卵泡成熟激素＜0.30U/L，垂体泌乳素10.91μg/L，雌二醇＜0.04nmol/L，睾酮0.60nmol/L，孕酮＜0.21μg/L。

②甲状腺轴：游离三碘甲状腺原氨酸2.60pmol/L，游离甲状腺素10.20pmol/L，超敏促甲状腺激素1.12mIU/L。甲状旁腺素0分钟134.20pg/ml。③生长激素：激发试验0分钟＞50.00μg/L；胰岛素样生长因子–1 341.00μg/L，胰岛素样生长因子结合蛋白–35.76mg/L。④肾上腺轴：皮质醇及促肾上腺皮质激素（ACTH）节律见病例23表1。

病例23表1　不同时间皮质醇及促肾上腺皮质激素浓度

	8am	4pm	0am
皮质醇（nmol/L）	579.1	436.4	264.4
促肾上腺皮质激素（ng/L）	84.0	59.6	29.2

垂体核磁提示鞍内、鞍上占位病变较前增大，符合垂体大腺瘤改变（病例23图1）。

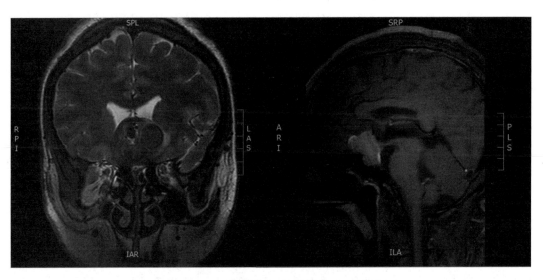

病例23图1　垂体平扫＋增强（2023–01）

对比2022–10–20垂体MR：垂体窝增大，鞍内、鞍上可见占位病变，较前增大，大小约27mm×30mm×39mm，T_1WI呈等信号，T_2WI呈混杂信号，增强扫描可见不均匀轻度强化，病变边界清晰，在鞍隔平面受阻变窄，有"腰征"；垂体柄受压显示不清，视交叉受压移位，双侧颈内动脉海绵窦段部分被包绕；双侧大脑前动脉受压，左侧大脑前动脉局部包埋。脑室系统无明显扩大。所示其余颅内结构未见异常信号灶。中线结构无偏移。

（2）心血管相关检查：N端脑利钠肽前体显著升高。X线胸片提示心影明显增大。彩色多普勒超声心动图检查发现，全心大，室壁运动弥漫性减弱不协调，左心功能减退，射血分数25%，二尖瓣反流（中–重度）（病例23图2）。

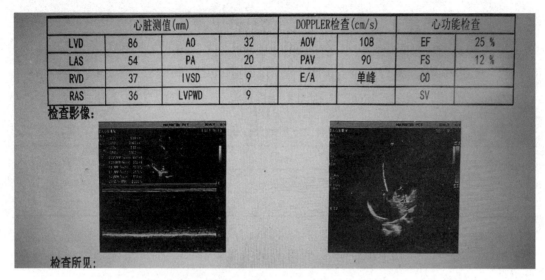

心脏测值(mm)			DOPPLER检查(cm/s)		心功能检查	
LVD	86	AO	32	AOV	108	EF	25 %
LAS	54	PA	20	PAV	90	FS	12 %
RVD	37	IVSD	9	E/A	单峰	CO	
RAS	36	LVPWD	9			SV	

检查影像:

检查所见:

病例23图2　彩色多普勒超声心动图（2023-01）

全心大，室壁运动弥漫性减弱不协调，左心功能减退，请结合临床二尖瓣反流（中—重度）三尖瓣反流（轻度）

2023年1月30日患者诉胸闷，气促，伴咳嗽，咳少量白痰，查体：血压115/47mmHg，心率121次/分，血氧饱和度86%（吸氧4L/分），双肺呼吸音粗，两肺底可闻及湿性啰音。查床旁心电图示：窦性心动过速，左心室肥大伴复极化异常。予以呋塞米20mg＋螺内酯20mg利尿，以及地高辛注射液1支续续静脉泵入。经治疗后患者胸闷、气促稍好转。

三、专家查房意见

1. 内分泌科主任医师查房意见　①患者既往明确诊断肢端肥大症，已用兰瑞肽治疗3个月，请放射科、神经外科、肿瘤科、心血管内科、心血管外科、麻醉科进行全院大会诊评估患者是否有垂体手术治疗的条件；②目前血糖较高，嘱严格饮食控制，予以二甲双胍0.5g，4次/日；达格列净10mg，1次/日；赖脯胰岛素早晚餐前10U，午餐前8U，德谷胰岛素34U睡前皮下注射；③患者心脏扩大，心功能差，合并下肢水肿，随时有猝死风险，继续降脂、利尿、控制心室率等治疗。

2. 放射科主任医师查房意见　垂体核磁可看到垂体窝增大，鞍内、鞍上可见占位病变，符合垂体大腺瘤改变，T$_2$WI呈混杂信号，增强扫描可见不均匀轻度强化，出血？囊性坏死？可行垂体CT明确瘤体成分，了解鞍底结构。垂体MRI可见到鞍内、鞍上占位病变较前增大，大小约27mm×30mm×39mm，符合垂体大腺瘤改变，视交叉受压移位，存在侵袭性，有手术指征，但患者目前心力衰竭，请麻醉科、心内科、神经外科评估手术风险，确定手术方案。

3. 神经外科主任医师查房意见　患者肢端肥大症垂体大腺瘤诊断明确，存在继发性糖尿病、继发性心肌病、心脏扩大、心功能Ⅳ级，患者有垂体手术指征，可行颅内减瘤手术，现存在急性左心衰竭，心功能很差，麻醉风险大，暂无手术条件，待患者积极内科治疗后，急性心衰病情好转后再评估可否行手术治疗，并完善头部MRI＋MRA＋神经导航。若患者近3个月视力下降明显，发生瘤内出血，需急诊手术治疗。

4. 肿瘤科主任医师查房意见　患者符合垂体大腺瘤，存在侵袭性，瘤体＞1cm，首选治疗方式为手术，因患者目前无手术条件，内科辅助治疗方式有：①放疗，患者无相关肢端肥大症、垂体瘤等家族史，但因患者不能保持平卧状态半小时以上，暂不考虑行放疗控制病情；若经内科积极对症治疗，心脏情况好转后，可行姑息性放疗。②伽马刀，但伽马刀对于超过3cm瘤体治疗技术难度较大，暂不考虑；③化疗，可使用如替莫唑胺等药物，因患者心功能较差，暂不考虑。

5. 心血管内科主任医师查房意见　患者二尖瓣听诊区可闻及收缩期Ⅰ～Ⅱ级吹风样杂音，心脏彩超提示全心大，射血分数25%，二尖瓣反流（中-重度），心电图提示非特异性ST段与T波异常，患者心肌病为多因素的，主要病因为肢端肥大症，其他病因还包括阻塞性睡眠呼吸暂停综合征、糖尿病、肥胖，另患者有早发性冠心病可能，建议：①盐酸伊伐布雷定片5mg，2次/日，如患者可耐受再调整为7.5mg，2次/日；②患者复查心脏彩超提示全心大，β受体阻滞药、扩血管药物使用受限；③因心率不是很快（心率波动在75～100次/分），不推荐使用洋地黄类药物；④可短期使用米力农、多巴酚丁胺类药物；⑤监测患者血压，并询问患者有无头晕，如有头晕，沙库巴曲缬沙坦需减量，适当给予利尿剂，可调整呋塞米片口服时间为下午5点，依据患者尿量决定是否服药；⑥如无禁忌证，可考虑给予钠-葡萄糖协同转运蛋白2抑制剂（SGLT2）类药物口服；⑦追问病史患者诉双侧下肢水肿时间及程度不同，需排除有无下肢深静脉血栓可能，完善双下肢静脉彩超；⑧建议调整降糖方案，减少或停用胰岛素，可考虑使用胰高血糖素样肽-1受体激动剂（GLP-1）类药物；⑨可使用辅助装置助患者度过手术阶段。⑩患者全心大，射血分数25%，有发生心搏骤停、心脏栓塞风险，需向家属告知病情。

6. 心血管外科主任医师查房意见　①肢端肥大症相关性心肌病，心脏扩大，急性左心衰竭，心功能Ⅳ级诊断明确，既往外院彩超提示室间隔缺损，我院彩超未提示相关病变，室间隔缺损诊断不支持；②彩超提示二尖瓣反流（中-重度），需鉴别二尖瓣反流原因，如果为瓣膜病，可考虑手术治疗，但此患者基础疾病较多，手术风险较大，如果为心肌病，心脏扩大造成瓣膜闭合不全，则不需要手术，建议完善心脏核磁，复查心脏彩超，明确病因，指导下一步治疗，动态监测心肌酶、脑钠肽评估心衰治疗效果；③患者有阻塞性睡眠呼吸暂停综合征，夜间睡眠时缺氧状态也会加重心肌损害，建议请呼吸内科会诊，必要时配合呼吸机治疗；④目前以治疗心力衰竭为主，加强强心、利尿治疗，严格控制出入水量，可至我科行多巴酚丁胺试验、行6分钟步行试验，了解心脏储备功能，若功能尚可，可继续内科治疗，若情况差，可考虑行心脏移植。

7. 麻醉科主任医师查房意见　①目前患者麻醉风险较高，建议先纠正心力衰竭，心力衰竭经治疗好转后可行手术治疗。②患者有阻塞性睡眠呼吸暂停综合征，夜间睡眠时缺氧状态也会加重心肌损害，建议请耳鼻喉科会诊评估；③肢端肥大症患者，插管困难，可能发生心搏骤停，告知家属麻醉风险，若同意，可行麻醉配合手术治疗。

四、诊疗点评

综合会诊意见，予托拉塞米片10mg，1次/日；螺内酯20mg，2次/日；呋塞米60mg，1次/日；地高辛125μg，1次/日；沙库巴曲缬沙坦25mg，2次/日；达格列净10mg，1次/日；德谷胰岛素24U，1次/日。

2023年2月16日患者感腹胀，查体发现移动性浊音阳性，完善腹腔积液彩超示腹腔积液。行腹腔穿刺置管及放腹水，患者腹腔引流液为淡黄色，偶有血性液体，腹水生化提示李凡他试验阳性，给予头孢曲松静脉滴注抗感染治疗。

复查心脏彩超示全心增大，左室增大为著，左心功能减低（射血分数18%），左室心肌致密化不全改变；二尖瓣反流，二尖瓣下乳头肌结构发育不良；三尖瓣反流；双侧胸腔积液。完善双下肢静脉彩超，未见异常。2023年3月心脏核磁提示全心增大，考虑心肌病变。MR垂体平扫＋增强＋神经导航＋MRA提示鞍内-鞍上占位病变，符合垂体大腺瘤；病灶上方双侧额部大脑镰旁异常信号灶，考虑肿瘤出血可能。

根据会诊意见，完善多巴酚丁胺试验，提示患者基线左心功能极差，应用多巴酚丁胺后，左室收缩功能有明显改善，但整体心功能仍较差。6分钟步行试验约184.35m，属于中度心力衰竭。结合多巴酚丁胺试验、6分钟步行试验结果，患者心力衰竭属于中-重度，心功能差，心血管外科主任医师建议积极控制出入水量、纠正心力衰竭，提高心脏射血分数，为后期垂体瘤手术做准备。

患者经积极内科治疗改善心力衰竭后复查心脏彩超提示射血分数较前上升

（23%），复查6分钟步行试验，6分钟行走约351m，较上次明显增加，心力衰竭情况较前好转。经与患者及其家属良好充分沟通后，于2023年3月27日在全麻下行神经导航下经鼻蝶内镜下鞍区占位切除＋阔筋膜切取＋脑脊液漏修补术，术后予以抗感染、利尿、强心、降糖、改善心室重构等治疗。

术后完善垂体相关检查，①性腺轴：促黄体生成激素＜0.07U/L，促卵泡成熟激素＜0.30U/L，垂体泌乳素0.47μg/L，雌二醇0.07nmol/L。②甲状腺轴：游离三碘甲状腺原氨酸2.62pmol/L，游离甲状腺素11.21pmol/L，超敏促甲状腺激素0.48mIU/L。③生长激素：激发试验0分钟11.01μg/L；胰岛素样生长因子-1 411μg/L，胰岛素样生长因子结合蛋白-3 6.24mg/L。④肾上腺轴：皮质醇及促肾上腺皮质激素节律见病例23表2。

病例23表2 不同时间皮质醇及促肾上腺皮质激素浓度

	8am	4pm	0am
皮质醇（nmol/L）	314.3	511.0	210.1
促肾上腺皮质激（ng/L）	52.4	16.0	15.0

病理检查发现：瘤细胞免疫学表型：CgA（＋），Syn（＋），CD56（＋），Pit-1（＋），HGH（＋），ACTH（－），FSH（－），TSH（－），PRL（－），LH（－），Ki-67（15%＋），Tpit（－），SF-1（－），ER（－），CAM5.2（＋），TR2（灶性弱＋），CK（＋），P53（5%弱＋，提示可能为野生型），支持生长激素腺瘤（病例23图3）。术后复查垂体磁共振提示鞍区占位术后改变，鞍内及鞍上团片状异常信号灶，其内伴出血，视交叉仍有受压，右侧蝶窦积血（病例23图4）。

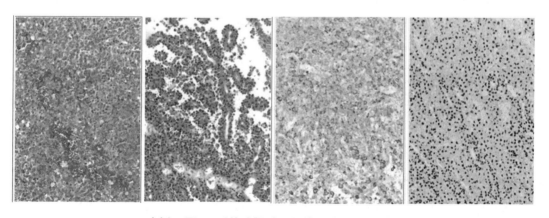

病例23图3 垂体病损碎组织病理（2023-03）

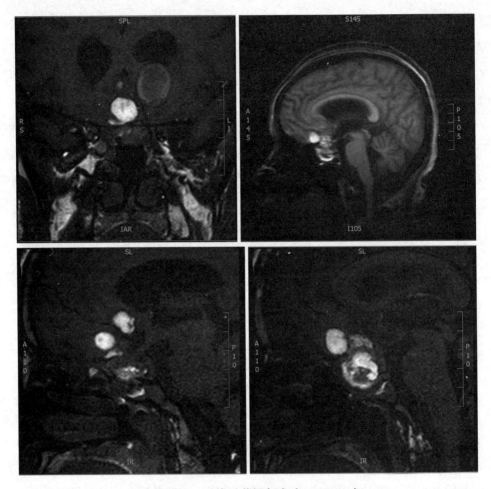

病例23图4　垂体磁共振复查（2023-04）

（2）心血管相关检查：2023年4月13日复查心脏彩超提示左室增大，左房增大，右心增大。室间隔与左室后壁逆向活动，整体收缩、舒张运动幅度平坦。左心长切，大动脉短切，四五腔心切面见左室室壁薄弱（心尖部室壁厚度仅2mm），左后侧壁及心尖区域可见肌小梁间隙增宽，交错呈网格状改变，小梁之间可见深度不同的隐窝状间隙形成不规则血窦样与左室腔相通。二尖瓣下乳头肌结构发育不良，二尖瓣叶回声尚可，瓣叶开放好，关闭有缝。房室间隔连续好。主动脉升弓降连续好。主肺动脉AT 110毫秒，MPAP 25mmHg。双胸腔未见液性暗区，心包腔内可见液性暗区（极少量，心尖4mm）。CDFI：同上切面见二尖瓣下可见一束反流，缩流颈宽6mm，三尖瓣可见细束反流。主动脉瓣下未见明显反流。心功能：EF 24%，FS 12%，CO 5.4L/min，EDV 278ml。提示：①全心增大，左室为著，左心功能减低（射血分数24%）；②左室肌小梁间隙增宽，考虑为继发改变可能性大；③MR（轻+）；④心包积液（极少量）。

术后患者病情好转，于2023年4月17日出院。

五、相关知识点

肢端肥大症是由于生长激素长期高分泌引起的慢性内分泌代谢性疾病，绝大多数继发于生长激素型垂体腺瘤，在极少数情况下，神经内分泌肿瘤、下丘脑肿瘤及支气管类癌也可以导致肢端肥大症。过多的生长激素刺激肝脏合成更多的胰岛素样生长因子-1，胰岛素样生长因子-1是肌肉生长的介质，可以激活心脏生长，导致特征性的双心室肥厚反应。此外，胰岛素样生长因子-1过表达可增加主要心肌特异性基因的转录，包括肌钙蛋白1、肌球蛋白轻链-2、α肌动蛋白和胰岛素样生长因子-1结合蛋白，从而导致心肌纤维化和肌小节生成。胰岛素样生长因子-1还可以促进成纤维细胞的胶原合成，而生长激素增加心脏胶原沉积的速率，最终导致心脏的舒张功能障碍和随后出现的收缩功能障碍[2]。患者逐渐出现瓣膜反流、双心室肥厚、舒张及收缩功能障碍等心脏结构及功能异常，在排除其他病因后，即可考虑为肢端肥大症相关性心脏病。

鉴于肢端肥大症的早期症状隐匿，重点询问病史和体格检查是确认该疾病的最有效手段。熟悉肢端肥大症的表现可能有助于早期诊断，包括睡眠障碍、通气功能障碍、口唇肥厚、面容改变、体格肥大、身材过高等[4]。在本例中，患者逐渐出现肢端变粗，手脚增大，鞋码增大2~2.5码，体重增加，让临床医生识别到患者可能存在肢端肥大症。大多数患者到肢端肥大症相关性心肌病晚期才出现症状，比如外周水肿、腹胀、恶心、活动后呼吸困难、端坐呼吸等。临床医生可以通过超声心动图和生长激素及胰岛素样生长因子-1的测定来协助诊断。但正常的生长激素分泌是搏动的、有节律的，并受到日常生活的各种因素的影响，而肝衰竭、肾衰竭和营养不良等情况下情况可能会出现假低胰岛素样生长因子-1水平。所以目前确认肢端肥大症的金标准是口服葡萄糖耐量试验同时测定生长激素。在明确生长激素过多后，需进行病因诊断，由于肢端肥大症绝大多数继发于生长激素型垂体腺瘤，所以首选垂体磁共振成像以明确病因，本例患者就是利用垂体磁共振发现垂体大腺瘤。

肢端肥大症的治疗在于尽早恢复胰岛素样生长因子-1和生长激素的正常水平，经蝶窦垂体腺瘤手术可以永久性治疗肢端肥大症相关性心脏病并改善心功能，在本例中，患者在心力衰竭得到控制的情况下行神经导航下经鼻蝶内镜下鞍区占位切除＋阔筋膜切取＋脑脊液漏修补术，术后患者生长激素明显降低，心功能较前改善。有研究表明，生长抑素类似物（SSA）也可以通过降低血压、改善心率和心功能、改善收缩和舒张功能、减少心律失常显著等有效地改善心血管参数[5]。如果早期诊断肢端肥大症相关性心脏病并开始使用生长抑素类似物进行治疗，有可能使患者的心脏形态和功能异常停止进展，甚至消退。有共识指南指出，因为生长抑素类似物可以有效地改善心血管参数，而心功能的改善可能会提高麻醉的安全性，在有明显心血管改变（包括心肌病、心力衰竭或心律失常）的特定患者中，生长抑素类似物可以作为潜在的术前治疗工具[6]。有研究表明，培维索曼（Pevisomant）也可以治疗胰岛素样生长因子-1分泌过量，有肢端肥大症患者接受培维索曼治疗后改善了心血管合并症，对心室肥大、收缩和舒张功能以及血压改善尤其有效[7]。

六、病例要点及小结

本例患者以肢端变粗，手脚增大、体重增加起病，后渐出现心慌、气促、端坐呼吸等心力衰竭表现，伴中枢性甲状腺功能减退，皮质醇低下，性腺功能低下，继发性血糖升高，垂体核磁共振提示垂体大腺瘤可能性大。本次入院后复查N端脑利钠肽前体显著增高，X线胸片正侧位示心影明显增大，心电图表现为窦性心动过速，心率104次/分，左心室肥大，伴QRS异常，非特异性ST段与T波异常。彩色多普勒超声心动图检查发现，全心大，室壁运动弥漫性减弱不协调，左心功能减退，射血分数25%，二尖瓣反流（中-重度）。心脏磁共振成像也提示全心增大，考虑心肌病变。

本例患者予控制血糖，补充甲状腺素，补充维生素D，利尿，改善心室重构，控制心室率，降脂，对症支持等治疗。请多科室会诊后考虑垂体瘤体较大，心功能差，先积极治疗心力衰竭，待心脏功能好转后再次请相关科室评估手术可能性。患者复查心脏彩超示左心功能减低（射血分数18%），多巴酚丁胺试验、6分钟步行试验提示中-重度心力衰竭，心功能差，在2个月的积极纠正心力衰竭治疗后，射血分数较前上升（23%），6分钟步行试验示心力衰竭情况较前好转。心力衰竭好转后患者在全麻下进行了神经导航下经鼻蝶内镜下鞍区占位切除＋阔筋膜切取＋脑脊液漏修补术。术后患者生长激素明显下降，胰岛素样生长因子-1较前减少，性腺功能和甲状腺功能也较前好转，心脏彩超提示射血分数较前改善（24%）。在心力衰竭得到控制的情况下进行了经鼻蝶内镜下鞍区占位切除术。

（杨斯琪　戴如春：中南大学湘雅二医院）

参考文献

[1]Ramos-Lev í AM，Marazuela M. Bringing cardiovascular comorbidities in acromegaly to an update. How should we diagnose and manage them[J]? Front Endocrinol （Lausanne），2019，10：120.

[2]Sharma AN，Tan M，Amsterdam EA，et al. Acromegalic cardiomyopathy：epidemiology，diagnosis，and management[J]. Clin Cardiol，2018，41（3）：419-425.

[3]Colao A，Marzullo P，Di Somma C，et al. Growth hormone and the heart[J]. Clin Endocrinol （Oxf），2001，54（2）：137-154.

[4]Melmed S. Acromegaly pathogenesis and treatment[J]. J Clin Invest，2009，119（11）：3189-3202.

[5]Colao A. Improvement of cardiac parameters in patients with acromegaly treated with medical therapies[J]. Pituitary，2012，15（1）：50-58.

[6]Bernabeu I，Aller J，Álvarez-Escol á C，et al. Criteria for diagnosis and postoperative control of acromegaly，and screening and management of its comorbidities：expert consensus[J]. Endocrinol Diabetes Nutr （Engl Ed），2018，65（5）：297-305.

[7]Kuhn E，Maione L，Bouchachi A，et al. Long-term effects of pegvisomant on comorbidities in patients with acromegaly：a retrospective single-center study[J]. Eur J Endocrinol，2015，173（5）：693-702.

病例24

冠状动脉微血管病

一、概述

冠状动脉微血管病（CMVD）指的是在各种致病因素的作用下，以劳力性心绞痛为表现，存在心肌缺血客观证据的临床综合征，其病因是冠状动脉微循环结构和（或）功能异常[1]。该病的发病机制不甚明确，有以下几种可能：①微循环结构异常；②微循环功能异常；③血管外机制；④微循环对损伤的易感性；⑤心肌电信号异常或局部代谢反馈调节异常等[2]。临床上可不合并阻塞性冠脉疾病，即原发性微血管心绞痛；也可以合并阻塞性冠脉疾病，是一种冠心病的临床表现。

本例患者为中年女性，因"反复发作性腹痛、腹泻伴有胸闷和胸痛"多次住院治疗，经各种心脏检查，均未发现冠状动脉有明显狭窄，也无严重心肌损伤的证据，经多种检查鉴别诊断后确诊为冠状动脉微血管病，现报道如下。

二、病例介绍

（一）病史简介

主诉：患者女性，55岁，因"间断性腹痛、腹泻伴胸闷1年余，胸痛半个月余"于2021年10月11日入住我院。

现病史：患者1年前出现腹泻，伴腹痛、头晕，偶有胸闷，与饮食无关，平均5～6次/日，呈黄色稀便，量少，便后腹痛可缓解，无便血、黑便，无黏液脓血便，无皮肤、巩膜黄染。半个月前无明显诱因出现心前区疼痛，呈压榨性，不剧烈，持续1～2分钟，可自行缓解，入院前一晚再次无明显诱因出现心前区疼痛，性质同前，伴喘憋感，持续约1分钟，可自行缓解，无心悸、放射痛，无气促、呼吸困难，无头痛，无恶心、呕吐。

既往史：慢性鼻炎病史。4年前行胆囊切除手术。无高血压、糖尿病、冠心病等慢性病病史。

（二）临床检查

入院查体：心肺查体未见异常，腹部查体未见阳性体征，双下肢无凹陷性水肿。

初步诊断：①腹痛查因；②胸痛查因。

入院时鉴别诊断考虑：

1. 功能性腹痛　至少持续6个月以上，位于腹部的慢性疼痛综合征，与胃肠功能紊乱无关或基本无关，导致一定程度的日常活动能力丧失。诊断依据：持续或基本持续腹痛；与生理行为无关或基本无关；日常活动能力丧失；疼痛不是臆想的；不满足其他能解释疼痛的胃肠道功能性疾病。

2. 肠易激综合征　临床上常见的一种肠道功能性疾病。表现为结肠运动功能过度增强或蠕动波异常。临床上常有腹泻、便秘、腹痛等症状，发病多与精神因素有关。诊断依据：临床上有腹泻、便秘、腹痛等症状；且无消瘦、发热等阳性体征；粪便检查无阳性发现；X线钡餐及肠镜检查无器质性改变。

3. 大肠癌　多见于中年以后，经直肠指检常可触到肿块，结肠镜与X线钡餐灌肠检查对鉴别诊断有价值，需注意和溃疡性结肠炎引起的结肠癌变区别。

入院后完善各项检查：三酰甘油3.01mmol/L，高密度脂蛋白胆固醇1.57mmol/L，低密度脂蛋白胆固醇3.40mmol/L，血总胆固醇5.71mmol/L，高敏肌钙蛋白T 0.027ng/ml（参考值0.0000～0.0014ng/ml，稍有增高），脑利钠肽前体888.30pg/ml（参考值0.00～300.00pg/ml，增高），抗组蛋白抗体（±），抗核抗体（±）。血常规、感染指标、肝肾功能、血糖、糖化血红蛋白、同型半胱氨酸、凝血四项、术前四项未见异常。静态心电图提示：①窦性心动过缓；②Ⅰ、aVL异常Q波；③T波改变（病例24图1）。动态心电图见心率快时ST段压低明显。

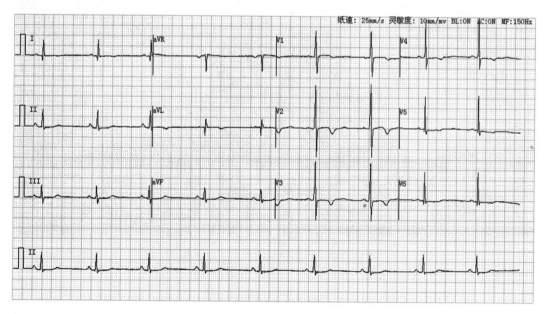

病例24图1　静态心电图（多导联T波低平或倒置）

超声心动图（病例24图2）示：①左房稍大，室间隔中部带状稍强回声，请结合临床。②主动脉瓣回声略增强。③二、三尖瓣轻度反流。④左心功能正常。

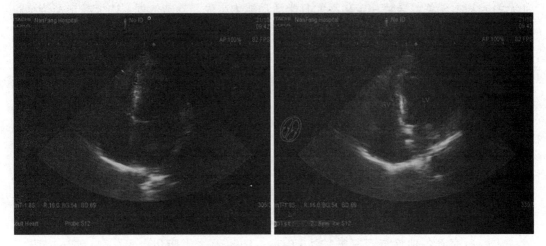

病例24图2　超声心动图检查

左房35mm，余房室不大。主动脉及肺动脉内径正常，室间隔与左室后壁不厚，心包正常

胸部CT示：左室及左房增大，二尖瓣轻微关闭不全；右房略大。冠脉增强CT（病例24图3、病例24图4）未见冠状动脉狭窄及阻塞。

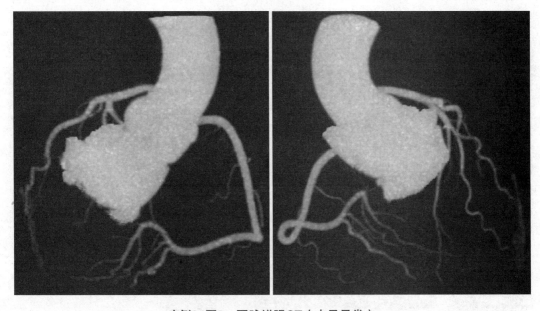

病例24图3　冠脉增强CT（未见异常）

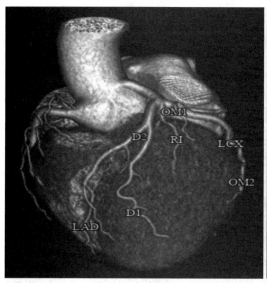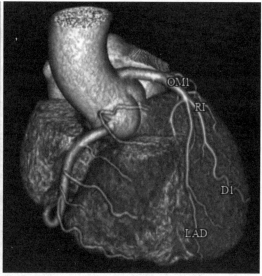

病例24图4　冠脉增强CT三维重建（未见异常）

三、专家点评

超声心动图提示左房增大，室间隔中部带状稍强回声。冠状动脉增强CT示：冠状动脉属于右优势型，左右冠状动脉未见钙化斑块，左右冠状动脉主干及分支走行未见异常，管腔内造影剂充盈良好，管壁稍欠光滑，但管腔未见局限性狭窄及扩张，可排除大冠状动脉狭窄或闭塞。但患者心绞痛症状明显，肌钙蛋白升高，动态心电图示ST段压低，不能除外心脏微循环灌注异常导致心肌损伤、心肌炎、心肌应激综合征等，建议进一步完善心脏磁共振检查。

2021年10月13日MRI心脏大血管增强扫描＋心功能检查示（病例24图5）：心脏位置未见异常，左心房及左心室增大，心尖圆钝。左心室前壁、间隔壁、下壁心肌不均匀增厚（病例24图5白色箭头处），最厚处舒张末期厚约16.4mm，上述增厚心肌内可见多发斑片状T$_2$WI稍高信号影（病例24图5左下图），DWI可见斑片状高信号影，左心室壁重量约为89.3g。左心室功能参数如下：左室舒张末期容积为83.2ml，收缩末期为34.4ml，左室射血分数为59%，每搏输出量为48.9ml。心包壁光滑，可见少许心包积液。心肌灌注成像显示左室心肌及右室心肌对比剂首次通过时未见明显的低灌注区（病例24图5中下图），延迟扫描可见左心室多发斑片状及条状高信号延迟强化（LGE，病例24图5右下图白色箭头），多位于心肌中部及少数的心外膜下区，延迟强化心肌体积大约占总体积的15%，相应区域T$_2$ mapping值及T$_1$ mapping值增高。MRI诊断：①左心室前壁、间隔壁、下壁心肌不均匀增厚，T$_2$WI及DWI信号增高，伴左心室多发延迟强化，考虑为炎性心肌病可能，需要进一步除外心脏结节病；②左心房、左心室增大，二、三尖瓣轻度反流；心包少量积液；③左心功能分析：左心功能未见明确异常。

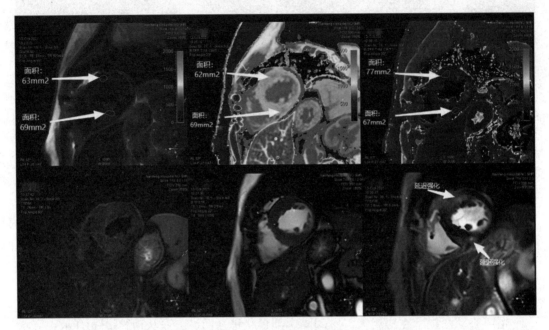

病例24图5 MRI心脏大血管增强扫描＋心功能检查

上方从左至右：T_2 mapping 图像，T_1 mapping 增强前图像，T_1 mapping 增强后图像；下方从左至右：T_2WI 图像，心肌灌注对比剂首次通过图像，心肌延迟强化图像。

多科会诊意见（2021-10-14）：

影像中心主任医师意见：患者CTA未见明显异常，心脏增强磁共振见左室饱满，室间隔、左室下壁、前壁可见点状强化，左室心肌内部及心外膜见片状强化，心包及外膜强化，强化部位运动稍差，考虑心肌炎症、水肿导致纤维化及灶状坏死，心包渗出、钙化，目前处于亚急性期病变，不排除由于自身免疫系统疾病、药物及结节病引起，与心血管供血相关性不大，暂排除冠脉大血管病变。

呼吸内科教授意见：患者心绞痛发作平均3～4次/年，发作时有呼吸困难，平素有鼻炎、易过敏。患者CTA未见明显异常，查体见胸廓近似桶状胸，不排除哮喘，建议查IgE、过敏原及肺通气功能检查。结节病多有系统表现，需病理诊断，目前暂不支持结节病。

风湿免疫科主任医师意见：患者目前表现为心脏及消化道症状，自身免疫十四项见ANA、AHA弱阳性，但临床未见系统表现，免疫指标轻微异常没有明显临床意义，建议完善体液免疫及胃肠镜检查。

中医科主任医师意见：结合患者病史及检验检查结果，目前不能除外急性心肌炎；患者肠道症状出现在胆囊切除术后，考虑与胆囊切除相关；自身免疫十四项未见明显异常，不足以支持结缔组织疾病诊断，建议完善抗磷脂抗体六项及狼疮抗凝物检查，排除其他疾病后可考虑诊断结缔组织病。建议行PET-CT检查明确有无血管及淋巴结炎性病变。

心内科主任医师：患者脑利钠肽前体888.30pg/ml，心脏磁共振见多处心肌损伤，炎症性心肌损伤伴心功能不全诊断明确（亚急性期水肿），结节病诊断证据不足，颅脑磁共振未见明显异常，暂不考虑淀粉样变性；甲状腺彩超未见异常，可除外甲状腺疾病；不排除有遗传背景相关自身免疫性疾病，同意行胃肠镜检查寻找循环系统外证据。目前患者冠脉血管未见明显病变，建议暂停使用氯吡格雷，可予尼可地尔扩张冠脉，改善微循环。

精准医学中心主任意见：诊断结节病最直接证据为发现非干酪性肉芽肿，建议胃肠镜检查。不排除存在免疫及遗传背景导致心肌病变，若无法明确诊断，可考虑行家系全外显子基因筛查。

意见总结：综合各位教授意见，目前患者心肌损伤明确，心功能轻度异常，考虑诊断：心肌缺血，射血分数保留型心功能不全，与患者及其家属沟通建议完善24小时尿蛋白、24小时尿微量蛋白、抗磷脂抗体六项、狼疮抗凝物、IgE、过敏原、肺功能、体液免疫、胃肠镜检查、PET-CT检查，目前停止使用酪酸梭菌二联活菌散剂、蒙脱石散剂、氯吡格雷片，给予尼可地尔＋曲美他嗪治疗，等待检查结果行下一步诊疗。

完善检验结果，血常规：白细胞3.99×10^9/L，血红蛋白130g/L，血小板179×10^9/L。尿比重1.031，尿白细胞48.90/μl，尿红细胞348.90/μl，尿蛋白（－），粪便隐血试验（－）。10月11日高敏肌钙蛋白T 0.027ng/ml。当日复查高敏肌钙蛋白T 0.025ng/ml。10月12日高敏肌钙蛋白T 0.026ng/ml，脑利钠肽前体888.30pg/ml。抗组蛋白抗体（＋－），抗核抗体（＋－）。总IgE 63.30kUA/L（0.00～100.00kUA/L），狼疮抗凝物质初筛试验30.0sec（33.3～39.3sec）。感染指标、同型半胱氨酸、风湿四项、凝血四项、术前四项、甲功五项、血清免疫固定电泳、尿蛋白定量、体液免疫未见异常。

检查结果，肺通气功能：弥散功能正常。支气管舒张试验（－）。胃十二指肠镜：胃体息肉（共6颗，内镜下完整钳除＋APC完整清除）；慢性浅表性胃炎伴糜烂。结肠镜：回肠末端及所见大肠黏膜未见异常。宫颈赘生物病理：炎性息肉。

主任医师查房意见（2021-10-17）：行胃肠镜检查后予泮托拉唑钠肠溶片护胃。患者磁共振示左室不均匀肥厚，自身免疫相关检查未见明显异常，胃肠镜检查提示胃息肉

（病理回报胃底腺息肉），暂不支持淀粉样变及自身免疫性疾病，原发性心肌病及结节病证据不足，考虑冠脉微血管病变，与患者及家属沟通后拟行心脏声学造影及腺苷负荷超声心动图（病例24图6）检查进一步明确诊断。

腺苷负荷超声试验（2021-10-19）：负荷前静脉注射"声诺维"声学造影剂，超声心动图示左心室造影剂充盈好，左室心尖部局部室壁运动减弱并见矛盾运动，左室心肌灌注不良，呈不规则分布（病例24图6左图）。负荷后［静脉注射腺苷140μg/（kg·min）2分钟后］，即刻注射"声诺维"声学造影剂（病例24图6右图），由于腺苷的扩张微血管床和充血效应，使负荷前的左室不均匀灌注得到改善，但左室侧壁心尖段仍无造影剂充填，呈灌注缺损，提示该区毛细血管闭塞，为MVO现象。超声诊断：①左室心尖部局部室壁运动减弱；②室间隔中段增厚（13.7mm）；③二、三尖瓣轻度反流；④左室射血分数68.75%（正常）；⑤腺苷负荷超声（＋）。

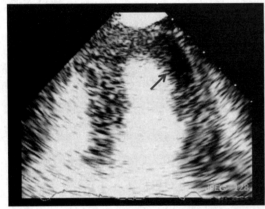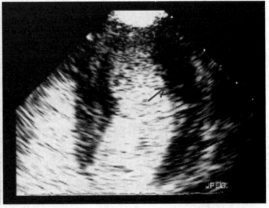

病例24图6 腺苷负荷超声心动图

病情分析：腺苷负荷超声心动图可见左室心尖部局部运动减弱，室间隔中段增厚，腺苷负荷结果阳性，提示在左室侧壁心尖段存在微血管闭塞。最终考虑诊断：冠状动脉微血管病（微血管性心绞痛、缺血性心肌损害、射血分数保留的心功能不全），予尼可地尔和曲美他嗪改善微循环，瑞舒伐他汀降脂，2周后予氯吡格雷抗血小板治疗。出院后1个月胸闷胸痛症状消失，半年及1年随访患者无不适。

四、诊疗过程及随访

本例患者以"腹痛、腹泻"为第一主诉，为排除引起腹痛、腹泻的常见病因，如功能性腹痛、肠易激综合征、消化性溃疡、炎性肠病等，入院后首先拟行胃肠镜检查明确病因。但患者近期有胸闷、胸痛病史，入院前仍有心绞痛发作，2014年曾有典型心绞痛症状，呈压榨性，持续1~2分钟，休息后可自行缓解。入院后检验示高敏肌钙蛋白稍高，心电图示Ⅰ、aVL异常Q波及T波改变，动态心电图见心率快时ST段压低，以上结果均提示心肌缺血，心肌细胞存在损伤，脑利钠肽前体升高提示心功能异常。然而患者既往无高血压及心律失常病史，查体未见颈静脉怒张及肝脾大等心力衰竭体征，超声心动图提示心脏收缩功能正常，冠脉增强CT未见冠脉钙化及狭窄等异常，是什么导致了现存的心肌缺血、心肌细胞损伤？超声心动图示左房饱满，左室增大，室间隔中部带状稍强回声，结合患者病程时间，虽可排除大冠状动脉狭窄或闭塞导致心肌梗死，仍提示存在心血管疾病。完善心脏磁共振检查可见心肌纤维化及灶状坏死，最终考虑心脏微循环灌注异常导致心肌损伤，在排除其他疾病后行腺苷负荷超声提示患者存在冠脉微血管舒张功能障碍。结合各项结果，最终诊断为冠状动脉微血管病（微血管性心绞痛、缺血性心肌损害、射血分数保留的心功能不全）。治疗上予尼可地尔改善微循环、曲美他嗪营养心肌、氯吡格雷抗血小板、瑞舒伐他汀钙片调脂治疗。

本例患者在诊治腹痛、腹泻等消化道症状过程中逐步抽丝剥茧，追溯病史，完善检查，最终明确微血管性心绞痛。临床上我们常能见到冠心病患者表现为典型的心前区疼痛，亦有不典型患者表现为上腹痛、左肩痛，甚至下颌等部位不适，同时这些症状亦有可能成为干扰诊断的因素，妨碍疾病的诊断。例如本例病例中由于存在消化道症状，从疾病的一元论来考虑，我们在诊断过程中花费了不少精力去排除有无自身免疫系统疾病、结节病等影响全身系统表现的疾病。最终在各学科保驾护航下完善胃肠镜及病理检查，这才得以排除以上可能。

目前关于微血管性心绞痛的治疗，主要在于改善微循环。尼可地尔在临床上用于扩张微血管得到普遍认可，是目前治疗冠状动脉微血管病的首选推荐药物[1]。尼可地尔是三磷腺苷敏感性钾通道开放剂，可有效扩张心外膜下冠状动脉和冠状小动脉[4]。亦有文献报道雷诺嗪可通过促进内皮及心肌细胞释放腺苷，从而扩张微血管[5]。同时，辅酶Q_{10}、曲美他嗪可能在代谢途径中改善内皮功能，被推荐为辅助用药。同时控制危险因素如高血压、高血脂、高血糖等，改善生活方式对心血管疾病亦有积极的作用。

五、相关知识点

资料表明，约40%的冠心病患者有缺血性心绞痛症状，而冠脉造影检查未见狭窄存在[6]。1973年首次将此病命名为"X综合征"，1985年这种疾病被命名为"微血管性心绞痛"[7]，2007年此病被更名为"冠脉微血管功能异常"[8]，至2013年，欧洲心脏病学会正式在稳定性冠脉疾病治疗指南中将此病命名为"冠脉微血管功能异常"[9]。2017年，我国中华心血管病学会认为冠状动脉微血管病更能涵盖本病的功能及结构异常带来的变化，因此将本病命名为"冠状动脉微血管疾病（CMVD）"[1]。研究表明，女性患微血管性心绞痛的的概率显著高于男性[3]，临床表现与稳定型心绞痛高度相似，查体无特殊阳性体征，劳累时心电图可见心肌缺血表现，但诊断标准及治疗方法均存在差异。同时由于缺乏冠状动脉阻塞证据，微血管性心绞痛常常会被归因于心理障碍，因此临床上正确识别该疾病变得尤为重要。本例患者以胸闷、胸痛为主要表现，应与以下疾病进行鉴别：

1. 心脏结节病　结节病是一种原因不明确，累及多系统的肉芽肿性疾病，临床上肺组织和淋巴结多见。心脏结节病即结节病累及心脏者，其中左室游离壁和室间隔最常被累及。其病理变化包括炎症、水肿、肉芽肿浸润、纤维化和瘢痕形成。结节病除了循环系统表现以外，最主要的是其不可忽略的全身病变。尤其是肺、眼、皮肤等均可受累。心脏结节病的病变呈斑片样分布，因此作为"金标准"的心内膜活检阳性率低，故而临床上对心脏结节病的诊断强调心外结节的活检确诊，即在临床及组织病理学上诊断为结节病，在此基础上有传导阻滞、阵发性心律失常、心力衰竭、ST段和T波异常等心脏结节病的表现者可进一步完善心脏磁共振检查明确有无心脏结节病[10]。该例患者表现为胸闷、心绞痛，ST段及T波异常改变，但患者未见明显心脏外症状，消化道表现经胃肠镜及病理检查也可除外结节病累及胃肠道，考虑病变并非由于系统性疾病引起。

2. 淀粉样变心肌病　淀粉样变心肌病，是由于前体蛋白异常折叠形成不可溶的淀粉样物质，沉积于心肌细胞外间质而导致的一类浸润型心肌病。导致淀粉样变心肌病主要为以下两种前体蛋白：免疫球蛋白轻链和转甲状腺素蛋白。分别导致免疫球蛋白轻链淀粉样变（light chain amyloidosis，AL）和转甲状腺素蛋白淀粉样变（transthyretin amyloidosis，ATTR）。其临床可表现为：心力衰竭、直立性头晕、心律失常、主动脉瓣狭窄、心绞痛，同时累及肾脏、神经系统、消化系统及血液系统。实验室检查可见到心电图有低电压、ST-T改变，超声心动图可见对称性室间隔及心室壁增厚。磁共振检查对诊断全身各组织器官淀粉样变性极具价值，受累器官信号明显增高，而皮下脂肪则明显衰减。不论是AL还是ATTR的诊断除了应当具有受累器官的典型临床表现和体征，更重要的是组织活检可见无定形粉染物质沉积，且刚果红染色阳性（偏振光可见苹果绿双折光）[11, 12]。本例患者无明显原发疾病，家族中未见遗传病史，临床表现为心绞痛，未见明显心功能不全及心律失常表现，心电图提示心肌缺血，超声心动图未见对称性心肌增厚及心包积液，磁共振检查表现为心肌不均匀增厚，不支持淀粉样变心肌病。

3. 病毒性心肌炎　指病毒感染引起的心肌局限性或弥漫性的急性或慢性炎症病

变，属于感染性心肌疾病。病毒性心肌炎患者常在发病前有上呼吸道或肠道感染史，表现为发热、全身酸痛、咽痛、倦怠、恶心、呕吐、腹泻等症状，然后出现心悸、胸闷、胸痛或心前区隐痛、头晕、呼吸困难、水肿，甚至发生Adams-Stokes综合征，极少数患者出现心力衰竭或心源性休克。病毒性心肌炎诊断应结合病史及实验室检查：发病前有肠道感染或呼吸道感染病史、心脏损害的临床表现、心肌损伤标志物阳性、其他辅助检查显示心肌损伤、病原学检查阳性等，应考虑病毒性心肌炎的临床诊断。确诊有赖于心内膜心肌活检[13]，但应慎用。本病例患者近1年有腹泻症状，有肠道感染可能，结合肌钙蛋白T升高，ST-T改变，左心房、左心室增大，心尖部室壁运动减弱，磁共振检查提示左心室多发延迟强化，以上均支持考虑病毒性心肌炎，但本病例未见典型病毒感染表现，在完善腺苷负荷超声心动图明确存在微循环障碍，采取尼可地尔治疗后未再诉胸痛症状，结合症状及检查结果，可明确诊断微血管性心绞痛。

六、病例要点及小结

患者女性，55岁，1年余前出现腹痛、腹泻，偶有胸闷，半个月余前出现胸痛，呈压榨性，持续1~2分钟，可自行缓解。查体未见明显异常。检验提示高敏肌钙蛋白稍高，心电图示心肌缺血，超声心动图见左房增大，冠脉增强CT未见冠脉狭窄，心脏磁共振检查可见左心室前壁、间隔壁、下壁心肌不均匀增厚，行腺苷负荷超声见左室心尖部局部室壁运动减弱，左室侧壁心尖段无造影剂充填，呈灌注缺损，提示患者存在冠脉微血管舒张功能障碍或微血管闭塞。结合症状及检验检查，最终明确微血管性心绞痛。

该病例患者以腹痛、腹泻为主诉，而我们却通过其伴随的胸闷、胸痛症状，寻找检查中的细微证据，最终得以明确诊断。临床上常见主诉胸闷、胸痛，而冠脉造影未见阻塞的患者，我们往往会忽略该疾病的诊断，而将其归因为躯体化障碍，使得这些患者未得到及时的诊治，反复就医，不仅对患者造成困扰，亦是对医疗资源的浪费，因此，我们不妨多一点思考，及时发现蛛丝马迹，可能会得到新的发现。

（郭志刚　杨翠绮：南方医科大学南方医院）

参考文献

[1]张运，陈韵岱，傅向华，等. 冠状动脉微血管疾病诊断和治疗的中国专家共识[J]. 中国循环杂志，2017，32（05）：421-430.

[2]刘磊，姚道阔，陈晖. 冠状动脉微循环障碍发病机制研究进展[J]. 中国循证心血管医学杂志，2020，12（01）：126-128.

[3]Lasse J，Anders H，Steen ZA，et al. Stable angina pectoris with no obstructive coronary artery disease is associated with increased risks of major adverse cardiovascular events[J]. Eur Heart J，2012，33：734-744.

[4]Lanza Gaetano A，Rossella P，Stefano F. Management of microvascular angina pectoris[J]. Am J Cardiovasc Drugs，2014，14：31-40.

[5]Zhu HY，Xu XQ，Fang XJ，et al. Effects of the antianginal drugs ranolazine，nicorandil，and ivabradine on coronary microvascular function in patients with nonobstructive coronary artery disease：A meta-analysis of randomized controlled trials[J]. Clin Ther，2019，41：2137-2152. e12

[6]Patel Manesh R，Peterson Eric D，David D，et al. Low diagnostic yield of elective coronary angiography[J]. N Engl J Med，2010，362：886-895.

[7]Cannon RO，Epstein SE. "Microvascular angina" as a cause of chest pain with angiographically normal coronary arteries[J]. Am J Cardiol，1988，61：1338-1343.

[8]Camici Paolo G，Filippo C. Coronary microvascular dysfunction[J]. N Engl J Med，2007，356：830-840.

[9]Members TF，Gilles M，Udo S，et al. 2013 ESC guidelines on the management of stable coronary artery disease：the task force on the management of stable coronary artery disease of the European Society of Cardiology[J]. Eur Heart J，2013，34：2949-3003.

[10]段江波. 浸润性心肌病：心脏结节病[J]. 中华心脏与心律电子杂志，2015，3（03）：8-11.

[11]刘明浩，宋雷. 淀粉样变心肌病的诊疗进展[J]. 中国分子心脏病学杂志，2021，21（01）：3765-3770.

[12]田庄，张抒扬.《转甲状腺素蛋白心脏淀粉样变诊断与治疗中国专家共识》解读及诊断路径更新[J]. 罕见病研究，2023，2（01）：63-69.

[13]陈文浩，张焕基，郭攸胜，等. 活检证实病毒性心肌炎的治疗策略及预后[J]. 心血管病学进展，2019，40（05）：813-817.

病例25

三尖瓣下移畸形合并房室间隔缺损

一、概述

三尖瓣下移又称为Ebstein畸形，为三尖瓣附着位置异常的发绀型先天性心脏病，该病三尖瓣前叶起始于纤维环附近，而膈瓣叶与后瓣叶的起始部下移至心尖方向的右心室壁，致瓣膜变形引起三尖瓣关闭不全而发生反流。由于瓣膜下移和变形，使瓣膜附着部上方的右心室变成右心房的一部分，即右心房包括纤维环上部的固有心房部分及纤维环以下的心室部分，从而使右心室变小，只由心尖部与流出道两部分组成，而没有流入道部分。右心房与右心室壁较薄，多数病例合并卵圆孔开放或房间隔缺损，亦有伴发室间隔缺损。临床上可出现肺血管阻力升高，使肺动脉压达到或超过体循环压力，导致血液通过心内或心外异常通路产生双向或反向分流的一种病理生理综合征。

本例患者为47岁女性，因"反复胸闷气促，发现心脏结构异常28年"住院。患者28年前因胸闷气促被诊断为"先天性心脏病"，逐渐出现嘴唇发绀、杵状指等症状，进一步诊断为"肺动脉高压，艾森曼格综合征"。然而，患者的体征和病情又不符合肺动脉高压和艾森曼格综合征。心脏彩超提示三尖瓣下移畸形并有房间隔缺损合并右向左分流以及室间隔缺损。

二、病例介绍

（一）病史简介

主诉：患者女性，47岁，因"反复胸闷气促，发现心脏结构异常28年"入院。

现病史：患者诉28年前劳累或感冒后出现胸闷、气促，无胸痛、头昏、恶心、呕吐，可胜任一般体力活动，遂至当地医院就诊，听诊发现心脏有杂音，诊断为"先天性心脏病"，患者未予以重视，未予以特殊检查及处理。8年前患者逐渐出现嘴唇发绀，活动后明显。2年前自觉感冒次数较前频繁，上述症状较前加重，伴恶心呕吐，爬2楼即感胸闷气促，不能胜任日常活动，无夜间阵发性呼吸困难。患者为求进一步诊治就诊我院，门诊于6月24日以"先天性心脏病，肺动脉高压，艾森曼格综合征"收入住本科治疗。患者自起病以来，精神、食欲、睡眠较差，大便干结，自觉小便量较前减少，体重减轻5kg。

既往史：无明显异常。

月经史：19岁月经初潮，7/20～26，末次月经6月10日。自诉月经周期不规则，有痛经，月经量多，颜色正常。

婚育史：21岁结婚，育有1子，儿子及爱人体健。

家族史：母亲因"中风"去世，父亲死因不详。否认家族性遗传病史。

（二）临床检查

体格检查：体温36.6℃，脉搏71次/分，呼吸20次/分，血压102/70mmHg，血氧饱和度83%（未吸氧）。慢性病容，神清，自动体位，口唇发绀，颈软，气管居中，颈静脉稍充盈。双肺呼吸音清，双下肺可闻及少许湿性啰音。心界向左扩大，心尖冲动位于第5肋间左锁骨中线外0.5cm处，心率71次/分，律齐，P2不亢，胸骨左缘3～4肋间可闻及收缩期4～5/6级喷射性杂音。腹平软，无压痛及反跳痛。有杵状指（趾），双下肢轻度浮肿。

入院心电图（病例25图1）示：窦性心律，右束支传导阻滞。

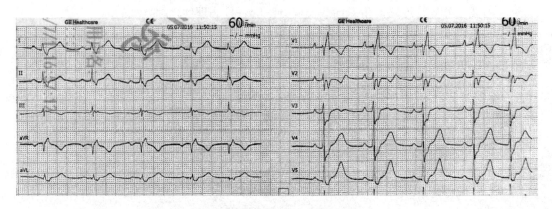

病例25图1　入院心电图

心脏彩超（本院心研所06-13）示：①三尖瓣下移畸形；②三尖瓣反流（重度）；③房间隔缺损（继发孔，右向左分流）；④室间隔缺损（膜部瘤破裂）。

外院辅助检查：

心脏彩超（外院05-17）：先天性心脏病；室间隔缺损并膜部瘤形成；三尖瓣关闭不全（重度），考虑：多因瓣下腱索增厚粘连所致；二尖瓣反流（轻度）；左心功能测值正常范围。

入院诊断：先天性心脏病，房间隔缺损，室间隔缺损，肺动脉高压，艾森曼格综合征，心脏扩大，心功能Ⅲ级。

鉴别诊断：需与室间隔缺损伴有主动脉瓣关闭不全相鉴别。室上嵴上型的室间隔缺损，如恰好位于主动脉瓣之下，可能将主动脉瓣的一叶拉下，或由于此瓣膜下部缺乏组织支持而被血流冲击进入左心室等原因，产生主动脉瓣关闭不全。此时，室间隔缺损本身所引起的收缩期杂音，加上主动脉瓣关闭不全所引起的舒张期杂音，可在胸骨左缘第3~4肋间产生连续性杂音，类似动脉导管未闭杂音。但本病的杂音多缺乏典型的连续性，心电图和X线检查显示明显的左心室肥大，以及右心导管检查和选择性指示剂稀释曲线测定发现右心室水平有左至右的分流可助鉴别。

诊疗计划：完善血尿便常规、肝肾功能、电解质、心肌酶、肌钙蛋白、NT-proBNP、血脂、血糖、凝血功能、免疫球蛋白、补体、C-反应蛋白、血沉、降钙素原、铁蛋白、床旁心电图、床旁双下肢动静脉彩超、心脏彩超、心脏MRI检查；暂予以护心、利尿、扩血管、调节免疫、维持水电解质平衡等治疗；请心血管外科会诊评估有无手术指征。

入院后检查，①实验室检查：血常规7.16×10^9/L，血红蛋白116g/L，红细胞6.53×10^{12}/L，血小板153×10^9/L，中性粒细胞百分比64.1%，淋巴细胞百分比29.3%，余基本正常。血气分析：pH 7.385，二氧化碳分压41.0mmHg，氧分压63.3mmHg，血氧饱和度90.60%（吸氧），HCO_3^- 24.0mmol/L，ABE -0.5mmol/L，SBE -0.4mmol/L。心肌酶：肌酸激酶17.4U/L↓；NT-proBNP 378.65pg/ml；血脂：总胆固醇2.52mmol/L↓，高密度脂蛋白胆固醇0.53mmol/L↓，载脂蛋白-A 10.71g/L↓；超敏C反应蛋白35.50mg/L↑；降钙素原0.33ng/ml↑；二便常规、肝肾功能、电解质、凝血功能、D-二聚体、乳酸脱氢酶、肌钙蛋白I、甲状腺功能、肝炎全套、HIV、梅毒基本正常。②胸片（病例25图2）示：心影稍增大，呈二尖瓣型，心胸比约0.66，主动脉结不大，肺动脉段稍丰满，左室段圆隆延长，肺血增多，双肺未见明显主质病变，双膈正常。诊断意见：心影增大，符合先心病。

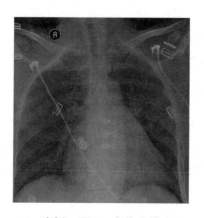

病例25图2　本院胸片

请心血管外科医师会诊后，转入心血管外科行外科手术。

（三）病例特点

本病例特点为：①中年女性；②反复胸闷气促，发现心脏结构异常28年，逐渐出现嘴唇发绀。③体查发现血氧饱和度83%，心脏扩大，P2不亢，胸骨左缘3～4肋间可闻及收缩期4～5/6级喷射性杂音，杵状指，双下肢轻度水肿；④心电图提示右束支传导阻滞。

四、专家分析及指导意见

临床上很多先天性心脏病患者，以气促为主要症状，同时存在发绀、杵状指等，给医生们的第一印象往往是患者已经发展到了先心病晚期——艾森曼格综合征了，根据艾森曼格综合征治疗的指南推荐，轻易地判断患者已无手术机会，直接给予药物治疗，甚至放弃治疗，也不再做CTA和右心导管等进一步检查，这种惯性思维对一部分患者来说不仅造成误诊，耽误他们的病情，而且导致患者没有得到及时有效的救治，增加了患者的身心痛苦和经济负担。本例患者曾多次在外院就诊，尽管临床上诊断ES有很多疑点，但就诊医生也未做进一步的仔细检查和分析，仅通过自己的经验判断，就给患者诊断考虑为ES，造成了多年的误诊。

五、诊疗经过及随访

6月25日（入院第二天）体格检查见脉搏70次/分、血压105/62mmHg，血氧饱和度92%（面罩吸氧），余基本同前。心血管外科医师会诊后，认为患者先天性心脏病房间隔缺损合并室间隔缺损，已发展至肺动脉高压合并艾森曼格综合征，无手术纠正指征，仅有心肺联合移植手术指征。

患者先天性心脏病、房间隔缺损（缺损大小18mm）、室间隔缺损（缺损大小5mm）诊断明确，同时有缺氧的表现，心脏彩超提示右向左分流，艾森曼格综合征似乎要首先考虑。但仍有一些疑问，首先患者体格检查中肺动脉瓣P2不亢，胸片显示肺动脉段突出不明显，不符合肺动脉高压的体征。我们仔细回顾一下患者心脏彩超，彩超提示患者除了合并有房间隔缺损、室间隔缺损以外，同时合并有三尖瓣下移畸形，三尖瓣反流速度2.7m/s，估测肺动脉压力不高，是超声有误呢，还是患者右心功能下降导致肺动脉压估测值下降？体查患者P2不亢，支持肺动脉压力不高。因此需要进一步右心导管检查。

右心导管检查（病例25表1）：血液最大含氧量18.09ml%；有效肺循环血流量

2.43L/min；肺循环血流量4.72L/min；体循环血流量2.89L/min；左到右分流量2.29L/min；右到左分流量0.46L/min；全肺阻力4.45WU。

病例25表1　右心导管检查

部位		压力（mmHg）		血氧含量	
		收/舒	平均	溶积	百分浓度
腔静脉	下			11.58	64
	上			9.77	54
右心房		14/8	12	12.12	67
右心室		35/11	18	12.48	69
肺动脉		32/15	21	13.57	75
肺静脉				17.00	94
左心房		16/11	13	15.56	86
左心室		106/10	43	15.37	85
主动脉				15.92	88

（腔静脉百分浓度：57（平均））

路径分析：导管从右房进入左房、肺静脉，提示心房水平存在异常通道。

血氧分析（病例25图3）：①右心导管显示，右心室血氧含量（69%）较右心房（67%）升高，肺动脉血氧含量（75%）较右心房（67%）和右心室（69%）高，提示心室水平存在左向右分流；②右心房血氧含量（67%）较腔静脉（57%）高，提示心房水平存在左向右分流。同时，肺静脉血氧含量（94%）较左心房（86%）和左心室（85%）高，主动脉血氧含量（88%）显著降低，提示心房水平存在右向左分流。即心房水平存在双向分流。

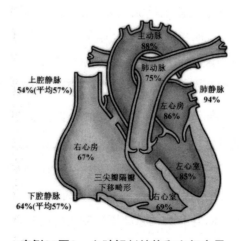

病例25图3　心脏解剖结构和血氧含量

压力分析：右室压及肺动脉压正常。

诊断：先天性心脏病，房间隔缺损，室间隔缺损。

虽然右心导管提示心房水平存在右向左分流，但患者肺动脉压力仅为32/15（21）mmHg，再次证实患者没有肺动脉高压，也不符合艾森曼格综合征诊断标准。而患者出现血氧饱和度降低，有嘴唇发绀和杵状指（趾）等缺氧症状，以及心房水平的右向左分流，考虑是由于重度三尖瓣反流致心房水平存在右向左分流。遂复查心血管内科心脏彩超以明显诊断。

心血管内科心脏彩超（病例25图4）示：左室内径（LV）53mm，左房内径（LA）32mm，右室内径（RV）25mm×14mm，右房内径（RA）43mm，室间隔厚度（IVS）8mm，左室后壁厚度（LVPW）7mm，主动脉内径（AO）28mm，肺动脉内径（PA）22mm；E/A>1，射血分数59%。

2D：左心稍大，右房增大，房化右室大小约42mm×39mm，功能右室大小约25mm×14mm，室间隔靠主动脉瓣处可见一大小约24mm×14mm风袋样结构向右室膨出，其间可见局部回声失落，直径约5mm，大动脉短轴切面位于11点方向，房间隔中部可见宽约18mm回声中断，室壁不厚，室壁运动协调，搏幅基本正常。三尖瓣隔瓣冗长，其附着点距二尖瓣前瓣附着点距离约46mm，关闭有裂，开放可，余瓣膜成分清晰，启闭可。主肺动脉内径及两者位置关系正常。心包及心包腔内未见明显异常。

M型：二尖瓣前后叶逆向运动，曲线呈双峰。E-E间距相等。

CDFI：房间隔回声中断处可见红蓝相间的双向过隔血彩，Vmax 1.4m/s（右向左），Vmax 1.2m/s（左向右），室间隔回声中断处可见异常的高速穿隔血流从左室经室间隔缺损口进入右室，流速6.1m/s，二尖瓣收缩期可见轻度蓝色反流血彩，Vmax 3.5m/s，三尖瓣收缩期可见重度蓝色反流血彩，肺动脉瓣舒张期可见轻度红色反流血彩，Vmax 1.6m/s，余瓣口未见明显反流血彩。主肺动脉收缩期蓝色层流，流速正常。

心脏超声提示（病例25图4）：①室间隔缺损（膜周部）并膜部瘤形成。②房间隔缺损（继发孔型，双向分流，右向左分流为主）。③三尖瓣隔瓣下移畸形，三尖瓣关闭不全（重度）。④二尖瓣、肺动脉瓣（轻度）反流。⑤左心功能测值正常范围。

患者心脏彩超示右室房化，房间隔缺损处可见红蓝相间的双侧过隔血彩。考虑因三尖瓣隔瓣下移畸形，导致三尖瓣关闭不全，重度反流，在收缩期时右心室血液通过下移畸形三尖瓣以及房间隔缺损直接反流至左心房（病例25图5）。因此，患者缺氧症状为心房水平右向左分流所致，而并非肺动脉高压导致的右向左分流，即患者右向左分流并非艾森曼格综合征所致。

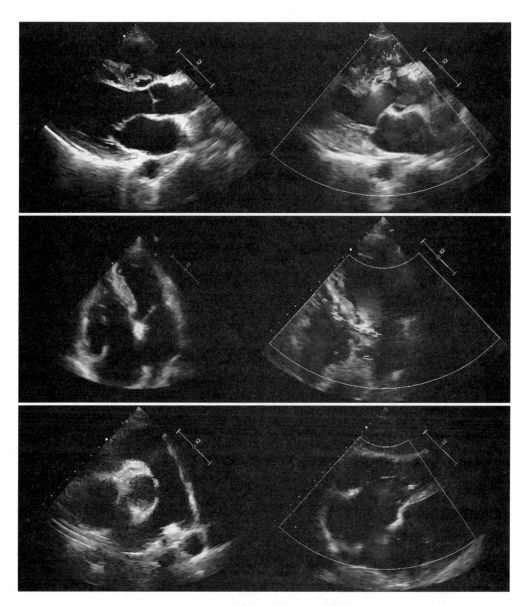

病例25图4　本院心血管内科心脏彩超

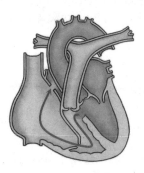

病例25图5　患者心脏心房水平右向左分流情况

患者体征、胸片、右心导管和心脏彩超均不支持肺动脉高压合并艾森曼格综合征。

五、相关知识点

艾森曼格综合征（Eisenmenger syndrome，ES）是一组先天性心脏病发展的后果。房间隔缺损（ASD）、室间隔缺损（VSD）或动脉导管未闭（PDA）等先天性心脏病持续存在，肺动脉压力进行性升高，达到或超过体循环压力，导致原来的左向右分流变成右向左分流，皮肤黏膜从无青紫发展至有青紫时，即称为ES[1]。同时可伴有全身缺氧症状，以及缺氧导致的红细胞明显增多。本征也可称为肺动脉高压性右向左分流综合征。

除原发的ASD、VSD或PDA等原有畸形外，可见右心房、右心室均明显增大，肺动脉总干和主要分支扩大，而肺小动脉壁增厚，内腔狭小甚至闭塞。本征原有的左向右分流流量一般较大，导致肺动脉压力升高，肺动脉逐渐发生器质性病变，形成肺动脉高压。肺动脉高压导致的血流动力学变化，进一步使右心室和右心房压力增高，使原来的左向右分流逆转为右向左分流而出现青紫，均有继发性肺动脉瓣及三尖瓣关闭不全。

ES主要症状和临床表现为自幼有心脏杂音病史，幼时无发绀，儿童期后出现；轻至中度发绀，于劳累后加重，PDA患者下半身发绀较上半身明显；逐渐出现杵状指（趾）、气促、乏力、头晕等缺氧症状，活动耐量下降，还可出现右心衰竭（病例25图6）。ES主要体征为心脏浊音界增大，心前区有抬举性搏动，原有左至右分流时的杂音消失或减轻，肺动脉瓣区出现收缩期杂音，P2亢进并可分裂，可能有吹风样舒张期杂音（相对性肺动脉瓣关闭不全），胸骨左下缘可有收缩期吹风样反流型杂音（相对性三尖瓣关闭不全）。右心衰竭时可出现肝大、腹水和双下肢水肿。

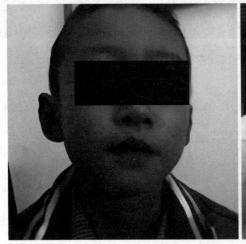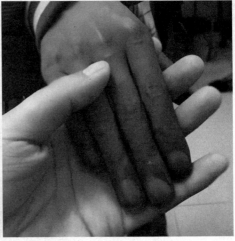

病例25图6　艾森曼格综合征患者主要症状和临床表现

ES患者心电图主要表现为右房肥大，右室肥大劳损。X线检查主要表现为右房、右室增大，肺动脉段突出，左、右肺动脉均扩大，肺野轻度淤血或不淤血，血管纹理变细，即肺血管呈残根样改变（病例25图7）。行心脏彩超检查时，除原有畸形表现外，肺动脉扩张及相对性肺动脉瓣及三尖瓣关闭不全支持ES诊断。行心导管检查除可见原有畸形外，可确定双向分流或右向左分流。

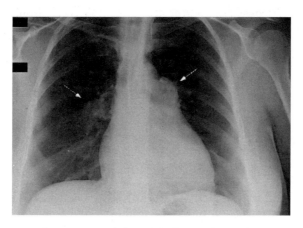

病例25图7　艾森曼格综合征患者X线检查

ES患者一般不宜行手术治疗，强行手术治疗，只会加重患者肺动脉高压进展。治疗主要是降低肺动脉压力，控制心力衰竭和防治肺部感染，改善患者临床症状和生活质量，延长患者寿命。条件允许可进行心肺联合移植。ES患者预后不佳，进行性心力衰竭、传染病和心源性猝死是患者死亡的主要原因[2]。

三尖瓣下移畸形是一种罕见的先天性心脏畸形。1866年Ebstein首先报道一例，故称为Ebstein畸形或埃勃斯坦畸形。其发病率在先天性心脏病中占0.5%～1%，遗传基础可能与肌球蛋白重链7和NKX 2.5等的突变有关[3]。三尖瓣下移畸形系指三尖瓣畸形，向右心室移位，其后瓣及隔瓣附着点下移，位置低于正常，不在房室环水平而下移至右心室壁近心尖处，其前瓣位置多正常，因而右心室被分为两个腔，畸形瓣膜以上的心室腔壁薄，与右心房连成一大心腔，是为"心房化的右心室"，其功能与右心房相同，致使右心房较正常大；畸形瓣膜以下的心腔包括心尖和流出道为"功能性右心室"，起平常右心室相同的作用，但其心腔相对地较正常右心室小，可有三尖瓣关闭不全。

三尖瓣下移畸形常合并卵圆孔未闭或房间隔缺损、室间隔缺损、动脉导管未闭、肺动脉狭窄或闭锁等畸形。由于右心房内血量较多，压力增高，此时如有卵圆孔未闭或房间隔缺损，其所含血液部分经房间隔缺损或卵圆孔流入左心房，导致右至左分流，左心房与自右心房分流来的静脉血混合，经二尖瓣而入左心室及体循环而出现发绀。

三尖瓣下移畸形预后差异较大，临床上呈现重度发绀者绝大部分在10岁左右死亡，而轻度发绀者则仅少数在10岁左右死亡。三尖瓣下移畸形患者出现充血性心力衰竭后大多在2年内死亡，约3%的病例发生猝死。三尖瓣下移畸形患者常见死亡原因为充血性心力衰竭、心律失常、缺氧或肺部感染。三尖瓣下移畸形一般只能通过手术治疗，有姑息手术和瓣膜置换术，前者近期效果好，后者近期、远期效果都可以。三尖瓣修复是手术干预的目标；修复通常还包括右心室折叠术、右心房缩小术、房间隔封堵术或次全封堵术。术后功能评估通常显示与右心室扩大程度、右心室功能障碍、右心室部分面积变化和三尖瓣反流相关的改善或相对稳定性[4]。超声心动图对三尖瓣瓣叶发育情况的评价可为治疗决策提供重要依据[5]。

六、病例要点及小结

近几年来，我们中心还接诊过多例类似患者，他们同样为先心病合并发绀、杵状指而直接诊断为ES，后经进一步检查明确了发绀并非ES所致，最后多数患者行手术矫正。简要介绍如下：

1. 患者入院时诊断考虑先心病、房间隔缺损、肺动脉高压，同样有发绀、杵状指等缺氧表现，听诊三尖瓣区杂音明显，P2亢进，根据多次心脏超声结果考虑为先心病、房间隔缺损、肺动脉高压、艾森曼格综合征，来我院就诊做肺动脉CTA检查发现患者同时合并有完全型肺静脉异位引流，右心导管检查进一步明确，且肺阻力仅轻度升高，误诊回顾分析主要是多次心脏超声没有仔细查看肺静脉的回流情况，此患者后送外科手术纠正后治愈。

2. 先心病 房间隔缺损患者同样合并发绀，杵状指（趾），多年诊断ES，我院心脏超声发现轻度肺动脉高压，右向左分流不明显，后行肺功能检查示重度通气弥散功能损害，右心导管检查也证实肺静脉血氧明显降低，ES不成立，房缺可封堵。

3. 先心病 动脉导管未闭，患者因气促、发绀入院，体查有杵状指（趾），外院一直按艾森曼格综合征治疗，从来没做过CTA和右心导管检查，在我院后诊断为先心病、动脉导管未闭、肺动静脉瘘、肺动脉高压，右心导管显示肺阻力4WU，肺静脉血氧下降，PDA封堵和动静脉瘘后发绀气促明显改善。

4. 先心病 房间隔缺损，患者同样合并有发绀，杵状指（趾），听诊肺动脉瓣区可闻及明显收缩压喷射性杂音，心脏超声显示右心扩大，心房水平双向分流，估测肺动脉压力100mmHg，但P2不亢，在外院一直按ES治疗，后在我院行心脏彩超提示合并有肺动脉瓣狭窄，进一步行右心导管检查提示肺动脉压轻度升高，肺阻力不高，经房缺封堵术和肺动脉球囊扩张术后治愈。因此，在临床工作中，我们在遇到此类患者的时候，千万不能仅根据超声的先心病诊断结合发绀、杵状指（趾）等缺氧的体征就直接下ES的诊断，一定需要详细的体格检查，根据杂音的部位、性质等和肺动脉瓣第二心音的情况，同时认真分析患者的心脏超声结果（右心大小，肺动脉的估测压，分流的情况，肺动脉瓣的流速及肺静脉与左房的连接等），结合肺血管CTA和右心导管检查结果，做出正确的诊断和处理，以减少临床误诊的发生。

（罗　俊：中南大学湘雅二医院）

参考文献

[1]Arvanitaki A，Gatzoulis MA，Opotowsky AR，et al. Eisenmenger Syndrome：JACC State-of-the-Art Review[J]. J Am Coll Cardiol，2022，79（12）：1183-1198.

[2]Arvanitaki A，Giannakoulas G，Baumgartner H，et al. Eisenmenger syndrome：diagnosis，prognosis and clinical management[J]. Heart，2020，106（21）：1638-1645.

[3]Yuan SM. Ebstein's Anomaly：Genetics，Clinical Manifestations，and Management[J]. Pediatr Neonatol，2017，58（3）：211-215.

[4]Holst KA，Connolly HM，Dearani JA. Ebstein's Anomaly[J]. Methodist Debakey Cardiovasc J，2019，15（2）：138-144.

[5]王奖，严和意，赵婉玉，等. 超声心动图在三尖瓣下移畸形矫治术中的应用价值[J]. 中国超声医学杂志，2022，38（12）：1365-1368.

病例26

创伤性心肌梗死并发冠状动脉瘤

一、概述

创伤性心肌梗死（traumatic myocardial infarction，TMI）也称之为外伤性心绞痛综合征，常见于交通事故伤员、运动员等无冠心病危险因素的这一部分人群，临床上发病率较低。由于常合并较为严重的外伤并发症，患者胸痛症状往往被掩盖或不典型，即使初诊化验肌钙蛋白升高也常考虑合并心肌损伤，因此有一部分患者被漏诊或误诊。其诊断主要依据为自外伤发作以来心肌酶学及心电图呈典型的急性心肌梗死动态演变，结合初始的冠状动脉影像，且既往无明确心绞痛表现，临床上可确诊。目前的研究认为，创伤性心肌梗死主要的发病机制可能与外伤所致的冠状动脉内膜撕裂、斑块破裂、继发的血栓或气栓形成及冠状动脉痉挛等有关[1-3]。

冠状动脉瘤样扩张（coronary artery aneurysms，CAAs）是指冠状动脉的异常扩张，被定义为其扩张节段的直径是其正常相邻节段血管直径的1.5倍以上。CAAs的患病率为0.3%~5.0%，可发生在冠脉动脉的任何节段，可表现为单支血管的局限扩张，亦可表现为多支血管的弥漫扩张。冠状动脉内径越大、病变越长、单支冠状动脉瘤体数越多，越容易导致冠状动脉血流动力学紊乱、诱发血栓形成[4]。临床上多数CAAs患者无临床症状，大部分通过冠状动脉造影或冠状动脉CT检查偶然发现。我院曾收治一例在CAAs的基础上发生创伤性心肌梗死的年轻患者，临床上非常罕见，目前尚缺乏针对此种患者治疗方案的推荐和证据。

二、病例介绍

（一）病史简介

主诉：患者女性，20岁，主因"胸部外伤后晕厥、胸骨后闷痛、气短1天"入院。

现病史：患者自述入院一天前参加体育运动时胸口受到垒球撞击、倒地，出现胸骨后闷痛、气短，无大汗，无咯血，无二便失禁，休息1小时后缓解。次日就诊于我院门诊，门诊心电图提示窦性心律不齐，心率64次/分，胸前导联R波递增不良，V_2、V_3呈QS型，$V_2 \sim V_5$导联ST段上抬0.1~0.2mV，T波倒置（病例26图1A）。胸部CT未见明确胸部损伤征象，纵隔窗可见冠状动脉前降支走行区域管壁钙化环（病例26图2）。门诊超敏肌钙蛋白T回报危急值2.95ng/ml（正常范围<0.014ng/ml）；遂以"急性心肌梗死"为主诊断收入心血管内科病房。

既往史：患者否认早发心血管疾病家族史，否认家族遗传性疾病。否认吸烟、饮酒等不良嗜好。否认高血压、糖尿病、高脂血症等慢性病病史，否认肝炎、结核、梅毒等传染病史，否认手术史。

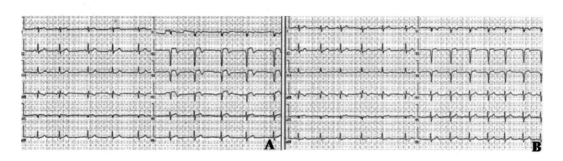

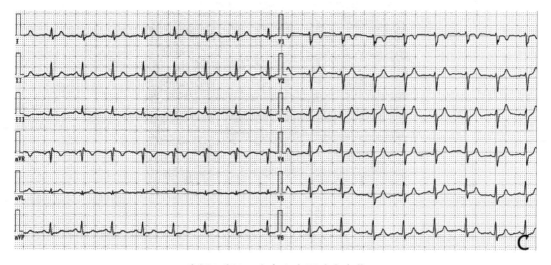

病例26图1　患者心电图动态变化

A. 门诊心电图：窦性心律不齐，心率 64 次 / 分，胸前导联 R 波递增不良，V_2、V_3 呈 QS 型，$V_2 \sim V_5$ 导联 ST 段上抬 0.1 ～ 0.2mV；B. 出院时心电图：窦性心律，心率 71 次 / 分，胸前导联 ST 段基本回落，$V_1 \sim V_3$ 病理性 Q 波形成，$V_4 \sim V_6$ T 波直立；C. 出院 2 个月后心电图：窦性心律，心率 99 次 / 分，胸前导联 R 波恢复，提示存活心肌。

（二）临床检查

入院体格检查：血压87/53mmHg，脉搏70次/分，颈静脉无充盈，胸廓无畸形，双肺呼吸音清，未闻及干湿性啰音。心界叩诊不大，听诊心率70次/分、心音钝，心律齐，各瓣膜听诊区未闻及病理性杂音。肝脾肋下未触及，腹软，全腹无压痛、反跳痛及肌紧张。双下肢无水肿，足背动脉搏动良好。

入院后动态复查心电图（病例26图1B）、心肌酶及肌钙蛋白I（病例26图3、病例26图4）呈典型的急性心肌梗死演变曲线及B型利钠肽（BNP）水平轻微升高，从85.9～127.3pg/ml（正常范围0～80pg/ml）（病例26图5）。血脂水平：总胆固醇3.98mmol/L，三酰甘油0.87mmol/L，高密度脂蛋白胆固醇1.54mmol/L，低密度脂蛋白胆固醇1.98mmol/L，空腹血糖4.12mmol/L，糖化血红蛋白4.8%（正常范围4.8%～6.0%）；血常规：白细胞$6.4×10^9$/L、红细胞$4.1×10^{12}$/L、血小板$248×10^9$/L、血红蛋白119g/L；肝功能：白蛋白68.5g/L、白蛋白42.3g/L、谷丙转氨酶27U/L、谷草转氨酶98U/L（正常范围5～34U/L）；血清肌酐73.1μmol/L。经胸超声心动图提示左前降支（LAD）近段流速减低伴多发巨大冠状动脉瘤直径7.5～8.5mm（病例26图6）。为进一步明确冠状动脉病变，我们完善冠状动脉增强CT联合血管三维重建检查，结果提示LAD多发瘤样扩张，管壁钙化部分管腔内未见对比剂充盈，提示合并血栓形成（病例26图7）。

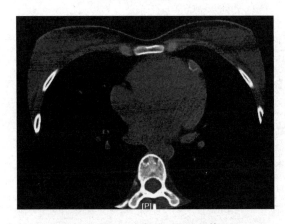

病例26图2　胸部CT纵隔窗截面

冠状动脉前降支走行区域可见不连续管壁钙化环，直径约 7mm

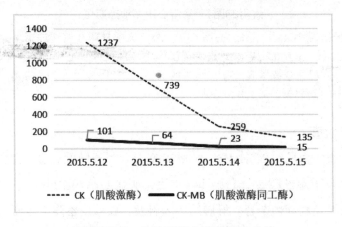

病例26图3　住院期间心肌酶演变曲线

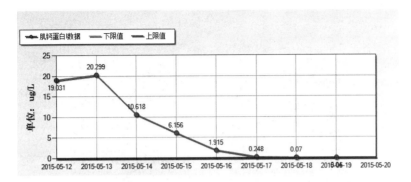

病例26图4　住院期间肌钙蛋白I演变曲线

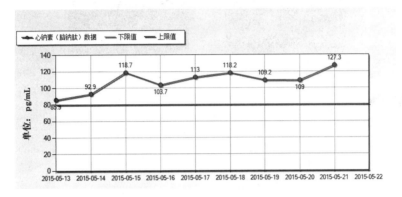

病例26图5　住院期间脑钠肽走势图

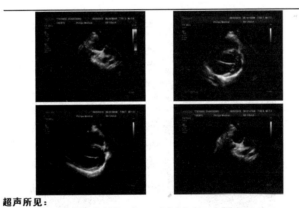

超声所见：
二维测值(mm)：主动脉根部内径：22-29-25　左房内径：31　右室内径：22
室间隔厚度：4.6 左室舒末内径：52　　左室后壁厚度：5.4　肺动脉内径：19
Doppler测值：各瓣口前向血流峰速度（m/s）
　二尖瓣：E峰 0.6 A峰 0.4　三尖瓣：0.6　　主动脉瓣：1.0 肺动脉瓣：1.0
心功能测值：左室舒末容积EDV：65（ml）　　左室缩末容积ESV：24（ml）
　　每搏量　SV：41（ml）　射血分数 EF：63%
　左前降支至肺动脉后方左缘开始向前下走行过程中呈串珠样扩张，宽约
7.5~8.5mm，其内似可见弱回声，血流速度较低，沿途可见室间隔穿支局轻度扩
张，宽约4mm。右冠状动脉宽约2.6mm。各心腔内径在正常范围，左室各壁向心运动良
好。左室心尖部可见肌小梁结构。各瓣膜开放及关闭良好，各瓣口前向血流速度在正
常范围，多普勒未探及返流。心包腔未见液性暗区。

超声提示：
　左冠状动脉前降支多发瘤样扩张
　静息状态下左室整体收缩功能正常

A

病例26图6　经胸超声心动图

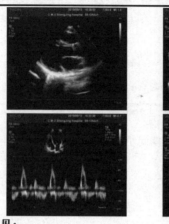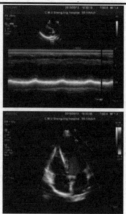

超声所见：
二维测值(mm)：
　主动脉根部内径：21　　左房内径：26　　　右室内径：19
　室间隔厚度：8　　　左室舒末内径：44　　左室后壁厚度：7　肺动脉内径：19
Doppler测值：各瓣口前向血流峰速度（m/s）
　　二尖瓣：E峰 1.2 A峰 0.7　三尖瓣：0.7 主动脉瓣：1.2　肺动脉瓣：1.0
心功能测值：
　左室舒末容积EDV：87(ml)　　　　左室缩末容积ESV：25(ml)
　每搏量　SV：62(ml)　　射血分数 EF：72%
　各心腔内径在正常范围，左室各壁向心运动良好，未见节段性运动异常。各瓣膜开放良好，各瓣口前向血流速度在正常范围，三尖瓣探及微量返流信号。心包膜未见增厚，心包腔未见液性暗区。

超声提示：
　心内结构大致正常
　静息状态下左室整体收缩功能正常

B

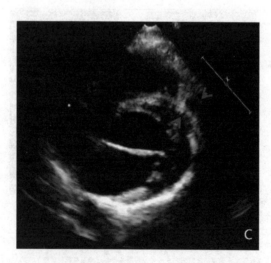

C

病例26图6　经胸超声心动图（续）

　A．入院时心脏彩超；B．出院2个月后心脏彩超；C．红色箭头示LAD近端瘤样扩张，其内弱回声，血流慢

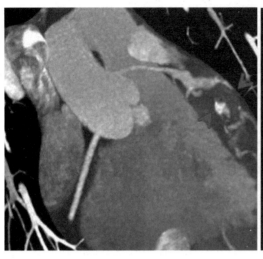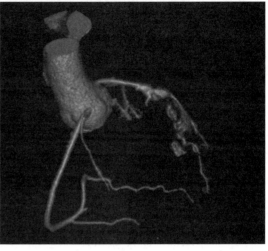

病例26图7　冠状动脉血管成像（CTA）额面切面及三维重建

红色箭头及其附近示LAD近端瘤样扩张、钙化伴血栓，造影剂不连续，血流中断

　　入院初步诊断：①急性创伤性前壁ST段抬高型心肌梗死，心功能Killip Ⅰ级；②冠状动脉动脉瘤样扩张。诊断依据：①患者无经典的冠心病危险因素，有明确的胸部外伤史；②胸部疼痛持续1小时；③心电图胸前导联可见ST-T动态演变。④心肌标志物：心肌酶、cTNT/Ⅰ符合急性心肌梗死动态演变；⑤冠状动脉增强CT＋血管三维重建提示LAD血栓形成、闭塞，心脏彩超提示LAD血流速度较低；⑥冠状动脉增强CT血管造影三维重建和心脏彩超均提示LAD钙化并呈多发动脉瘤样扩张改变。

三、专家查房意见

　　心内科主治医师查房意见：患者心电图前壁导联特征性的ST-T动态变化结合心肌酶学及肌钙蛋白水平升高和动态演变，符合急性前壁ST段抬高型心肌梗死的诊断。另外，该年轻女患的冠状动脉CT提示LAD瘤样扩张伴血栓形成：瘤样扩张常见的病因包括动脉粥样硬化、炎症等；由于是年轻女患，无冠心病经典危险因素，要排除风湿免疫系统相关疾病如血管炎，但该患者并无血管炎的系统表现，只有抗核抗体（ANA）1∶10弱阳性无诊断价值，血清补体监测和风湿三项：C3：0.864g/L，C4：0.192g/L，抗链球菌溶血素O（ASO）＜25U/ml，C-反应蛋白（CRP）＜1.00U/ml，类风湿因子（RF）＜20U/ml，其他风湿免疫指标的结果均正常，目前冠脉瘤样扩张不考虑风湿免疫相关因素所致。目前治疗原则上应根据《急性ST段抬高型心肌梗死诊断和治疗指南（2019版）》进行抗栓治疗。虽然该患者为急性ST段抬高心肌梗死，但由于急性心肌梗死时间超过12小时，且胸痛已基本缓解、血流动力学稳定，目前无急诊PCI指征。可择期行冠状动脉造影，结合冠脉腔内影像学进一步评估LAD瘤体及管腔残余病变情况。

心内科主任医师查房意见：根据患者年轻女性、运动员、胸部撞击史、无经典冠心病风险因素，结合患者心肌酶学及心电图前壁导联的动态演变、经胸超声心动图和冠状动脉CT及三维血管重建提示前壁运动减弱、LAD血流慢、内有血栓形成，认为"急性创伤性前壁ST段抬高型心肌梗死"诊断明确，主要累及前降支，这也是胸部创伤性最常受累的冠脉血管。该患者胸部外伤后有短暂晕厥可能与左胸受到外力撞击正好处于心脏易损期，引发心脏震荡所致。

我们需要进一步明确该患者基础冠脉疾病，患者年轻女性，没有经典的冠心病危险因素，可基本排除动脉粥样硬化所致的CAAs。另外，该患者无风湿活跃的临床表现，且风湿免疫检测不支持该患者存在活动性血管炎或其他风湿免疫性疾病。结合患者胸部CT纵隔窗所示冠状动脉环形钙化，以及冠状动脉CT血管三维重建表现：左前降支串珠样多发冠状动脉瘤，近端最大管腔直径9.8mm，说明该患者的创伤性心肌梗死是继发于冠脉解剖结构异常。追问病史，该患者幼年时曾有多日高热不退的病史，结合患者冠脉血管重建及超声心动图的LAD多发巨大冠状动脉瘤和胸部CT发现的环形钙化，该患者的基础冠脉病变极有可能是幼年川崎病所致冠脉病变。依据川崎病诊断和急性期治疗专家共识，不能用其他病因解释的持续发热合并心脏超声阳性发现（如冠状动脉瘤样扩张）考虑不完全性川崎病致冠状动脉瘤样病变可能性大。综合考虑患者家属意愿及患者目前病情稳定，无胸痛发作、无心功能问题，患者冠状动脉瘤样扩张直径超过8mm为巨大冠状动脉瘤，有关其血运重建的策略仍有较大争议，尽管急性期有血栓抽吸和支架植入的成功报道，但具有较高的围术期并发症尤其是超过8mm的巨大冠状动脉瘤，支架的植入存在较大困难，较高的夹层和新生血管瘤风险，综合患方意愿，最终结合该患者临床特征采取个体化综合药物治疗。考虑患者冠状动脉瘤合并血栓可以给予双抗血小板及短期抗凝治疗，同时使用β受体阻滞药控制静息心室率在55～60次/分，使用血管紧张素转换酶抑制剂防治心室重构，预防心血管事件再发生。

四、诊疗过程及随访

治疗过程，①抗栓治疗：阿司匹林100mg、1次/日口服，氯吡格雷75mg、1次/日口服，低分子肝素0.4ml、1次/12小时皮下注射（一周）。②预防心室重构、抗心衰治疗：卡托普利6.25mg、3次/日口服并逐渐递增剂量，最后改成贝那普利5mg、2次/日口服，美托洛尔缓释片23.75mg、1次/日口服，螺内酯20mg、1次/日口服，曲美他嗪20mg、3次/日口服。患者住院一周，病情好转出院。

出院后2个月于我院门诊随访，患者无胸闷、胸痛，无气短症状。查体无阳性发现。心电图示窦性心动过速、$V_3 \sim V_5$导联的T波恢复直立胸前导联R波恢复（病例26图1C）。化验指标：血浆N端脑钠肽前体（NT-proBNP）559.2pg/ml（正常范围0 ~ 125pg/ml），尿素4.08mmol/L，肌酐54.0μmol/L。心脏彩超：左室舒末内径44mm，左前降支瘤样扩张，宽6.5 ~ 9.0mm，LAD流速恢复，射血分数72%（病例26图6B），上调贝那普利剂量7.5mg、2次/日，美托洛尔缓释片47.5mg、1次/日，余不变。因患者自我感觉良好，不愿意进一步门诊随访，电话随访2年，患者身体状况良好，但已停止运动员生涯。

五、相关知识点

钝性胸部创伤后冠状动脉损伤导致心肌梗死近年受到关注，目前有关其机制有较多的研究报道，主要包括：①胸部钝力可使血管腔内的血液压力突然升高，导致内皮细胞和内皮下弹性肌肉组织遭受机械性损伤至脱落缺失、胶原裸漏，尤其在有血液动力学异常的情况下，如血液中血小板数增多，黏附力增强，纤维蛋白原浓度升高，相关凝血因子的浓度也升高，凝血能力增强，更易在冠脉内皮损伤处形成血栓凝集而堵塞血管[5-6]；②外力作用于冠脉而致冠脉痉挛、或致粥样硬化斑块破裂出血，另外心肌组织挫伤出血使附近冠脉受压，可进一步导致冠脉供血受限[7]；③其他部位外伤而致心肌梗死[8]：多认为在外伤发生后，机体处于应激状态，此时机体的交感-肾上腺髓质系统和下丘脑-垂体-肾上腺皮质系统兴奋，血浆中肾上腺素、去甲肾上腺素浓度迅速升高，糖皮质激素、炎症细胞因子浓度升高，导致心率加快、心肌收缩力增强，血压升高，亦可致冠脉痉挛，尤其在有冠脉病变的基础上，可致心肌缺血进而演变成心肌梗死。钝性胸部创伤最常见的冠脉损伤部位是前降支，这可能是由于解剖上心脏前部是易于受损的位置。对胸部受创伤的患者，心电图、心肌酶学的动态变化水平结合冠脉血流情况是确诊创伤性心肌梗死的重要因素，对于胸痛的诊断及鉴别诊断具有极大价值。本例患者的创伤性心肌梗死是继发于基础冠脉解剖结构异常即巨大冠状动脉瘤基础上所致，较为罕见，患者于外伤后常规胸部CT检查发现了冠状动脉的环形钙化，该征象在川崎病致冠状动脉瘤尤其是青年患者具有重要诊断价值。

川崎病（kawasaki disease，KD）即皮肤黏膜淋巴结综合征，是一种原因不明的急性、自限性系统性血管炎，好发于中型动脉，目前已成为引起小儿后天获得性心脏病最常见的病因。尽管KD患儿的冠状动脉瘤可以直到成年亦无临床表现，但随着年龄的增加会出现冠状动脉的狭窄甚至闭塞，甚至发生急性临床事件。冠状动脉造影的结果显示

90%的CAAs患者见于LAD。KD患者受累冠状动脉可出现存在3种动态病理改变过程[9]：急性自限性坏死性动脉炎、亚急性或慢性血管炎和管腔肌成纤维细胞增生。急性自限性坏死性动脉炎呈自限性过程，往往于发热2周内结束，主要表现为血管内皮的中性粒细胞炎症，始于内皮，可依次破坏内膜、中膜及外膜，形成囊性动脉瘤、血栓形成，是KD早期死亡的主要原因。亚急性或慢性血管炎与KD发病非同步，持续数月至数年，是一种以小淋巴细胞为主的炎症过程，往往由血管外膜或血管周围组织开始，损伤逐渐波及血管壁，使血管结构呈轻微扩张的梭形或囊性动脉瘤，可并发血栓形成。管腔肌成纤维细胞增生是由内膜平滑肌细胞来源的病理性肌成纤维细胞增生的过程，肌成纤维细胞在亚急性或慢性血管炎背景下产生细胞外介质参与病变的形成，使管腔呈环形和对称性，导致不同程度的管腔狭窄。壁内病变及附壁血栓是KD患者后期冠脉管壁钙化的主要原因，本例患者CTA影像的特点符合KD的CAA，但尽管她儿时的发热可能是其他原因。

《川崎病诊断和急性期治疗专家共识（2022）》指出：KD急性期初始治疗方案为静脉注射大剂量免疫球蛋白＋阿司匹林，如免疫球蛋白无应答应采取挽救治疗，包括二次大剂量免疫球蛋白、糖皮质激素、英夫利昔单抗等。如果急性期未进行积极的免疫球蛋白静脉治疗，大约有1/5的患儿会并发CAA，而且在CAA发生2年心肌梗死风险达高峰。本例患者在20岁时无心血管疾病临床表现，但在遭遇由于胸部撞击后LAD冠状动脉瘤形成血栓引发了急性心肌梗死。提示，针对儿童时期发热病例应进行KD的早期识别和正确处理，以减少KD患儿的冠脉并发症，防止未来冠状动脉病急性事件。

六、病例要点及小结

本例患者左胸部受撞击后发生ST段抬高型急性心肌梗死，并未合并骨折或其他损伤，因此应采用急性心肌梗死的常规治疗策略，尽早行抗栓治疗、血运重建包括PCI治疗或冠状动脉搭桥治疗。因为患者年轻，血流动力学稳定及心脏结构及心功能无显著病理性异常，给予双抗血小板、短期抗凝、改善心肌代谢、防治心室重构等积极的药物治疗。患者出院2个月后随访LAD血流恢复，无心室重塑，2年余随访病情稳定，生活质量无影响。本病例急性创伤心肌梗死继发在LAD瘤样扩张病变的基础上形成血栓，临床上极为罕见，给予积极的药物治疗，患者预后良好。

通过该病例的救治过程，我们得到如下临床启示：①注意临床上特征性川崎病冠状动脉瘤病变的识别，从胸部CT的冠状动脉的环形钙化到冠脉CTA三维重建典型的串珠样巨大的瘤样扩张；②应该重视儿童时期川崎病的诊断与治疗，可减少KD患儿未来发生CAA和心肌梗死的风险；③本患选择药物治疗策略，抗栓及防止心室重构治疗，患者预后良好，为LAD巨大动脉瘤合并血栓患者的救治提供重要的参考价值。

（李　斌　张大庆：中国医科大学附属盛京医院）

参考文献

[1]Sadr-Ameli MA，Amiri E，Pouraliakbar H，et al. Left anterior descending coronary artery dissection after blunt chest trauma[J]. Arch Iran Med，2014，17（1）：86-90.

[2]Lobay KW，MacGougan CK. Traumatic coronary artery dissection：a case report and literature review[J]. J Emerg Med，2012，43（4）：e239-243.

[3]Regueiro A，Alvarez-Contreras L，Mart í n Yuste V，et al. Right coronary artery dissection following blunt chest trauma[J]. Eur Heart J Acute Cardiovasc Care，2012，1（1）：50-52.

[4]McCrindle BW，Rowley AH，Newburger JW，et al. Diagnosis，treatment，and long-term management of kawasaki disease：a scientific statement for health professionals from the American Heart Association[J]. Circulation，2017，135（17）：e927-e999.

[5]Van Mieghem NM，van Weenen S，Nollen G，et al. Traumatic coronary artery dissection：potential cause of sudden death in soccer[J]. Circulation，2013，127（3）：280-282.

[6]Biffl WL，Moore FA，Moore EE，et al. Cardiac enzymes are irrelevant in the patient with suspected myocardial contusion[J]. American journal of surgery，1994，168（6）：523-528.

[7]Pealing L，Perel P，Prieto-Merino D，et al. Risk factors for vascular occlusive events and death due to bleeding in trauma patients；an analysis of the CRASH-2 cohort[J]. Heart（British Cardiac Society），2003，89（5）：485-489.

[8]杨菊贤，张阳. 创伤后应激障碍及其心血管表现[J]. 心血管康复医学杂志，2002，11（4）：297-299.

[9]Orenstein JM，Shulman ST，Fox LM，et al. Three linked vasculopathic processes characterize kawasaki disease：a light and transmission electron microscopic study[J]. PLoS One，2012，7（6）：e38998.

病例27

强啡肽原基因突变致进行性心脏传导阻滞

一、概述

进行性心脏传导阻滞性疾病（progressive cardiac conduction disease，PCCD）是一种遗传性心脏病，呈家族聚集性，在无结构性/先天性心脏病或系统性疾病的情况下，由编码心脏电冲动传播的心脏离子通道的基因突变引起；而在结构性心脏病的情况下，通常是由编码转录因子、酶或结构蛋白的基因突变引起；但有相当比例的患者不能由已知PCCD相关基因所解释[1]。PCCD患者的传导系统退行性变随年龄增加而加重，其病理基础是心肌变性、心肌胶原转换增加和传导系统纤维化，特征性表现为希氏-浦肯野系统电传导进行性延迟，伴左、右束支传导阻滞，易发生完全房室传导阻滞，有晕厥，甚至心源性猝死风险。PCCD的3个发病主要危险阶段：新生儿期、青春期、中年期，男性多于女性[2-3]。

先证者中年男性传导系统进行性退变植入双腔起搏器后仍发生猝死，通过全外显子测序，调查到PCCD家系，包含4代34人（男性17名），为常染色体显性遗传，其特点是不同程度的进行性房室传导阻滞、束支阻滞伴房性、室性心律失常，甚至猝死，有两名患者存在多种心血管危险因素并发冠心病。通过血液标本全外显子测序结合生物信息学分析、公共数据库筛查及突变功能预测筛选出8个候选突变位点，经过家系内、外验证，首次发现强啡肽原基因（Prodynorphin，PDYN）上新两个杂合突变位点PDYN（c.581A>T，p.D194V）（c.580G>C，p.D194H）可能与PCCD疾病相关。

二、病例介绍

家系中先证者信息：先证者Ⅲ.1（安某某），男，1970年出生，2013年10月主因"间断胸闷、心悸12年，再发加重1个月"入院。无高血压、糖尿病病史。有室早、房早、房速病史。吸烟史400支/年，未戒烟。偶尔饮酒。患者母亲因三度房室传导阻滞行永久起搏器植入，因心力衰竭病故。

患者自述于2001年起无明显诱因出现阵发性心悸，伴胸闷气短，数分钟内可自行缓解，2003年行动态心电图检查提示"室早、房早、短阵房速"，未系统诊治。2007年1月饮酒后再次心悸，伴胸闷、气短、烦躁，频率及程度较前加重，休息时易发作，运动后症状可缓解。入院后多次查心电图及动态心电图示短阵房速及频发多形室性期前收缩。心电图、心脏超声、胸片不支持器质性疾病，患者期前收缩发作暂无危险，不伴血流动力学改变，诱因为疲劳，建议其休息。

2013年患者再次因情绪波动较大、大量饮酒后觉胸闷、心悸再发加重，自诉心前区有紧缩感，发作频率增加，平均每天发作1～2次，每次持续1小时自行缓解，期间晕厥1次，数分钟自行缓解，无抽搐，无二便失禁，不伴胸痛、呼吸困难等症状。门诊复查动态心电图示（2013-11-12，未录入）：平均心率67次/分，最低45次/分，最高96次/分；频发多形室早7715个/9小时，部分二三联律。未予相关药物治疗，为进一步诊治住院治疗。入院后行心电图提示（病例27图1）：窦律、三度房室传导阻滞、室性期前收缩、交界性逸搏。初步诊断：心律失常、频发多形性室性期前收缩、三度房室传导阻滞、交界性逸搏。

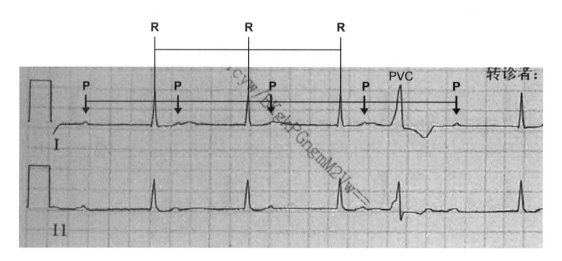

病例27图1　先证者Ⅲ.1心电图

窦律，心室率61次/分，Ⅲ度房室传导阻滞、室性期前收缩（PVC）、交界性逸搏

入院后嘱患者戒烟戒酒，清淡饮食，监测心率变化，针对心律失常，进一步完善心脏超声、冠脉CT排查器质性心脏病，近期动态心电图仅记录9小时心律变化，需再次复查动态心电图评估24小时室早负荷，评估窦房结及房室传导系统有无潜在病变，完善相关化验检查排除有无其他致心律失常诱因。予参松养心颗粒口服，避免应用β受体阻滞药等负性频率及抑制窦房结、房室传导作用的药物。

住院后完善相关辅助检查：冠脉CT提示左前降支软斑块伴轻微狭窄，胸主动脉粥样硬化；胸片示心影略大；腹部超声提示脂肪肝、胆囊壁毛糙。心脏超声提示双房大，余正常，与2007年心脏超声相比双房较前增大。复查动态心电图提示（2013-11-17）27小时48分总心搏数为78317次，最低心率32次/分，最高心率98次/分，窦性心动过缓，间歇性二度房室传导阻滞，频发多形室早（10542个），部分成对出现，部分呈二三联律。

三、专家点评

结合患者多次心电图和动态心电图提示间歇性三度、二度房室传导阻滞，以及症状表现为无症状性缓慢心律失常，考虑到该患者发病年龄<50岁，无诱因的心脏传导系统功能的进行性减退，心脏结构正常且无骨骼肌肉疾病，应注意排查遗传性心律失常。追问患者的家族史，其母亲由于反复晕厥，检查出有房颤伴三度房室传导阻滞并植入永久起搏器。表兄妹中有1名女性（Ⅲ.6）因三度房室传导阻滞伴房颤植入了永久起搏器，1名男性（Ⅲ.3）有三度房室传导阻滞伴房颤，伴晕厥（暂拒绝永久起搏器植入，后该患者于2016年行心脏再同步化治疗，植入双腔起搏器CRT，2021年升级为心脏再同步化除颤器（CRT-D）。以上患者在头晕、黑朦及晕厥症状发生时，无明显的抽搐，追问其家族中无癫痫病史可基本除外癫痫；另外，该患者头部CT未见异常，暂不考虑脑血管疾病。依据PCCD的诊断要点：年轻患者（<50岁）有无诱因的心脏传导系统的进行性障碍，心脏结构正常且无骨骼肌肉疾病，并有家族史时可诊断。考虑该患者为PCCD，晕厥可能与心脏传导障碍相关。根据美国心律协会/欧洲心律协会/亚太心律协会专家共识明确提出的治疗要点：即在PCCD患者间歇性或永久三度或高度房室传导阻滞，或有症状的莫氏Ⅰ或Ⅱ型三度房室传导阻滞患者，建议永久起搏器植入（Ⅰ级推荐）[4]。该患者具有植入永久起搏器适应症，建议行双腔起搏器植入。

另外，如有条件，在患者及家属同意下可对该患者及家属进行遗传学检查，筛查PCCD相关基因突变位点。

四、诊疗过程及随访

患者于2013年11月22日行永久双腔起搏器植入术，手术顺利，术后安返病房。与术前动态心电图相比（2013-11-17），术后复查动态心电图提示：频发室早较前明显减少（24小时总1129次），起搏器心律与自主心律交替出现，起搏器工作良好。予比索洛尔1.25mg、1次/日口服控制室早。患者术后未再发不适。2018年，不明原因院外猝死。

因考虑家系有PCCD的可能，联系患者亲属，自愿参与遗传研究的成员均已签署知情同意书，查阅亲属既往住院资料，询问病史，采集血液样本。采用系谱分析法分析遗传方式，通过问诊、查询住院记录及对家系成员的随访调查，核实患者的直系和旁系亲属的发病情况等，将调查结果绘制成系谱图（病例27图2）。查询并记录所有可追溯病史的家系成员的基本资料，主要包括姓名、性别、年龄、临床症状、发病年龄，既往相关疾病及手术史等。同时对该家系成员进行辅助检查，包括血压、心电图、心脏彩超等检查，家系成员基本资料及心脏传导系统异常详见病例27表1。

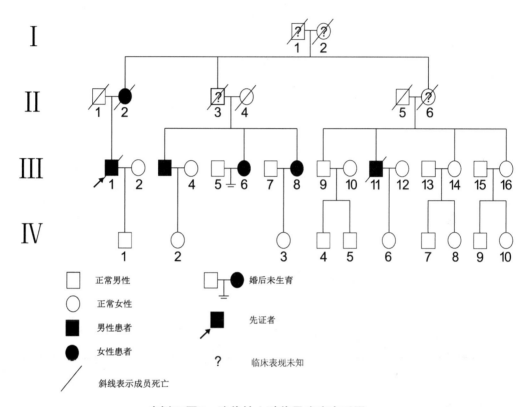

病例27图2　遗传性心脏传导疾病家系图

病例27表1　部分家系成员基本资料及心脏传导疾病情况

成员	性别	晕厥	起搏器	发病年龄	其他相关疾病	房性心律失常	心脏传导疾病
Ⅱ.2*	女	+	+	39	无	房颤	三度房室传导阻滞、完全性左束支传导阻滞
Ⅲ.1a*	男	+	+	43	无	房早、房速	左束支传导阻滞、窦性心动过缓、一/二/三度房室传导阻滞
Ⅲ.3	男	+	CRT-D	45	无	房颤	三度房室传导阻滞、完全性右束支传导阻滞
Ⅲ.6	女	+	+	48	高血压、糖尿病	房颤	三度房室传导阻滞
Ⅲ.8	女	-	-	51	无	无	一度房室传导阻滞

续表

成员	性别	晕厥	起搏器	发病年龄	其他相关疾病	房性心律失常	心脏传导疾病
Ⅲ.11*	男	–	ICD	55	高血压、糖尿病、心功能不全、冠心病、急性心肌梗死、PCI 术后	房早、房速	一度房室传导阻滞、窦性心动过缓

注：a：先证者；*：已故。

家系中其余部分成员信息：

患者Ⅱ.2（王某某），女，1938年生。约1979年前后行心电图提示：心率54次/分、房颤、室早、二度房室传导阻滞。心脏超声提示：左房增大、左房前后径40mm。后患者因"反复晕厥"为主诉入院，行心电图检查提示（病例27图3A）：房颤、三度房室传导阻滞、完全性左束支传导阻滞，拟行永久起搏器植入，术中因静脉结构异常未成功；后于1986年在北京某医院安装永久起搏器治疗（VVI）。约3年后因心力衰竭病故。

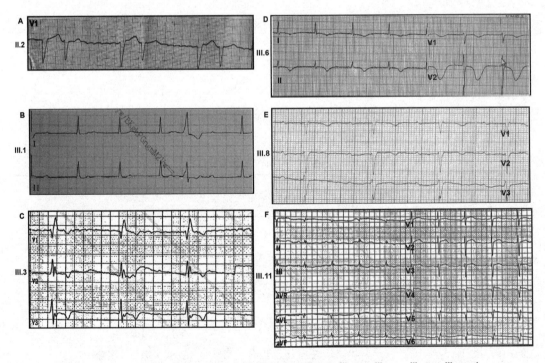

病例27图3　家系中患者心电图（患者Ⅱ.2、Ⅲ.1、Ⅲ.3、Ⅲ.6、Ⅲ.8、Ⅲ.11）

患者Ⅲ.3（王某），男，1960年生。自诉2006年体检时心电图提示二度Ⅰ型房室传导阻滞（未见报告）。后因晕厥住院治疗，心电图及动态心电图示三度房室传导阻滞（无报告），建议行永久起搏器植入治疗，但患者拒绝。10年间，症状反复发作，且伴有活动后胸闷气短。2016年上述症状再发加重，发作较前频繁，遂入院治疗。入院化验肌酸激酶（CK）、肌酸激酶同工酶（CK-MB）水平正常、B型利钠肽（BNP）水平157.13pg/ml轻度升高。诊断：三度房室传导阻滞、持续性房颤、室性逸搏、慢性心功能不全、心功能Ⅱ～Ⅲ级。心电图示三度房室传导阻滞伴房颤，心室率30～40次/分，入院后心电图提示房颤伴三度房室传导阻滞、完全右束支传导阻滞（病例27图3C、病例27图4）。患者拒绝临时起搏器治疗。冠脉CT提示：左前降支、左回旋及右冠轻微粥样硬化。心脏超声提示：双房大（左房四腔心内径43mm×73mm，右房四腔心内径49mm×65mm）；双室径大（左室舒末内径56mm，右室内径22mm）；左室射血分数50%。三度房室传导阻滞诊断明确，有永久起搏器植入指征，结合患者合并心功能不全，心界扩大，QRS时限>150毫秒，于2016年3月8日行心脏再同步化治疗（CRT）永久起搏器植入。该患者于2021年再发反复头晕、黑矇，持续数分钟可自行缓解，无晕厥，无胸痛。起搏器程控提示既往300余阵快频率事件，最长157次/分，最长约20秒，考虑非持续性室速发作可能性大，程控参数正常，除外CRT及电极异常，另结合家族史（先证者Ⅲ.1起搏器术后猝死病史），予该患者升级为CRT-D。

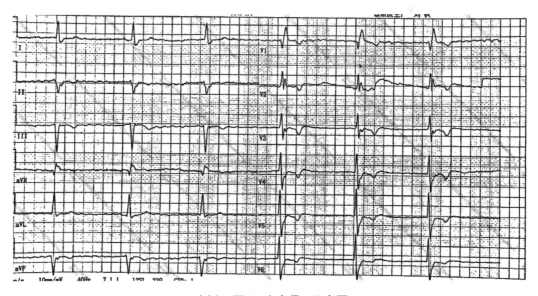

病例27图4　患者Ⅲ.3心电图

患者Ⅲ.6（王某），女，1963年生。患者入院前间断头晕病史，既往晕厥1次，门诊行动态心电图提示（2014-02-26）：房颤伴缓慢心室率（平均心室率51次/分，总心搏数70238次），部分伴室内差异性传导，大于2秒R-R间期1175次，最长3.62秒。于2014年（52岁）以"反复头晕2年，晕厥1次"为主诉入院。既往高血压、糖尿病病史。心脏超声提示：四腔心切面显示左心房内径47mm×68mm，右心房内径46mm×58mm，右心室内径20mm，三尖瓣轻中度关闭不全，左室射血分数58%。患者起搏器指征明确，考虑心房扩大、房颤复律维持窦性心律难度较大，不考虑转律治疗，心功能尚可，无明显心脏扩大证据，QRS波时限正常，无双室起搏依据，选单腔起搏器VVI。于2014年3月4日行永久起搏器植入（VVI）（心电图见病例27图3D）。

患者Ⅲ.8（王某），女，1964年生，汉族。无高血压、糖尿病、心脏病等病史，无吸烟饮酒史。否认胸闷、气短、无心悸等症状。心电图（病例27图3E）提示Ⅰ度房室传导阻滞，心率50~60次/分。

患者Ⅲ.11，男，1955年生。既往高血压、糖尿病病史。吸烟史20年，平均15支/日，大致于2003年戒烟。患者2003年突发胸痛，诊断为急性广泛前壁心肌梗死，植入支架2枚（具体不详）。2009年再发胸痛，诊断急性非ST段抬高型心肌梗死，再次植入支架1枚。此次术后，患者反复因活动后胸闷、气短、心悸入院治疗。2016年因心悸、头晕、黑矇入急诊，行心电图示室性心动过速，予同步电复律后好转住院治疗。转律后心电图提示：一度房室传导阻滞、窦性心动过缓，室内传导延缓。入院诊断：缺血性心肌病 不稳定型心绞痛；慢性心功能不全 心功能Ⅱ级；心律失常 短阵室速；慢性肾功能不全（CKD）3期；心脏超声提示：左心系统增大，四腔心切面左房内径52mm×64mm，左室舒末内径71mm；左室壁节段性运动异常；心尖部室壁瘤；左室收缩、舒张功能减低，左室射血分数23%。室速发作时心室率为120~130次/分。有心肌梗死病史，阵发性室速，QRS<125毫秒，射血分数23%，有植入ICD指征，于2016年行ICD植入。ICD植入3个月后于家中发生猝死。（心电图见病例27图3F）

我们报道的PCCD家系中的患者，经询问病史、查询住院记录及心脏彩超结果均未提示先天性心脏病，且无神经肌肉疾病。除第一代外（未能获得相关病史信息），每一子代中均有心脏传导疾病的临床表现的患者，具有较为典型的家族遗传病特点，表现为常染色体显性遗传。考虑到基因检测可以帮助预测无症状携带阳性突变者发展成为心脏传导障碍的风险，我们利用全外显子测序方法对家系患者Ⅲ.3、Ⅲ.6、Ⅲ.11血液样本进行全外显子测序。经过全外显子测序、生物信息学分析、公共数据库筛查及突变功能预测筛选出8个候选突变位点。对家系内以及家系外验证，发现有PDYN上的两个杂合突变位点PDYN（c.581A>T，p.D194V）（c.580G>C，p.D194H）与心脏传导疾病发生共分离（病例27图5）。PDYN未被报道过与PCCD相关，且PDYN的两个突变位点是未被报道过新发现的突变位点。PDYN是阿片系统中强啡肽的前体。已知PDYN中的突变引起脊髓小脑共济失调（SCA）23型[5]。在SCA患者中观察到心脏自主神经功能障碍，主要发生在副交感神经系统[6-7]，但本家系中的个体没有表现出SCA的迹象，但副交感神经功能异常可能增加猝死的风险。有研究表明，心脏阿片受体的激活可以防止心肌梗死，并且可能触发类似于缺血预适应的过程[8]。Sascha等人[9]发现阿片受体与心肌兴奋-收缩偶联机制和氧化还原反应中的氧化磷酸化有关，活性氧的产生可抑制肌浆网上的Ca^{2+}-ATP酶，降低其吸收和释放Ca^{2+}的能力，这可能影响心肌细胞的动作电位，并导致心脏传导障碍。

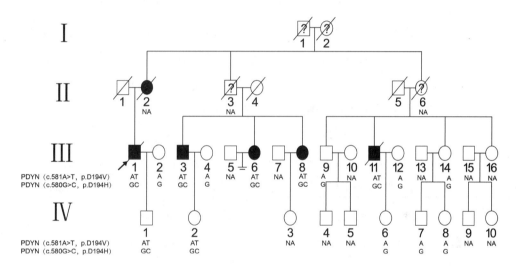

病例27图5　家系成员中PDYN（c.581A>T，p.D194V）（c.580G>C，p.D194H）分型

五、相关知识点

PCCD主要表现为存在无法解释的进行性心脏传导异常，且心脏结构正常，无骨骼肌肌病，尤其存在PCCD的家族史则更能明确诊断。对PCCD的诊断基于基本临床资料包括病史、家族史、12导联ECG，并且需要利用二维超声心动图或心脏MRI的检查排除潜在的先天性心脏病和（或）心肌病。心脏结构正常的早期发病的PCCD患者应该考虑PCCD基因检测，特别是有PCCD、起搏器植入或有猝死家族史的患者。

PCCD患者通常表现为心房、房室结和心室水平的电传导延迟，体表心电图中可表现为P波时间延长、P-Q间期延长和伴有电轴偏移的QRS波增宽。PCCD起病较为隐匿，早期通常无临床表现或心电图异常，但随着年龄增长，疾病的外显率逐步升高。

但是到目前为止，PPCD没有基于基因型的危险分层。临床上应该对有症状的或心电图异常表现保持警惕，以确定是否需要电生理检查或起搏器的植入。国际多学会专家共识明确提出的治疗要点：间歇性或永久三度或高度房室传导阻滞，或有症状的Mobitz Ⅰ或Ⅱ型二度房室传导阻滞患者，建议永久起搏器植入（Ⅰ级推荐）。起搏器植入可用于伴或不伴一度房室传导阻滞的双束支阻滞的PCCD患者（Ⅱa级推荐）。对携带阳性突变的PCCD患者的一级亲属进行遗传筛选，并对无症状突变携带者进行定期的随访。

许多研究表明心脏传导缺陷不仅与老化相关，亦受遗传因素影响，有许多复杂的病理生理过程也参与房室和心室内传导障碍。许多基因参与心脏的电生理活动，以目前的技术水平很可能仅鉴定了这些遗传缺陷疾病中相关遗传基因的一小部分。随着科技水平的发展，未来将可确定更多更全面的致病性遗传学改变，进而确定由于遗传缺陷导致的心脏传导障碍的实际比例。由于这些心脏传导障碍的出现是随时间呈进行性改变的缓慢过程，遗传学检查可以有助于更好地确定心脏传导缺陷发生发展的风险，确定起搏器植入的最佳时机。从长远上来看，早期识别出有可能发展为心脏传导障碍疾病风险的患者，遗传学检测和分析将成为PCCD常规临床评估的一部分。

针对遗传性心律失常的遗传学研究已成为探索心脏传导系统功能的重要方法之一。每个新的基因突变的发现都有助于阐明心脏电活动产生和传导的生物化学功能和结构复杂性。从全基因组关联分析的出现，发展到一代测序以及现在的二代测序等技术的出现，改善了对罕见家族性遗传疾病如PCCD的突变基因的筛查，将有希望揭示影响常见疾病的基因和遗传/表观遗传修饰因素的复杂的相互作用，同时有助于发现新的基因靶目标用于药物研发或基因治疗。

六、病例要点及小结

本研究中报道的家系，除了有不同程度的心脏传导系统问题外，同时均有明确的房性心律失常，包括房性期前收缩、房性心动过速、心房颤动；心脏超声有提示心房不同程度增大，不除外为传导系统异常至心率减慢后出现的代偿性房性心律失常，后导致心房结构改变，但目前无相关研究表明心房结构改变或房性心律失常与房室传导有明确相关性。PCCD可以与其他遗传性心脏病重叠或共存，或在多系统综合征的背景下表现出来，如心脏钠离子通道α亚单位基因（SCN5A）突变导致的Ⅰ型Brugrad综合征与PCCD之间存在显著的重叠，这两种疾病的表型可能共存，或者在来自携带相同突变的同一家族的个体中以分离的形式表现。本家系中先证者Ⅲ.1，在患者有明确房室传导阻滞时查出心房增大，心房结构改变或房性心律失常与房室传导是否有明确相关性有待进一步研究。我们首次报告与PCCD相关的PDYN突变。通过体外预测分析和家族隔离证实了新鉴定的遗传变异体的致病性。

（苏剑瑶　张大庆：中国医科大学附属盛京医院）

参考文献

[1]Asatryan B，Medeiros-Domingo A. Molecular and genetic insights into progressive cardiac conduction disease[J]. Europace，2019，21（8）：1145-1158.

[2]Kerola T，et al. Risk factors associated with atrioventricular block[J]. JAMA Netw Open，2019，2（5）：e194176.

[3]Frimodt-Moller EK，et al. Lifestyle habits associated with cardiac conduction disease[J]. Eur Heart J，2023，44（12）：1058-1066.

[4]Priori SG，et al. HRS/EHRA/APHRS expert consensus statement on the diagnosis and management of patients with inherited primary arrhythmia syndromes：document endorsed by HRS，EHRA，and APHRS in May 2013 and by ACCF，AHA，PACES，and AEPC in June 2013[J]. Heart Rhythm，2013，10（12）：1932-1963.

[5]Bakalkin G，et al. Prodynorphin mutations cause the neurodegenerative disorder spinocerebellar ataxia type 23[J]. Am J Hum Genet，2010，87（5）：593-603.

[6]Montes-Brown J，et al. Heart rate variability in type 2 spinocerebellar ataxia[J]. Acta Neurol Scand，2010，122（5）：329-335.

[7]Pradhan C，et al. Spinocerebellar ataxias type 1，2 and 3：a study of heart rate variability[J]. Acta Neurol Scand，2008，117（5）：337-342.

[8]Schultz JE，Gross GJ. Opioids and cardioprotection[J]. Pharmacol Ther，2001，89（2）：123-137.

[9]Treskatsch S，et al. Upregulation of the kappa opioidergic system in left ventricular rat myocardium in response to volume overload：adaptive changes of the cardiac kappa opioid system in heart failure[J]. Pharmacol Res，2015，102：33-41.

病例28

肿瘤相关性肺小动脉增生性肺动脉高压

一、概述

肿瘤性肺动脉高压（pulmonary hypertension，PH）包括既往或目前罹患恶性肿瘤患者中存在的多种肺动脉高压亚型。最常见的表现形式是累及细小动脉的肿瘤性肺微血管栓塞，包括肺肿瘤微栓塞（PTE）和肺肿瘤血栓性微血管病变（PTTM）。PTE是肿瘤细胞在小动脉管内的机械性闭塞。随着肿瘤细胞损伤血管内皮、激活循环中凝血和生长因子而导致血管内膜增生和血管内血栓形成，诊断为PTTM。

本例患者为28岁男性，主要表现为咳嗽、进行性呼吸困难和右心衰竭。临床检查发现存在肺动脉高压，腋窝淋巴结活检提示消化道来源的转移性腺癌，进一步肺活检可见小血管平滑肌增生甚至完全闭塞，但在血管内并未发现肿瘤细胞阻塞和血栓形成，与PTTM的病理诊断有所不同。我们猜测这可能是恶性肿瘤导致肺动脉高压的另一种形式，将其诊断为肿瘤相关性肺小动脉增生性肺动脉高压。

二、病例介绍

（一）病史简介

主诉：患者男性，28岁，因"反复咳嗽3个月余，气促10余天"入院。

现病史：患者于2021年4月感冒后出现咽痒，偶轻微咳嗽，无发热畏寒，无肌肉酸痛，未引起重视，症状无明显改善。1个月后患者自行去药店购买"阿莫西林、罗红霉素、咽炎片、枇杷膏"口服约1个月余，症状仍未改善，自觉咳嗽较前稍加重，早晚较明显，痰中带血。7月初稍感气促，呼吸不畅，心悸，活动后加重（上2楼），休息后可缓解，7月4日至外院就诊，心电图示窦性心动过速（145次/分），电轴右偏，ST-T改变，胸部CT提示两肺细支气管炎可能。予头孢呋辛、左氧氟沙星抗感染后觉气促心悸加重，7月5日转入当地上级医院住院，入院时心电图示窦性心动过速，血常规示白细胞计数7.6×10^9/L，中性粒细胞百分比87.4%↑，予头孢曲松钠抗感染、控制心室率等对症处理，7月11日11时5分左右患者下床行走后突发呼吸困难、面色㿠白、大汗淋漓、头晕眼花、恶心呕吐，末梢循环差，血氧饱和度测不出，血压测不出，予多巴胺升压、补液等处理后，考虑休克查因，建议转上级医院进一步诊治明确病因，遂于2021年7月13日凌晨3时入住我院急诊科。患者自起病以来，精神一般，食纳、睡眠可，大小便正常，体重未见明显变化。

既往、个人史：既往无特殊病史；5月4日在广州接种"兰州生物"新冠疫苗，6月26日在江西接种"北京科兴中维"新冠疫苗。否认血吸虫疫水接触史，偶有应酬性吸烟饮酒，否认毒物接触史。26岁结婚，育有1女。

家族史：父母健在，1弟健在，否认家族性遗传病史。

（二）临床检查

体格检查：体温36.0℃，脉搏135次/分，呼吸19次/分，血压96/63mmHg。面罩吸氧下指脉氧：左上肢98%，右上肢97%，左下肢98%，右下肢99%，身高165cm，体重68kg，BMI 25.0kg/m²。营养良好，急性面容，神志清楚，精神尚可，自动体位。双侧呼吸动度对称，语颤无增强，双肺叩诊清音，双肺呼吸音清晰，可闻及少量细湿性啰音，无胸膜摩擦音。心前区无隆起，心尖冲动位于第五肋间左锁骨中线内0.5cm，未触及细震颤，心界稍扩大，心率135次/分，律齐，P2亢进，各瓣膜听诊区未闻及病理性杂音。双下肢无水肿。

辅助检查：胸部CT（2021-07-04当地医院），两肺细支气管炎可能，两肺少许炎性灶，左侧胸腔少量积液，两肺尖局部间隔旁型肺气肿，右肺下叶胸膜下结节。

肺动脉CTA（2021-07-11当地医院）：未见明显异常征象。附见：心包少量积液；右侧第7肋骨陈旧性骨折；左侧少量胸腔积液；左侧腋下多发淋巴结；部分稍增大。心脏彩超（2021-07-11当地医院）：左心室射血分数55%，右心增大，三尖瓣轻度反流伴右室收缩压轻度增高。动态心电图：窦性心动过速，平均心率121次/分，最快163次/分，最慢79次/分，其中心动过速时间（心率>120次/分）持续时间占总时间47.7%，心动过缓时间（心率<50次/分）持续时间占总时间0%。房性期前收缩共发生13次，室性期前收缩共发生2次。

心电图（2021-07-13我院急诊，病例28图1）示：窦性心动过速，前壁R波递增不良，SIQⅢTⅢ。

实验室检查：血气分析：pH 7.430，二氧化碳分压30mmHg↓，氧分压55.0mmHg↓，血氧饱和度89.0%↓，血钾4.0mmol/l，血钠136mmol/l，血乳酸1.0mmol/l，ABE −4.4mmol/l，SBE −3.2mmol/l；血常规：白细胞11.35×10⁹/L↑，血红蛋白144g/L，血小板170×10⁹/L，中性粒细胞百分比78.1%↑；肝功能：白蛋白38.8g/L↓；肾功能：尿酸630.0μmol/L↑；心肌酶：肌酸激酶256.0U/L，肌酸激酶同工酶68.8U/L↑，cTnT 28.70pg/ml↑，NT-proBNP 3673.0pg/ml↑。凝血：纤维蛋白原14.74μg/ml↑，D-二聚体6.15μg/ml↑。

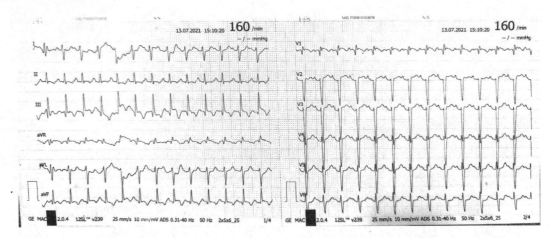

病例28图1　心电图：窦性心动过速，前壁R波递增不良，SIQⅢTⅢ

心脏彩超（病例28图2）示：左心室内径35mm，左心房内径26mm，右心室内径43mm，右心房内径49mm，射血分数49%，右心增大，三尖瓣反流（轻度），心动过速，心包腔少量积液，左室收缩功能测值减低，三尖瓣流速3.1m/s，估测肺动脉收缩压约47mmHg。

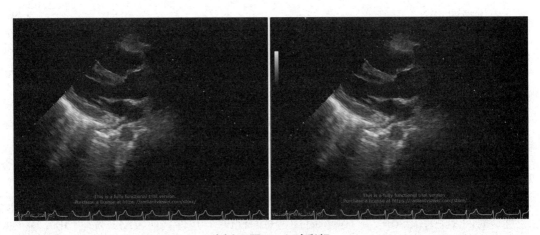

病例28图2　心脏彩超

肺动脉CTA（病例28图3）示：右房、右室增大，肺动脉增宽，主肺动脉内径约33mm，左右肺动脉内径约21mm，管腔通畅，未见明显肺动脉栓塞，左房、左室不大，主动脉不宽。主动脉右弓右降，未见动脉环征象，肺静脉左右各两支，管腔通畅，未见明显充盈缺损，未见异位引流。双肺内未见明显畸形血管，双侧胸腔见弧形少量积液，心包内可见少许积液。

肿瘤标志物：CA19-9 36.95u/ml（正常值0~35U/ml），CA125 39.37U/ml（正常值0~35U/ml），CA724 35.51U/ml（正常值0~6.90U/ml），细胞角蛋白19片段CYFRA21-1 7.77ng/ml（正常范围0~3.30ng/ml）。

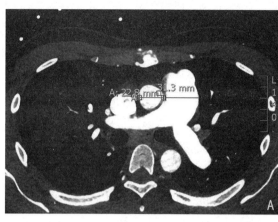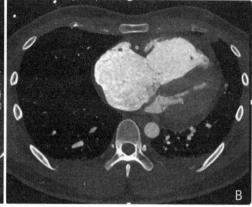

病例28图3　肺动脉CTA

A. 肺动脉宽度明显增宽，肺动脉宽于主动脉；B. 右心室和右心房明显大于左心

全腹部CT：①胆汁淤积可能。②左肾上腺可疑小结节，建议进一步增强CT检查或MRI检查。③肠系膜多个小淋巴结，意义待定，建议结合临床及复查。④膀胱腔内密度稍增高，考虑造影剂，请结合临床。⑤盆腔少量积液。

（三）病例特点

①28岁青年男性；②咳嗽：自2021年4月开始反复出现咳嗽，多种抗生素治疗无效，咳嗽加重并出现痰中带血；③气促：7月初出现活动后气促，影像学提示肺部炎症；④心动过速：外院普通心电图及动态心电图均提示窦性心动过速；⑤心肺衰竭：7月11日出现呼吸困难加重并低血压性休克，原因不明。患者以咳嗽、气促为主要表现，考虑到患者呼吸困难急起加重并出现休克，病情进展迅速，以及结合入院心电图所示SIQⅢTⅢ，高度提示肺栓塞可能。

三、专家点评

患者心电图及心脏彩超均提示右心增大、肺动脉高压，进一步完善肺动脉CTA证实肺动脉高压，但未见明显肺栓塞征象，因此，对患者右心增大及肺动脉高压需考虑其他致肺动脉高压可能原因。

肺功能（2021-07-11外院）：轻度限制性通气功能障碍，弥散功能轻度降低，支气管舒张试验阴性。我院肺部CT：双肺散在渗出灶，小叶间隔增厚，左心房缩小，双侧胸腔及心包积液，可疑肺静脉闭塞。肺部CT所见可排除间质性肺疾病、肺发育异常、限制性/阻塞性肺疾病等呼吸系统疾病。

结合患者肺部CT提示可疑肺静脉闭塞，D-二聚体升高，因此，患者肺动脉高压病因主要考虑肺静脉闭塞症？

四、诊疗过程及随访

入院后患者呼吸衰竭进行性加重，氧气需求更高，面罩吸氧7L/min支持下指脉氧可维持在92%；坐立位指脉氧低于躺下时指脉氧；患者稍感胸闷，早晚仍咳嗽，痰中带血，血量较前增加，咽喉干痒。此时我院肺部CT结果回报：双肺散在渗出灶，小叶间隔增厚，左心房缩小，双侧胸腔及心包积液，可疑肺静脉闭塞。

患者于7月11日15时转入CCU继续治疗。入院诊断：①肺动脉高压查因；②Ⅰ型呼吸衰竭；③2型心肌梗死；④肺部感染。治疗上予以哌拉西林他唑巴坦4.5g、1次/8小时静脉滴注覆盖呼吸道敏感菌及厌氧菌；抗板、抗凝、调脂、改善循环、护胃、抗心力衰竭等对症支持治疗。患者症状进行性加重，于7月19日晨血压测不出，出现休克、心搏骤停、室颤，予心肺复苏术、气管插管、电除颤等处理，紧急行床旁ECMO。

7月20日行床旁纤维支气管镜检查＋左下肺背支活检，镜下未见新生物及活动性出血；活检术后当晚患者出现血压下降（血管活性药物难以维持）、ECMO流量低，呼吸频率及心率增快，行床旁胸片示左侧肺不张并左侧胸腔积液，考虑血胸，立即扩容申请输血浆及悬浮红细胞，行床旁闭式引流，引流出大量血性液体，血色素进一步下降，继续扩容及输血制品。

7月21日晨在全麻下行胸腔镜辅助下开胸探查止血＋左上肺楔形切除＋肺修补＋胸腔粘连松解术并肺活检。两次肺活检结果显示：肺中、小动脉血管平滑肌增生，血管腔变窄及闭塞（病例28图4、病例28图5）。

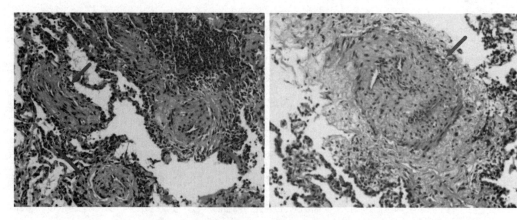

病例28图4　左下肺背支活检

肺组织炎症，间质较多中性粒细胞、组织细胞及个别嗜酸性粒细胞浸润，红色箭头所指之处：肺间质中、小动脉血管平滑肌增生，血管腔变窄及闭塞。

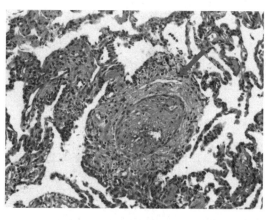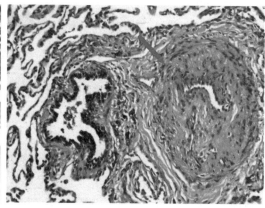

病例28图5　左上肺活检

部分肺泡扩张，间质少量淋巴细胞浸润，小动脉血管平滑肌增生，血管管腔变窄（红色箭头所指之处），未见明显血管炎。

心内科和呼吸内科主任医师查房意见：该患者虽然临床症状及肺部HRCT结果与肺静脉闭塞相似，但在使用扩血管药物后并未出现明显肺水肿，且两次肺活检结果均与肺静脉闭塞特征性病理不符，不支持肺静脉闭塞诊断。结合该患者肿瘤标志物存在多项异常，且在左侧腋窝、腹股沟区及肠系膜多个淋巴结的肿大。因此，进一步需考虑肿瘤或血液系统相关肺动脉高压可能。

腋窝淋巴结活检：淋巴结转移癌（5/6），倾向低分化腺癌，淋巴结被膜及周围脂肪组织内广泛脉管栓。癌细胞免疫学表型支持消化道来源，免疫组化：CK7（++），CK20（++），Villin（++），CK（++）（病例28图6）。

肿瘤科主任医师查房意见：患者腋窝淋巴结活检提示消化道来源的腺癌，那么消化道肿瘤与肺动脉高压之间存在什么样的联系呢？恶性肿瘤方面，在排除肿瘤大动脉栓塞后，需主要考虑肺肿瘤血栓性微血管病变（PTTM）可能。PTTM是恶性肿瘤少见并发症，90%组织类型为腺癌，以低分化腺癌为主，最常发生在胃癌，其次为肺癌、乳腺癌。临床表现为咳嗽、乏力、快速进展的急性呼吸困难、低氧血症及严重肺动脉高压所致右心衰竭，在短期内死于呼吸衰竭。诊断标准有赖于病理活检，其特征为：肿瘤细胞不仅直接阻塞肺小动脉和细动脉，同时黏附于血管内皮损伤内膜细胞，激活局部和全身凝血系统，释放炎症介质和多种生长因子（VEGF、PDGF和骨桥素等），导致纤维细胞内膜增生、纤维蛋白血栓形成和管腔狭窄，最终致严重的肺动脉高压。需进一步完善胃镜，血和肺组织VEGF水平。

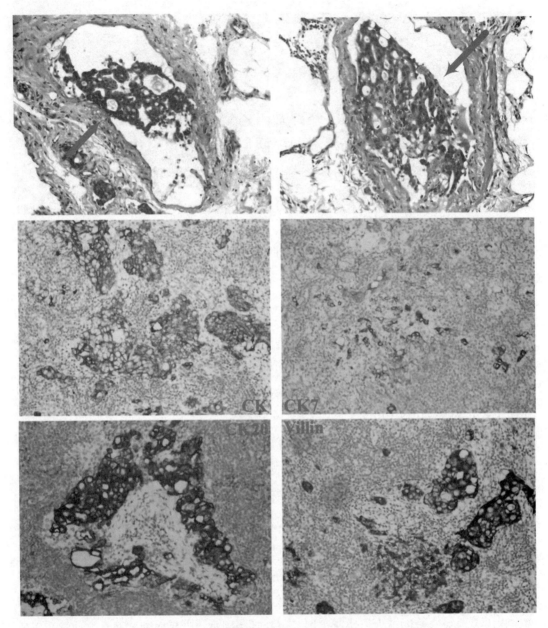

病例28图6　腋窝淋巴结活检

淋巴结内脉管内癌栓（红色箭头所指之处），癌细胞免疫学表型提示消化道来源可能性大

　　胃镜：①十二指肠炎，缺血性待排；②浅表性全胃炎（充血/渗出型）伴糜烂。未见肿瘤。外周血VEGF检测385.74pg/ml↑（2倍左右），免疫组化：VEGF（－）。复审肺活检：小动脉血管平滑肌增生，血管管腔变窄。切片未见癌；为进一步明确该疾病仅累及肺小动脉，故完善股动脉活检：大动脉血管平滑肌未见明显增生（病例28图7）。

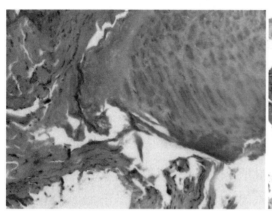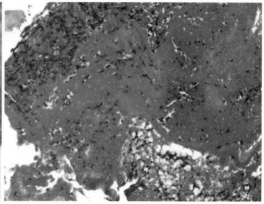

病例28图7　股动脉活检

心内科主任医师查房意见：根据文献，PTTM特征性组织病理学在于肿瘤细胞附着于肺小血管内皮表面激活局部凝血系统及血栓形成，以及肺小动脉纤维内膜增生阻塞血管。而该患者的病检与PTTM并不完全符合。我们进一步对患者进行经胸腔镜左上肺肺活检，同样肺小动脉内未发现肿瘤细胞或肿瘤栓子的存在。因此，我们最终诊断考虑为肿瘤相关性肺小动脉增生性肺动脉高压。

病情转归：该患者原发肿瘤部位不明，恶性程度高，无有效治疗方法，肺移植为唯一可能治愈途径，但患者多器官功能衰竭，依赖ECMO且无合适肺源，最终放弃治疗。

五、相关知识点

肺高压临床分类及可能病因[1-2]如下：①第一大类——肺动脉高压，遗传性：无相关家族史；药物和毒物：患者平时工作有少量接触油漆，此次发病未服用任何不明药物及中药，故排除药物和毒物相关可能；其他相关因素，结缔组织全套：类风湿因子、血管炎三项、ANA、ENA、ANCA、抗CCP抗体、自免肝八项、抗心磷脂抗体IgA、IgG、IgM均阴性；病原学：乙肝、丙肝、艾滋、梅毒、结核斑点试验（-），无血吸虫疫区接触史；腹部彩超：餐后胆囊声像，排除门脉高压；心脏彩超：各房室结构未见异常缺口，排除先心病；肺部CT：双肺支气管血管束增多模糊，双肺上叶小叶间隔增厚，双肺可见散在斑片状、条片状模糊影，以双肺下叶分布为主，可疑肺静脉闭塞。②第二大类——左心疾病：血尿本周蛋白、血免疫固定电泳等阴性，排除限制性心肌病可能；心脏彩超提示各瓣膜、左心大小及结构无异常；③第三大类——呼吸系统疾病。④第四大类——肺动脉阻塞性疾病。⑤第五大类——未知因素：甲状腺功能正常；肺部CT不支持结节病、肺朗格汉斯组织细胞增生症等系统性疾病；无纵隔受累征象，排除纤维纵隔炎，肾功能正常。

肺静脉闭塞症是由于肺小静脉弥漫性增生、闭塞导致肺血管阻力增加，是导致肺动脉高压的少见原因之一[3-4]。发病机制不明，接触烟草及化学毒物、遗传因素、免疫介导等因素可能与其发病有关，部分与基因突变EIF2AK4相关。临床表现：渐进性劳力性呼吸困难，可伴有咯血、胸痛、食欲缺乏、恶心。高分辨胸部CT表现为纵隔淋巴结肿大，小叶中心磨玻璃样模糊影；小叶间隔增厚；金标准为病理组织学，病理改变主要集中在静脉病变：肺小静脉和微静脉形成血栓，静脉壁单层弹力纤维增厚为双倍甚至三倍，静脉增生动脉化，密集的内膜纤维化致其狭窄或闭塞，静脉阻塞引起肺出血致含铁血黄聚集。此外，动脉病变也可累及，与PAH相似，包括间质纤维化、中膜增生、偏心性内膜纤维化、血栓闭塞。另外，毛细血管病变主要表现为肺泡毛细血管因其下游阻塞而扩张、内皮细胞增生，肺泡间隔斑片状增厚。

肿瘤相关性肺高压因其病因复杂而被归类于第5大类（Group 5），主要包括肿瘤性肺大血管栓塞和累及近端肺血管的肿瘤（如血管肉瘤），肿瘤性肺微血管栓塞（PTE/PTTM）以及恶性肿瘤治疗过程中（如某些化疗药物）引起的肺动脉高压[5]。其中已报道在0.9%～3.3%的恶性肿瘤患者尸检中可以观察到，主要病理类型为腺癌（90.5%～93.3%）。PTTM最常发生于胃癌，其次为肺癌、乳腺癌等[4]，临床表现为咳嗽、急性呼吸困难及严重肺动脉高压所致右心衰竭，并在短期内死于呼吸、循环衰竭。因其临床症状和影像表现缺乏特异性，病理活检是PTTM诊断的金标准[6]。PTTM的发病机制是肿瘤细胞/癌栓不仅可直接阻塞肺细小动脉，同时也可黏附于损伤的血管内皮细胞，激活凝血系统形成血栓，并释放炎症介质和多种生长因子，导致血管内膜增生和管腔狭窄。

在我们报告的该例肺动脉高血压患者，其不明原因的肺动脉高压、快速进展的右心衰竭及来源于消化道的淋巴结转移腺癌的发现使我们在排除其他致病因素后聚焦于PTTM。但经病理科医生仔细阅片该病例的两次肺活检结果：尽管同样存在小血管平滑肌增生、血管腔变窄及闭塞的征象，但在此患者的肺血管及周围并未见肿瘤细胞/栓子以及血栓的存在。这并不符合PTTM的诊断标准，我们猜测可能存在另一种恶性肿瘤诱发肺动脉高血压的形式。尽管肿瘤与PH的关系尚未完全明确，但恶性肿瘤发生发展及侵袭过程中的复杂机制包括分泌炎症介质和各类细胞/调节因子、新生血管形成、癌基因激活以及异常代谢等都可能诱发肺血管损伤、肺血管内皮和平滑肌细胞增生，从而导致PH。

六、病例要点及小结

病例特征：①青年男性，以咳嗽、气促、痰中带血起病，并迅速进展为急性呼吸衰竭；②病情危重，需要ECMO维持，合并多器官功能衰竭；③淋巴结活检提示消化道来源腺癌；④肺活检可见中、小动脉平滑肌增生，但肺动脉血管内未见肿瘤细胞/栓子且免疫组化VEGF（−）。虽患者淋巴结活检提示消化道来源转移性腺癌、肺活检亦可见中、小动脉平滑肌增生，高度提示PTTM，但多次复核肺活检均未见癌细胞存在，不支持PTTM。本例病例与典型PTTM的肺活检结果并不完全相符，肺组织病检免疫组化VEGF（−）。猜测可能与肿瘤组织分泌某些刺激因子导致肺小动脉增生闭塞导致肺动脉高压。

最后诊断：①肿瘤相关性肺小动脉增生性肺动脉高压，三尖瓣关闭不全（轻−中度），右心扩大，梗阻性休克，Ⅰ型呼吸衰竭，心功能Ⅳ级；②低分化腺癌（消化道来源可能性大）伴淋巴结转移。

因此，对于不明原因的肺动脉高压的患者，进行常规病因排查后仍未找到明确病因之时，应该详细询问病史，仔细进行体格检查并寻找蛛丝马迹，必要时候进行病理活检，特别是肿瘤相关性肺动脉高压。

（沈　莉：中南大学湘雅二医院）

参考文献

[1]Gali è N，Humbert M，Vachiery JL，et al. 2015 ESC/ERS Guidelines for the diagnosis and treatment of pulmonary hypertension[J]. Eur Respir J，2015，46（4）：903-975.

[2]Simonneau G，Montani D，Celermajer DS，et al. Haemodynamic definitions and updated clinical classification of pulmonary hypertension[J]. Eur Respir J，2019，53（1）：1801913.

[3]Montani D，Lau EM，Dorfm ü ller P，et al. Pulmonary veno-occlusive disease[J]. Eur Respir J，2016，47（5）：1518-1534.

[4]Montani D，Price LC，Dorfmuller P，et al. Pulmonary veno-occlusive disease[J]. Eur Respir J，2009，33（1）：189-200.

[5]von Herbay A，Illes A，Waldherr R，et al. Pulmonary tumor thrombotic microangiopathy with pulmonary hypertension[J]. Cancer，1990，66（3）：587-592.

[6]Price LC，Seckl MJ，Dorfm ü ller P，et al. Tumoral pulmonary hypertension[J]. Eur Respir Rev，2019，28（151）：180065.

病例29

经皮冠脉介入术后并发布尔哈夫综合征

一、概述

布尔哈夫综合征也称自发性食管破裂，其典型临床表现是麦克勒三联征，即胸痛、呕吐和有皮下气肿。患者通常有呼吸困难，心动过速，并可能出现休克。穿孔侧呼吸音降低，也可出现纵隔气肿的体征。荷兰医生布尔哈夫（Boerhaave）于1727年首先报道了一例催吐后食管破裂死亡的案例。此后，这种特殊的食管自发破裂就叫作布尔哈夫综合征[1]。

本例患者为73岁男性，在经皮冠脉介入术后回到病房，突然出现剧烈恶心呕吐，呕出少量胃内容物约5~10ml，继之剧烈右侧胸痛，呈"压迫感"，持续不能缓解。并很快出现胸腔积液，胸腔引流液性状不断变化：血性→乳糜样→脓性。嘱患者患侧卧位并咳嗽，在胸腔引流液中发现一片绿色菜叶，提示胸腔引流的液体均为胃内容物，行急查床边胃镜检查，诊断为自发性食管破裂。

二、病例介绍

患者男性，73岁，因"反复胸闷3个月余，加重2周"于2017年11月20日入院；有高血压和脑梗塞史；1个月前因频发室早行射频消融术，未能成功。心脏听诊有频发期前收缩，血尿便常规、肝肾功能、凝血、电解质、感染指标、肌钙蛋白、前脑利尿肽（pro-BNP）等均未见异常。

结合患者症状体征以及检验检查结果，初步诊断：①冠心病（不稳定型心绞痛）；②高血压2级（很高危组）；③射频消融术后。④陈旧性脑梗死。

入院后完善各项检查：心电图（病例29图1）、胸部X线（病例29图2）和心脏B超（病例29图3）。

入院后予阿司匹林100mg/d、氯吡格雷75mg/d、阿托伐他汀20mg/d、美托洛尔47.5mg/d、贝那普利10mg/d治疗，并且完善术前准备后择期行冠脉造影术（病例29图4）。

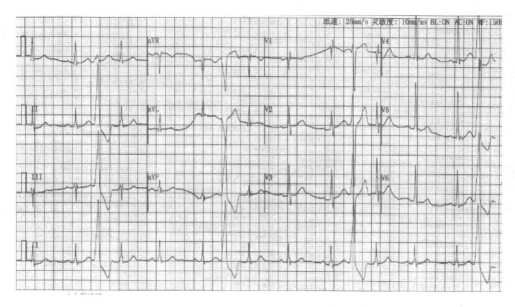

病例29图1　入院心电图提示：窦性心律，频发间位室性期前收缩，不完全性右束支传导阻滞

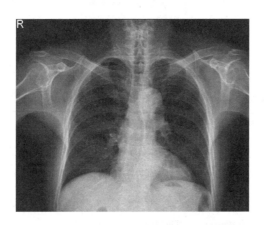

病例29图2　入院X线胸片提示：主动脉型心脏双肺及胸膜正常

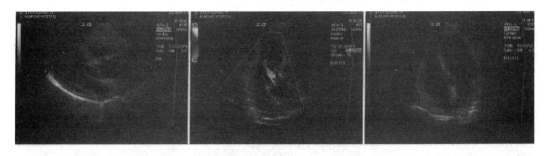

病例29图3　入院心脏彩超结果：左房稍增大（34mm）；室间隔增厚（12mm）左室舒张功能减退；射血分数56%

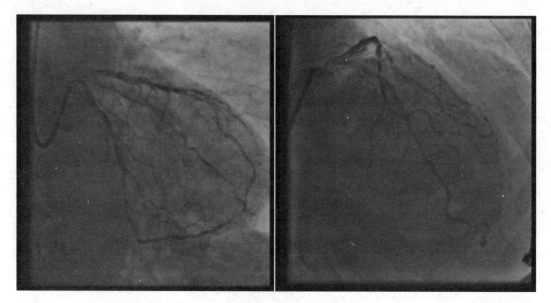

病例29图4　冠脉造影

LAD 全程弥漫病变，最窄约 75% 狭窄；LCX 全程弥漫病变，远段最狭窄处 80%；RCA 正常

　　2017年11月22日行经皮冠脉介入（PCI）手术，上午10：55分PCI手术结束，安返病房。中午12：00点患者突发剧烈恶心呕吐，呕出少量胃内容物约5~10ml，继之剧烈右侧胸痛，呈"压迫感"，持续不能缓解。床边监护提示：血压119/70mmHg，心率60~70次/分，血氧饱和度97%~99%。急查血生化：白细胞20.77×10⁹/L，中性粒细胞百分比83.3%，血红蛋白143g/L，C–反应蛋白11.81mg/L，降钙素原0.907ng/ml，肌钙蛋白（cTnI）0.012ng/ml，脑利钠肽前体（Pro–BNP）105.9pg/ml。

　　急查心电图与术前比较无明显动态改变。病床旁心脏B超（病例29图5）和胸部超声（病例29图6）及病床旁胸部X线（病例29图7）。

　　立即进行胸腔引流，引出暗红色血性胸水（病例29图8）。

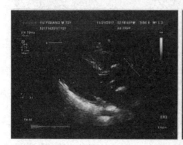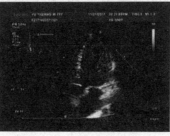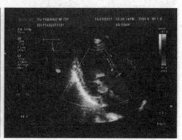

病例29图5　急诊床旁心脏超声提示：少量心包积液；右室前壁收缩期3.0mm，舒张期1.0mm

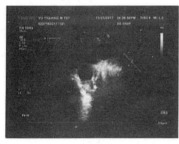
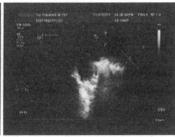
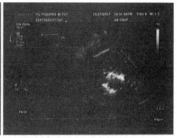

病例29图6　急诊床旁胸部超声提示：右侧胸腔积液厚度2.8cm；左侧胸腔积液厚度0.8cm

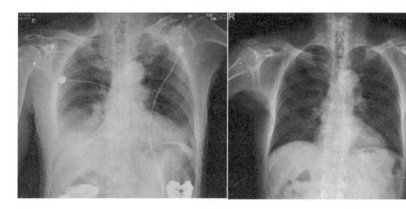

病例29图7　急诊床旁胸片（左图）提示：右侧胸腔大量积液；右图为术前胸片

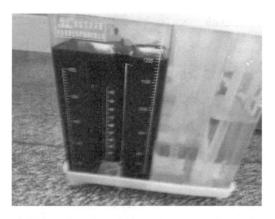

病例29图8　右侧胸腔引流出暗红色血性胸水

三、专家点评

手术当日出现血性胸腔积液是否有介入相关性血管损伤？建议请介入科急会诊行急诊造影排除介入相关性血管损伤。升主动脉造影、右锁骨下动脉造影和支气管动脉造影均未见血管破裂及造影剂外渗。

急诊造影未显示有相关部位的出血，突发大量胸腔积液的原因是什么？是心脏创伤后综合征吗？该综合征是各种原因导致的心脏损伤后出现的以心包、胸膜和肺实质炎症为主要表现的一组综合征[2]。主要症状为胸痛、心包积液和（或）胸腔积液。该患者1个月前有射频消融术病史，接受PCI术后突发胸痛伴大量胸腔积液，排除冠脉介入相关病因。因此胸腔积液原因初步考虑为心脏创伤后综合征[3]。

四、诊疗过程及随访

1. 针对心脏创伤后综合征进行治疗

（1）激素治疗：地塞米松10mg静脉滴注3天后改为泼尼松30mg口服。

（2）营养支持：氨基酸250ml/d静脉滴注；极化液500ml/d静脉滴注。

（3）护胃：质子泵抑制剂抑酸治疗。

2. 针对冠心病PCI术后治疗

（1）阿司匹林100mg/d，氯吡格雷75mg/d。

（2）阿托伐他汀20mg/d。

（3）美托洛尔47.5mg/d，贝那普利10mg/d。

（4）停用肝素抗凝。

3. 胸腔积液治疗

（1）持续胸腔引流，500ml/d持续灌洗，胸腔引流。

（2）肺部感染：头孢哌酮钠他唑巴坦钠0.5g、1次/12小时抗感染。

经过治疗后，胸腔引流液性状不断变化：血性→乳糜样→脓性，炎性指标较前升高：抑钙素原96.150ng/ml、C-反应蛋白271.39mg/L，继续予抗感染治疗，并且加强胸腔灌洗。胸腔引流液性状不断变化：血性→乳糜样→脓性。

术后第四天查房时，拍背，嘱患者患侧卧位并咳嗽，在胸腔引流液中发现一片绿色菜叶，原来胸腔引流的液体均为胃内容物，行急查床边胃镜（病例29图9）提示：①食管-胸腔瘘；②贲门炎，因此自发性食管破裂诊断成立。

请胸外科和消化科会诊后确定治疗方案，食管胸腔瘘应外科手术关闭食管裂口，但患者PCI术后，持续双联抗血小板治疗，手术出血风险极高。选用内镜下破裂口夹闭（病例29图10），必要时手术修补，辅助胃肠减压、空肠营养管置入，肠内营养支持；持续胸腔闭式引流，持续胸腔灌洗，积极抗感染。

继后进行食管造影，观察到无食管胸腔漏，胃肠蠕动好，无肠内容物反流，肠内营养管位置良好。

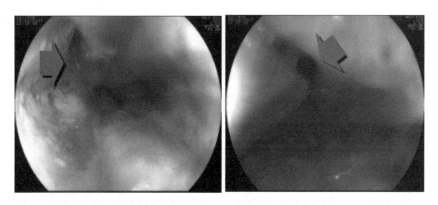

病例29图9　急诊胃镜发现食管-胸腔瘘和贲门炎

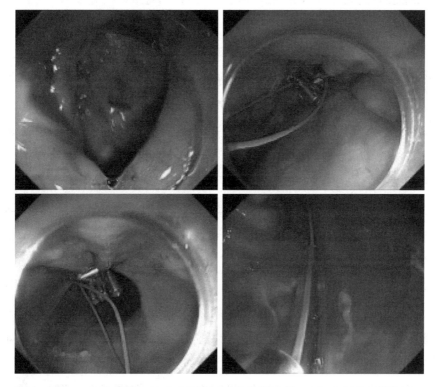

病例29图10　急诊内镜下钛夹夹闭裂口（荷包缝合术＋胃-空肠营养管置术）

术后第10天，患者突发左侧胸痛，心电图提示：窦性心律$V_1 \sim V_4$ ST-T压低；cTnI 12.346ng/ml；考虑诊断为急性非ST抬高型心肌梗死。

因此进一步调整冠心病治疗方案，予阿司匹林100mg/d、替格瑞洛90mg、2次/日，阿托伐他汀20mg/d，美托洛尔47.5mg/d，贝那普利10mg/d，低分子肝素4000U皮下注射、1次/12小时、硝酸甘油泵入抗心肌缺血等治疗；动态观察ECG及肌钙蛋白改变。患者血流动力学稳定，药物治疗有效，暂予药物保守治疗；强化抗栓剂抗心肌缺血治疗。

经积极治疗后，患者生命体征平稳，生化指标逐渐恢复，胸片提示胸水逐渐减少，胸腔引流液逐渐减少。

入院第28天拔除胃肠管，全流饮食，日进食约2000ml；第32天停止胸腔灌洗，拔出胸腔引流管。术后第35天康复出院。出院后一周随访，一般情况好，无胸闷胸痛，偶有咳嗽、咳痰；复查心电图、血常规、生化、肌钙蛋白等均正常。

五、相关知识点

自发性食管破裂是胃肠道最致命的疾病，死亡率高达40%，症状多样，诊断受到挑战；由于评估食管的难度及特殊的血液供应，导致其有很高的并发症；未经治疗的患者，存活仅为数日。处理依赖快速的认识和介入，当缺乏治疗性介入时会导致死亡。

1. 病因　呕吐是最常见的诱因，其他如举重、排便、癫痫发作、腹部外伤、压缩空气损伤和分娩等状态都会增加食管内压力而导致自发性食管破裂。多数患者基础食管是正常的，也有一些患者存在食管炎、食管溃疡等情况。

2. 流行病学　自发性食管破裂是1727年由荷兰莱顿大学Boerhaave H教授最早报道的。目前其发病率约占食管破裂的15%，估计每年1 000 000人有3.1人发病，中年男性，酒精摄入者多发。

3. 病理生理学　自发性食管破裂为突然增加食管内压力导致食管全层撕裂合并症取决于破裂部位和身体的毗邻关系；中部食管紧挨着右侧胸膜，较低部位的食管紧贴左胸膜。破裂常发生在食管远段1/3的后侧壁，一直延伸到左侧胸腔，胸内食管穿孔由于胃内容物渗入可导致纵隔炎症、气肿和坏死。食管中部穿孔可引起右侧胸腔积液或液气胸；颈部破裂较为良性，因食物通过食管后间隙反流到纵隔较为缓慢和受限。

4. 症状体征　呕吐、下胸痛、皮下气肿是主要症状。当出现反复胸痛伴/不伴皮下气肿或当有大量酒精摄入伴有呕吐者应想到此综合征。

哈曼氏征（Hamman's sign）纵隔气肿时在心尖部、胸骨下端或胸骨下端左缘可听到的一种伴随每次心搏的爆破性杂音。

临床表现取决于穿孔的水平，渗漏的程度和发生的时间；典型表现时，会在穿孔部位出现疼痛，通常位于颈部、胸部，或上腹部；颈部穿孔可出现吞咽困难和发音困难，上腹部穿孔疼痛可放射到肩部或后背。

5. 诊断评估　此综合征应和心肌梗死和胰腺炎鉴别。胸片可见到皮下气肿或纵隔气肿，纵隔增宽和胸腔积液。20%患者可在胸片上见到"V sign"（心后筋膜可见到被空气分离的条纹）。应用水溶性造影剂（如泛影葡胺）行食管造影可用，可见到造影剂由破口处溢出，目前多以CT扫描取代食管造影，因CT敏感性高且可观察到器官受累的细节。钡剂已不主张应用，因从食管外溢可导致纵隔炎，继之纤维化。食管镜应小心应用，因可使漏孔扩大。如有胸腔引流管可做亚甲蓝试验，口服亚甲蓝，可在12～24小时由胸引流管流出。

6. 治疗　三个常见的治疗途径选择为保守、内镜、外科。骨干性治疗：容量补充、广谱抗生素、外科评估。

外科治疗：开胸食管修补如电视胸腔镜手术进行基底部增强，这是发病第一个24小时内治疗的金标准。胸腔镜置入支架，预防瘘管形成或封闭食管的漏口，适用于延期诊断或早期诊断，不伴广泛污染的患者。保守治疗通常限于小的破裂。24小时后晚期穿孔的治疗存在争议，由于创口边缘通常水肿，僵硬面临修补术处易碎的危险；考虑到这些问题，晚期穿孔常通过胸腔和纵隔清创，食管切除和胃造瘘。食管替代常于6周后进行，如需要长期禁食，营养补充非常重要。

六、病例要点及小结

本例临床表现实属罕见，令临床医生迷失方向，直到胸腔出现"白菜叶"才使我们幡然醒悟。今后当遇到患者突然出现胸水时，除考虑胸膜本身的病变和循环障碍外，还应注意是否有邻近组织的侵入。病例的救治成功，反映了本医院的综合实力，倾注了大量医护精力：成功应用了食管破口钳夹术、成功保证了肠内外营养支持、预防了纵隔感染和成功治愈了急性脓胸。

（刘伊丽　吴平生：南方医科大学南方医院）

参考文献

[1]Ibzan J Salvador-Ibarra, Alcjandro Pizaña-Davila. Boerhaave syndrome. Case report and literature review[J]. Cir Cir, 2021, 89（S2）：26-30.

[2]Jos é M Porcel. Pleural effusions in acute idiopathic pericarditis and postcardiac injury syndrome[J]. Curr Opin Pulm Med, 2017, 23（4）：346-350.

[3]Liang RZ, Xiao SH, Shu DX, et al. Postcardiac injury syndrome following radiofrequency ablation of idiopathic left ventricular tachycardia[J]. J Interv Card Electrophysiol, 2007, 18（3）：269-271.

病例30

静脉内平滑肌瘤病

一、概述

静脉内平滑肌瘤病（intravenous leiomyomatosis，IVL）又称血管内平滑肌瘤病，是子宫肌瘤的一种特殊类型，其起病隐匿，具有类似恶性肿瘤的侵袭性行为，生物学行为极为特殊，可沿盆腔静脉或下腔静脉通道延伸。如果IVL沿着下腔静脉管腔到达右心房、右心室，甚至到达肺动脉，则被称为静脉内心脏平滑肌瘤病（intravenous-cardiac leiomyomatosis，IVCL）。如未及时发现、诊治，IVL造成循环系统阻碍时，可引起心悸、晕厥甚至猝死。

本例患者为60岁女性，因发作性剑突下疼痛住院，胸部X线、心脏彩超及冠状动脉CTA检查均提示右心房及下腔静脉内存在占位病变。经心脏外科、普外科及妇科会诊，并行联合手术治疗，切除右心房、下腔静脉及盆腔内占位，术中病理检查结果支持平滑肌瘤。

二、病例介绍

（一）病史简介

主诉：患者女性，60岁，主因"发作性剑突下疼痛2个月"。

现病史：患者入院前2个月开始出现间断性、发作性剑突下疼痛，具体性质诉不清，伴出汗，与活动无明显相关，症状持续约25分钟或含服"救心丸"约15分钟可缓解，入院前10天患者上述症状再发加重，伴双上肢无力，缓解后仍觉周身乏力不适，为系统诊治入院。

既往史：高血压病史10余年，最高197/100mmHg，近2个月口服"苯磺酸氨氯地平5mg/d"，自诉血压控制良好，130/80mmHg左右；1997年因子宫肌瘤于外院行子宫切除术。

（二）临床检查

入院体格检查：脉搏55次/分，血压140/80mmHg，神志清楚，言语问答准确，双肺未闻及干湿性啰音。心率55次/分，律齐，心肺听诊无明显异常，下腹正中可见长约8cm手术瘢痕。

入院时心电图示：窦性心动过缓，$V_1 \sim V_5$导联T波倒置，Ⅰ、aVL、Ⅱ、Ⅲ、aVF导联T波低平。

实验室检查，血气分析：pH 7.451，氧分压75.5mmHg，二氧化碳分压35.5mmHg；D-二聚体0.09μg/ml（0～0.252μg/ml）；肝肾功能、血脂、血糖、血常规、脑钠肽、心肌钙蛋白T等指标均无明显异常。

入院初步诊断：冠心病，不稳定型心绞痛；心律失常，窦性心动过缓；高血压3级极高危。

入院后给予阿司匹林100mg、1次/日口服，阿托伐他汀20mg、每晚一次口服；苯磺酸氨氯地平5mg、1次/日口服；曲美他嗪20mg、3次/日口服；单硝酸异山梨酯缓释胶囊50mg、1次/日口服。

患者住院期间曾有剑突下疼痛发作1次，伴轻微出汗。当时查体：血压136/82mmHg，心室率52次/分，心肺听诊未见异常，剑突下压之不适，无明显疼痛，无肌紧张及反跳痛。发作时心电图较入院时无特异性变化。

处理给予硝酸甘油片0.5mg舌下含服，改善心肌缺血；铝碳酸镁片1.0g嚼服，保护胃黏膜，约15分钟后患者症状缓解，复查心电图较发作前无动态改变。

胸部X线检查示：心腔内异常密度增高影（病例30图1）。

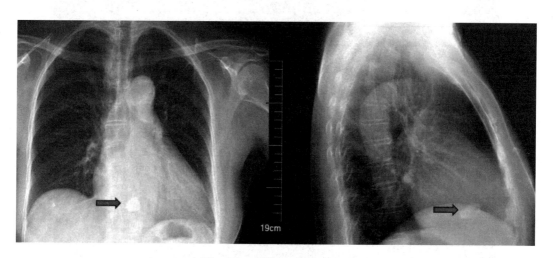

病例30图1 胸部正侧位X线图像

左肺上叶索条影，主动脉弓突出，心影增大，右侧心腔内异常密度增高影，如箭头所示

心脏彩超（病例30图2）示：下腔静脉内及右心房内附加回声。

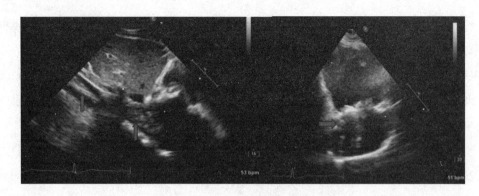

病例30图2　心脏彩超结果

下腔静脉内及右心房内附加回声，右心及左房大；主动脉瓣退行性变，主动脉窦部内径略增宽，二三尖瓣轻度反流，左室舒张功能正常

肝胆脾彩超（病例30图3）示：下腔静脉至右心房内异常回声。

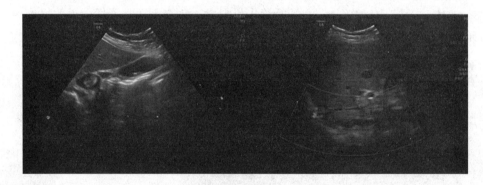

病例30图3　肝胆脾彩超

肝右叶强回声，考虑肝内胆管结石或钙化，胆囊结石，注意胆囊内胆汁淤积，胰腺回声略粗糙，下腔静脉至右心房内异常回声。

腹部增强CT（病例30图4）见盆腔包块及下腔静脉充盈缺损。

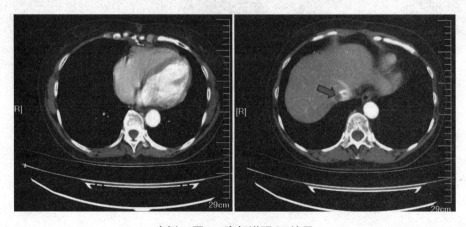

病例30图4　腹部增强CT结果

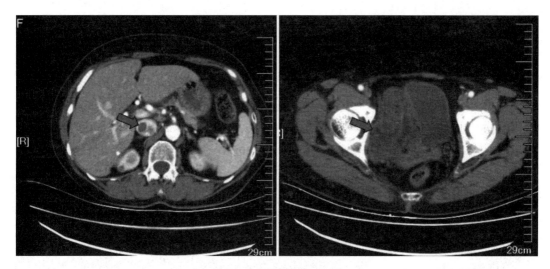

病例30图4　腹部增强CT结果（续）

箭头所示盆腔右侧包块及盆腔多发结节及下腔静脉内充盈缺损

　　进一步完善冠脉CT血管成像检查，冠状动脉粥样硬化只有轻微病变，但在右心系统有意外发现（病例30图5）。

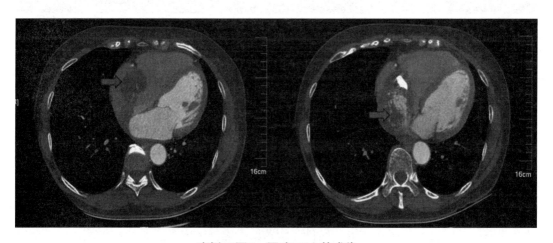

病例30图5　冠脉CT血管成像

左侧前降支近端心肌桥形成，左侧回旋支近端轻度混合型斑块，局部管腔轻度狭窄；右心房及下腔静脉内充盈缺损，考虑存在占位性病变，如箭头所示。

三、专家点评

　　患者胸部X线、心脏彩超及冠状动脉CTA检查均提示右心房及下腔静脉内存在占位病变，但性质不明，病因考虑如下可能：①静脉血栓形成；②心房黏液瘤；③其他心血管系统发占位性病变，心脏原发性肿瘤？

四、诊疗经过及随访

考虑患者心腔内及血管内占位性病变性质不明，本身的占位效应及存在血栓的可能性均可明显影响心腔及血管的血流动力学，故建议给予抗凝治疗，调整治疗方案：停用阿司匹林，加用华法林2.5mg、1次/日口服；低分子肝素钙0.4ml、1次/12小时皮下注射。下一步行肺动脉CT血管成像（CTA）（病例30图6）及下肢静脉彩超检查，探究右心系统病变来源和累及范围。

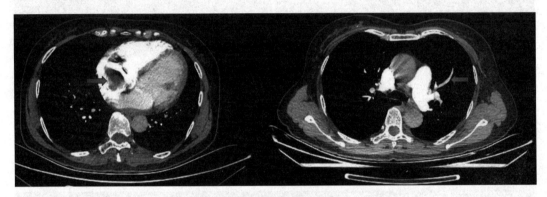

病例30图6　肺动脉CT血管成像

右房内团块影及左肺下叶后基底段肺动脉局部显影欠佳如箭头所示

双下肢深静脉彩超示左下肢股深、股总静脉瓣功能不全，股浅静脉瓣轻度反流，未见血栓形成及占位效应。

患者20年前因"子宫肌瘤"行子宫切除术。结合冠脉CT血管成像、肺动脉CT血管成像、心脏彩超的占位性病变及下肢静脉彩超检查的阴性结果，提示心腔和肺动脉占位病变起源在下腔静脉系统与盆腔占位性病变，可能与手术史相关，而非下肢静脉系统，结合患者既往子宫肌瘤手术病史、妇科会诊意见考虑静脉内平滑肌瘤病Ⅳ期，但不能完全除外以下疾病：下腔静脉血栓或者癌栓，原发性心脏肿瘤，转移瘤或布加综合征。

与患者及家属充分沟通后，将患者转入外院行外科手术治疗。患者转到外院后经心脏外科、普外科及妇科行联合手术治疗，切除右心房、下腔静脉及盆腔内占位，术中病理检查结果支持平滑肌瘤（病例30图7）。

术后3个月随访，复查胸片及心脏彩超检查结果如下（病例30图8）。

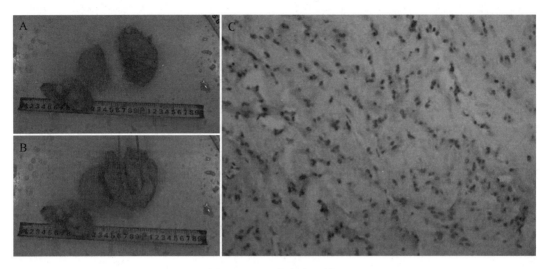

病例30图7 术中病理结果

从下腔静脉核出肿瘤 3 ~ 4 个，从盆腔核出肿瘤 3 ~ 5 个，大小约 12.5cm×2.5cm×2.5cm，切面黄白质韧（A、B）；免疫组化镜下所见（C）：瘤细胞梭形，编织状排列，血运丰富；其间见脂肪组织。

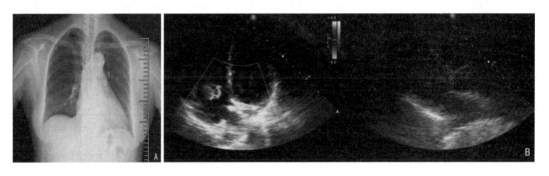

病例30图8 术后X线正位片和心脏彩超结果

A. 心腔内占位病变消失；B. 心脏彩超提示心内结构大致正常，心腔内未见异常附加回声

五、相关知识点

静脉内平滑肌瘤病（intravenous leiomyomatosis，IVL）于1896年由德国病理学家 Hirschfeld B首次描述[5]，Norris和 Parmley随后描述了IVL的详细诊断标准，并提出了IVL起源的循证理论[6]。IVL为一种少见的良性肿瘤、但具有侵袭性，目前病因尚不清楚，多数学者倾向认为IVL起源于子宫肌瘤而后逐渐侵入静脉管腔，病变可沿髂静脉向近心端蔓延生长，甚至经下腔静脉延伸至右心房、右心室以及肺动脉。

该病平均发病年龄为45岁，多见于绝经前经产妇，多有子宫肌瘤、子宫切除术史。IVL发病机制目前尚不清楚，主要有两种理论[1, 2]：①起源于静脉壁内的平滑肌组织，增生后向脉管内生长；②起源于侵袭性子宫肌瘤，然后其对静脉内膜侵袭而发展成IVL。

现在多数学者认同第二种，即临近的子宫肌瘤为原发肿瘤，其对静脉内膜侵袭发展而成。

IVL的临床表现缺乏特异性，30%的IVL患者无任何症状及体征。临床上多因月经异常改变、阴道大量流血等妇科症状就诊，产生心血管系统症状时患者往往已达疾病的后期，因呼吸困难、晕厥、心悸等就诊于心血管内科或者心血管外科。因此，尽早发现IVL并进行合理治疗对于减少IVL不良结局至关重要。多学科联合手术彻底切除肿瘤是成功治疗IVL的关键，根治性切除几乎没有复发，建议术后患者长期密切随访。

由于该病的发病率很低，2018年之前报告的IVL患者不到300例，多见于个案或病例分析[3-7]。另外，IVCL患者的首诊科室往往不是妇产科，内科医生对本病认识不足，增加了疾病早期诊断的难度。本文介绍我院曾收治的1例IVCL疾病的诊治过程并复习相关文献，提示该病在临床诊疗上应引起足够的重视，防止漏诊和误治。

IVL的临床表现缺乏特异性，临床上根据病情进展分为四期[8]：Ⅰ期，病灶局限于盆腔，临床症状与子宫平滑肌瘤相似，表现为月经异常改变、腹部包块、腹胀、贫血甚至阴道大量流血导致失血性休克等，以及盆腔脏器压迫症状，如排尿困难、尿潴留等；Ⅱ期，病变累及腹腔，但未达肾静脉水平，可造成下肢水肿等；Ⅲ期，病灶超过肾静脉、下腔静脉水平，延伸至右心房、右心室；Ⅳ期，累及肺动脉甚至转移至肺部。临床上以Ⅰ期及Ⅱ期多见，多因月经异常改变、阴道大量流血等妇科症状就诊，产生心血管系统症状时患者往往已达Ⅲ～Ⅳ期，发展为IVCL。IVCL患者可因呼吸困难、晕厥、心悸等就诊于心血管外科，严重时IVL可造成猝死。由于大多数IVL患者无症状，早期肿瘤延伸仍停留在子宫肌层的小血管内，可能任何影像学方法都难以发现肿瘤。只有当患者出现子宫肌瘤症状，如腹痛、不规则出血和腹部肿块时，才能实现IVL的早期诊断。

超声检查因其简单、便捷常作为首选检查，被广泛应用于评估子宫状况以及提供有关IVL患者血管内血栓的信息。多普勒超声可用于评估肿瘤血栓内的血流，不仅可提示肿瘤位置、大小、分布，而且对于肿瘤周围的血流信息亦可清晰显示。女性患者如有以下任何两个超声心动图表现，临床医生应想到存在IVCL的可能性[9, 10]：①右心房肿块累及腔静脉；②血管内和心房内肿块不附着于血管内皮表面或心内膜，而是在下腔静脉和右侧心腔内自由移动；③肿块通常较长而呈蛇形或蠕虫状。然而，对于较小血管内的小平滑肌瘤超声亦无法查及。而CT和核磁共振成像（MRI）可用于描述复杂的腹部肿块，以确定肿瘤的起源和静脉侵犯的部位。对于Ⅱ期以后的患者，心脏及腹部CT影像可见静脉血管内或心腔内充盈缺损，增强后中等不均匀强化。盆腔软组织肿块影、迂曲、扩张的静脉血管影，增强后呈"血管内血管"征。与CT比较，MRI能更好地区分软组织的组成及临近结构情况，便于静脉成分附着点的识别。典型的MRI表现为右心房内"蛇头状"占位，上缘游离，下缘与下腔静脉内病灶相延续；而下腔静脉内可见"蠕虫样、条索状"低信号肿块影。增强显示病变早期强化、延迟期持续强化，且子宫肌层、宫旁、静脉内病变信号、强化方式一致，并且病变互相延续。因此，对于IVL高度可疑的患者，可综合应用超声、CT及MRI检查，结合患者病史、症状进行早期快速诊断。

目前IVL的治疗方法主要为外科手术，成功治疗高度依赖于肿瘤能否被完全切除。因此，通常推荐双侧输卵管、卵巢切除术。在绝经后妇女中IVL术后有复发的报道，密切的术后监测可能会预防IVL的发生。再次手术仍然是复发性IVL最有效的治疗方法。因此，IVL完全切除后，长期随访必不可少。

由于目前有研究证实雌激素受体和孕激素受体在IVL患者中高表达，且应用促性腺激素释放激素激动剂抑制垂体分泌促性腺激素分泌的内分泌治疗方法可有效缩小子宫平滑肌瘤[10]，所以内分泌治疗在部分患者中应用。基于目前经验，内分泌治疗最常用于不适合手术、切除肿瘤不完全或作为术前的新辅助治疗的患者[11]。其中他莫昔芬和甲羟孕酮已在部分术后的IVL患者中使用。然而，截至目前内分泌治疗的有效性尚存争议，尚需进一步大规模的研究证实。由于完全切除肿瘤后复发率较低，考虑到内分泌治疗潜在的不良反应，不建议此类患者术后常规行内分泌治疗。

六、病例要点及小结

本例患者既往有子宫肌瘤手术史，数年后因发作性剑突下疼痛就诊。以心脏彩超检查及冠脉CTA检查发现心腔内、下腔静脉血管内占位性病变为线索，深入挖掘、层层递进，最后基本确定为静脉内平滑肌瘤病Ⅳ期。患者虽未出现心腔内的血栓及下腔静脉血管的占位阻塞效应等引起的血流动力学异常，但是，根据患者耐受情况仍建议行一期或二期手术，部分患者可能需要内分泌治疗。术中病理证实为静脉内平滑肌瘤病，本病外科手术治疗效果较好，基本可治愈，复发率低。

（王国锋　刘思含　颜　冰　王　琦：中国医科大学附属第四医院；

张大庆：中国医科大学附属盛京医院）

参考文献

[1]Clement PB，Young RH，Scully RE. Intravenous leiomyomatosis of the uterus. A

clinicopathological analysis of 16 cases with unusual histologic features[J]. Am J Surg Pathol, 1988, 12: 932-945.

[2]Mulvany NJ, Slavin JL, Ostor AG, et al. Intravenous leiomyomatosis of the uterus: a clinicopathologic study of 22 cases[J]. Int J Gynecol Pathol, 1994, 13: 1-9.

[3]Du J, Zhao X, Guo D, et al. Intravenous leiomyomatosis of the uterus: a clinicopathologic study of 18 cases, with emphasis on early diagnosis and appropriate treatment strategies[J]. Hum Pathol, 2011, 42: 1240-1246.

[4]Tang L, Lu B. Intravenous leiomyomatosis of the uterus: a clinicopathologic analysis of 13 cases with an emphasis on histogenesis[J]. Pathol Res Pract, 2018, 214: 871-875.

[5]Birch-Hirschfeld FV. Lehrbuch der pathologischen anatomie[M]. 5th ed. Leipzig: FCW Vogel, 1896.

[6]Norris MH, Parmley TH. Mesenchymal tumors of the uterus V Intravenous leiomyomatosis. A clinical and pathologic study of 14 cases[J]. Cancer, 1975, 36: 2164-2178.

[7]杨光, 马凯, 孙洪利. 子宫静脉内平滑肌瘤病2例报告[J]. 中国医科大学学报, 2008, 37 (5): 711-712.

[8]Ma G, Miao Q, Liu X, et al. Different surgical strategies of patients with intravenous leiomyomatosis[J]. Medicine (Baltimore), 2016, 95 (37): e4902.

[9]Li R, Shen Y, Sun Y, et al. Intravenous leiomyomatosis with intracardiac extension: echocardiographic study and literature review[J]. Tex Heart Inst J, 2014, 41: 502-506.

[10]Tresukosol D, Kudelka A, Malpica A, et al. Leuproloide acetate and intravascular leiomyomatosis[J]. Obstet Gynecol, 1995, 86: 688-692.

[11]许阡, 王欣. 子宫静脉内平滑肌瘤的诊治进展[J]. 国际妇产科学杂志, 2022, 49 (6): 616-620.

病例31

特发性肌炎性心肌病

一、概述

特发性肌炎也称之特发性炎性肌病（idiopathic inflammatory myopathy，IIM），是一组以近端对称性肌无力和多器官（如皮肤、关节、肺、胃肠道和心脏）受累为特征的异质性疾病，其心脏受累的发生率约为9%[1]，心脏表现主要与心力衰竭和心律失常相关，包括呼吸困难、心悸和乏力等[2]。

本例为女性患者，53岁，近半年来出现活动后胸闷、气促，近1个月自觉症状加重，并伴有心悸。住院检查发现存在肌肉损害、心肌损害、心律失常，治疗效果差，多科会诊考虑特发性肌炎性心肌病，经积极治疗后病情缓解。

二、病例介绍

（一）病史简介

主诉：患者女性，53岁，主因"胸闷气促半年，加重伴心悸1个月"入院。

现病史：患者半年前（2020年）出现爬3层楼、平路行走800m感胸闷、气促，休息数分钟可缓解。无胸痛、心悸、黑矇、咳嗽等不适症状。当地医院检查示心肌酶学明显升高，冠脉造影检查"未见明显狭窄"，心电图示"房性心动过速"，予以"酒石酸美托洛尔、曲美他嗪"治疗，患者诉症状无明显好转。1个月前患者无明显诱因出现心悸，呈持续性，并感平卧稍胸闷气促，无夜间阵发性呼吸困难。为求进一步诊治来我院门诊收入院。患者自起病以来，精神、食欲、睡眠尚可，大小便正常，体重未见明显改变。

（二）临床检查

体格检查：体温37.6℃，脉搏90次/分，呼吸18次/分，血压105/70mmHg，身高163cm，体重75kg，BMI 28kg/m²。发育正常，营养良好，正常面容，神志清楚，自主体位，全身皮肤黏膜未见黄染，全身浅表淋巴结未触及肿大。双眼睑无水肿，巩膜无黄染。颈静脉无充盈，甲状腺无肿大，气管居中，肝静脉回流征阴性。双侧呼吸动度对称，双肺呼吸音清晰，未闻及干湿性啰音。心前区无隆起，心尖冲动位于第五肋间锁骨中线外0.5cm，心率90次/分，律齐，各瓣膜区未闻及病理性杂音。腹部无膨隆，未见腹壁静脉曲张，腹部、肋脊角未闻及血管杂音。未触及腹部包块，肝脾肋下触诊不满意，腹部移动性浊音阳性。双下肢无水肿。

当地医院检查（2020-08-24），心肌酶学：肌酸激酶1289U/L↑；肌酸激酶同工酶36U/L；超敏肌钙蛋白I 884.88pg/↑。心脏彩超：左室内径48mm，左房内径29mm，右室内径36mm，右房内径45mm，左室室间隔厚度9mm，左室后壁厚度10mm，左室射血分数58%。提示：右心增大，左室舒张功能减退。

入院检查：

血常规：白细胞6.05×10^9/L，中性粒细胞百分比68.4%，血红蛋白122g/L，血小板285×10^{12}/L。尿常规：正常。大便常规＋隐血试验：正常。肝功能：谷丙转氨酶48.5U/L，谷草转氨酶116.3U/L↑，总胆红素和直接胆红素正常。肾功能、电解质：正常。心肌酶学：肌酸激酶691U/L↑，肌酸激酶同工酶33U/L↑，cTnI 944.10pg/ml↑。NT-proBNP 1155pg/ml↑。凝血功能：正常。血脂：总胆固醇3.58mmol/L，低密度脂蛋白胆固醇2.09mmol/L，三酰甘油0.94mmol/L。甲状腺功能：FT_3 5.03pmol/L，FT_4 12.24pmol/L，促甲状腺素17.32mIU/L↑，甲状腺球蛋白抗体173.3U/ml↑、甲状腺过氧化物酶抗体＞1300U/ml↑。超敏C反应蛋白：3.23g/L↑；血沉14mm/h。血乳酸3.71mmol/L↑。结缔组织全套：ANA、ENA、血管炎三项、狼疮全套、抗心磷脂抗体、狼疮抗凝物、抗β_2糖蛋白抗体均阴性。肌炎特异性抗体：抗JO-1抗体、抗pL-7抗体、抗pL-12抗体、抗EJ抗体、抗SRP抗体、抗MI-2抗体、抗MDA5抗体、抗TIF1γ抗体、抗DMGCR抗体、抗SSA/RO抗体、抗SAE-1/2抗体、抗NXP2抗均阴性。补体：补体C3 0.68g/L↓，补体C4 0.16g/L。可溶性白介素-2受体、血管紧张素转化酶、病毒全套、肿瘤标志物12项均阴性。

经食管心电图示持续性房性心动过速，心房率约174次/分，3:2及2:1房室传导；频发单源室性期前收缩；完全性左束支传导阻滞伴电轴左偏（病例31图1）。

X线胸片发现心影增大（左室、左房、右心），心胸比0.64，主动脉结突出，心腰膨隆，双肺纹理增多（病例31图2）。

超声心动图示：左心室57mm、右心房48mm，右心室36mm；室壁运动欠协调，搏幅减低；肺动脉稍宽，肺动脉瓣轻度反流；心包微量积液；左心功能减退（病例31图3）。

神经肌电图显示肌源性损害电生理改变，可见自发电位，提示存在活动性损害。甲状腺＋淋巴结彩超观察到甲状腺弥漫性病变，甲状腺炎。颈部、腋窝、腹股沟、腹膜后淋巴结未见明显肿大。肺部CT显示右肺中叶内侧段及右肺下叶外基底段少许炎症；双肺数个结节，LU-RADS 2类，考虑良性；心脏增大，心包少量积液。

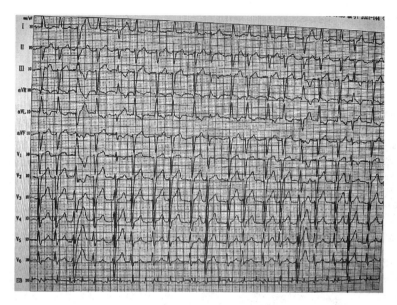

病例31图1 经食管心电图

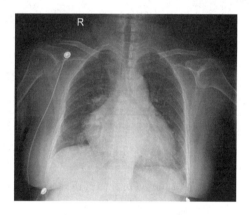

病例31图2 正位胸片

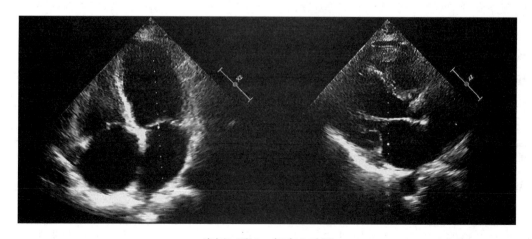

病例31图3 超声心动图

心肌核磁共振结果为T₂相未见心肌水肿。电影序列：全心增大，左室壁不厚，室壁运动减低。心包腔少许液体信号。心肌静息灌注成像：未见灌注缺损。心脏核磁延迟钆显像：左室间隔可见条状延迟强化，考虑左室心肌病变（病例31图4）。

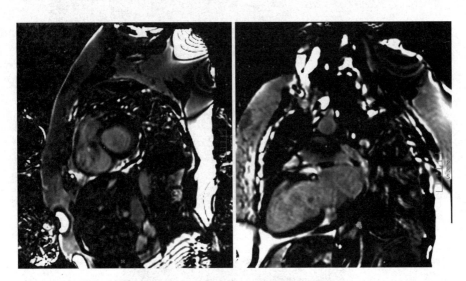

病例31图4　心脏核磁延迟钆显像（LGE）

本患者心肌损伤标志物cTnI显著升高而冠脉造影检查正常，诊断"冠状动脉非阻塞性肌钙蛋白升高（TINOCA）"成立。TINOCA的潜在病因主要包括冠状动脉相关原因及非冠状动脉相关原因，前者患者通常有心肌缺血表现，即冠状动脉非阻塞型心肌梗死（MINOCA）。通常见于下列几种情况：①心脏疾病相关如心肌炎、伤心综合征、心肌病、心脏外伤、剧烈运动、快速型心律失常、药物及毒物所致心肌损伤等；②非心脏疾病相关如脑卒中、肺栓塞、败血症、成人呼吸窘迫综合征、终末期肾衰竭等。该患者的相关表现及检查结果亦不支持非心脏疾病相关cTnI升高。因此，对于该患者需要寻找与心脏疾病相关的导致心肌损害的病因。值得注意的是，患者有心悸症状，病程中发现"房性心动过速"，应考虑与快速心律失常相关TINOCA。但入院时患者心室率并不快，须进一步评估心律失常与心肌损害的因果关系。

该病例的肌酸激酶、肌酸激酶同工酶不成比例升高，以肌酸激酶升高为主，需排查导致肌酸激酶升高的病因。常见病因包括，①原发肌源性疾病：肌营养不良、代谢性肌病、炎性肌病、先天性肌病等；②神经系统病：肌萎缩侧索硬化、遗传脊肌萎缩症Ⅲ/Ⅳ型、脊髓灰质炎后综合征、球脊肌萎缩等中枢神经系统疾病及外周神经系统疾病导致骨骼肌受累；③非肌肉非神经系统疾病：高热、中毒、骨折、病毒感染、剧烈运动、挤压综合征、烧伤及电击伤、肌肉抽搐、药物不良反应、低钾血症、甲状腺功能异常等。该患者下一步将进行：①复查酶学，明确是否存在持续性肌酸激酶升高；②神经肌电图，排查是否有神经系统疾病所致肌肉受累情况；③详细询问病史并完善甲状腺功能等检查，筛查非肌肉非神经系统疾病所致肌酸激酶升高。

复查生化指标情况见病例31表1。

病例31表1　相关生化指标复查情况

日期	AST（U/L）	CK（U/L）	CK–MB（U/L）	cTnI（pg/ml）	NT–proBNP（pg/ml）	ESR（mm/h）	hs–CRP（g/L）
02–24	116.3 ↑	691 ↑	33 ↑	944.10 ↑	1155 ↑	14	3.23 ↑
03–01	87.5 ↑	578.5 ↑	23	1157.20 ↑	1206 ↑	20	7.8 ↑
03–08	43.6 ↑	601 ↑	28	1161.90 ↑	1140 ↑	18	9.5 ↑

三、专家点评

多次复查结果提示患者存在持续性心肌损害及骨骼肌损害。根据当前证据需考虑：

1. 甲状腺功能减退性肌病　患者甲状腺功能检查提示甲状腺功能减低。详细询问病史既往无甲状腺疾病史，无怕冷、嗜睡等情况，完善甲状腺彩超示甲状腺实质弥漫性病变，考虑桥本甲状腺炎、甲状腺功能减退症。甲状腺功能减退患者可存在肌肉损害，即甲减性肌病。其机制可能是甲状腺激素分泌减少，组织细胞核酸与蛋白质合成、代谢以及酶系统活性减弱，肌肉细胞间质有黏蛋白及黏多糖沉积，细胞间质出现黏液性水肿，肌纤维出现假性肥大、空泡变性、断裂坏死，导致肌酶自细胞内溢出。甲减性肌病可累及心肌，但主要表现为肌酸激酶增高，而肌酸激酶同工酶及肌钙蛋白等心肌特异性标志物通常无明显改变，因此不能解释患者持续性肌钙蛋白显著升高。

2. 线粒体肌病　患者表现为系统性肌肉损害，且血乳酸水平升高，需警惕线粒体肌病。线粒体病是遗传性疾病，是由于线粒体DNA或核DNA缺陷引起线粒体呼吸链氧化磷酸化功能障碍为特点的一组遗传性疾病，可表现为多系统损害，常累及高能耗脏器如脑、心、骨骼肌、视网膜、耳蜗。心肌受累可表现为心肌肥厚、扩张型心肌病表型、心肌致密化不全或心律失常。骨骼肌受累患者表现为四肢近端肌极度不能耐受疲劳。但线粒体肌病多为母系遗传，可追溯阳性家族史，且多在儿童或青少年发病。本例患者家族史及发病年龄不支持，且无明显骨骼肌无力表现，线粒体肌病证据不足。可进一步完善乳酸丙酮酸最小运动量试验、肌肉活检（Gomori染色时可见破碎红纤维或细胞色素C氧化酶染色降低；超微结构发现大量的线粒体堆积）及基因检测协助诊断。

3. 其他导致系统肌肉损害的疾病　炎症性肌病：患者结缔组织检测阴性、血管炎相关抗体阴性、肌炎抗体阴性，炎症性肌病证据不足；结节病：结节病可累及心肌，慢性结节性肌病是结节病肌肉骨骼表现最常见形式。慢性结节性肌病好发于50～60岁女性，表现为对称性近端肌肉无力，偶有累及躯干和颈部肌肉。肌肉活检典型表现为肉芽肿性改变，伴淋巴细胞、巨噬细胞浸润，肌内和血管周围炎症。但这类患者肌酸激酶水平多正常，且本例患者肺部CT影像无肺结节病表现、血管紧张素转化酶及可溶性白介素-2受体水平亦不支持结节病诊断；其他遗传性肌病：需进一步完善血、尿代谢产物、肌肉活检及基因检测以协助诊断。

四、诊疗过程与随访

入院后予以沙库巴曲缬沙坦50mg口服，2次/日；美托洛尔缓释片47.5mg口服，1次/日；螺内酯20mg口服，1次/日。补充甲状腺素治疗：左旋甲状腺素钠片25μg口服，1次/日。患者胸闷气促症状稍缓解。

进一步检查乳酸丙酮酸最小运动量试验：静息状态乳酸水平2.02mmol/L；运动后即刻乳酸水平5.58mmol/L；运动后10分钟乳酸水平4.05mmol/L。

外周血及肌肉组织全外显子组加线粒体基因高通量测序检测为阴性，未发现与临床表型相关的致病基因。

肌肉活检光镜所见：左肱二头肌送检骨骼肌组织肌纤维大小不等，部分肌纤维萎缩，未见明显变性坏死肌纤维，未见胞质内脂滴或糖原空泡，未见破碎红纤维、镶边空泡或杆状体结构，未见束周萎缩或成群肌萎缩。肌束膜及肌内膜纤维组织增生不明显，炎症细胞不明显。

电镜观测到肌细胞肌原纤维：排列基本规则，部分肌原纤维Z线灶性紊乱，局部见肌原纤维撕裂、灶状溶解、肌节消失；肌膜，皱缩肌细胞核增多、聚集：未见；肌细胞核内移：偶见；轴空：未见；线粒体、糖原、脂滴：无明显增多；杆状体、包涵体及管聚集：未见；肌间质：肌细胞轻度大小不均、局部间隙增宽，局部胶原纤维轻度增生，未见明显炎细胞浸润，毛细血管基膜未见明显增厚。

病理诊断：（左肱二头肌）送检骨骼肌组织形态符合肌源性损害，但未见代谢性肌病或先天性肌病典型特征。

患者肌肉活检结果不支持常见代谢性肌病、先天性肌病及结节性肌病，同时外周血及肌肉组织基因检测也未发现与基因突变相关肌病证据。患者无特殊药物、毒物接触史，检查也未发现恶性肿瘤征象。经MDT讨论后考虑患者虽肌炎抗体检测阴性，但并不能完全排除肌炎相关心肌病可能：

1. **患者存在免疫异常表现**　特发性肌炎是一组以近端对称性肌无力和多器官（如皮肤、关节、肺、胃肠道和心脏）受累为特征的异质性疾病。根据肌肉受累情况、皮疹和组织病理学特征，成年人特发性肌炎被分为不同的临床亚型，包括皮肌炎（dermatomyositis，DM）、多发性肌炎（polymyositis，PM）、包涵体肌炎（inclusion body myositis，IBM）、无肌病性皮肌炎（amyopathic dermatomyositis，ADM）、免疫介导的坏死性肌病（immune-mediated necrotizing myopathy，IMNM）、抗合成酶综合征（antisynthetase syndrome，ASyS）和重叠性肌炎（overlap myositis）。目前特发性肌炎的发病机制仍不明确，多认为与细胞免疫异常相关[3]。本例患者存在桥本甲状腺炎，其机制为淋巴细胞介导的甲状腺自身免疫性炎症，由此提示患者存在细胞免疫异常。

2. **特发性肌炎抗体可以是阴性**　肌炎自身抗体可分为肌炎特异性自身抗体（myositis-specific autoantibody，MSA）和肌炎相关性自身抗体（myositis-associated autoantibody，MAA）。MSA通常仅在特发性肌炎中出现，而MAA可在特发性肌炎及其他自身免疫性疾病中出现，对该病诊断的特异性没有MSA高，故被称为相关性抗体。肌炎自身抗体有助于特发性肌炎诊断、分型及预后判断[4]。目前认为，约60%~70% IIM患者存在至少一种肌炎抗体阳性，但仍有相当一部分患者MSA和MAA检测均为阴性[5]。这一现象主要归因于，①缺乏特异性抗体：虽然近10年肌炎抗体领域研究取得突破性进展，但目前仍未发现一种在所有IIM患者中均阳性表达的标志性抗体。研究统计结果发现，确诊的特发性肌炎患者中，约有30%青少年患者及35%成年患者已知抗体检测结果为阴性，因此仍有未知的自身抗原靶点有待进一步发现；②缺乏标准的特发性肌炎自身抗体检测方法：目前用于检测自身抗体的方法包括免疫沉淀法（immunoprecipitation，IP）、酶联免疫分析法（enzyme linked immunosorbent assay，ELISA）、线性印迹免疫分析法（line immunoassay，LIA）、斑点印迹免疫分析法（dot immunoassay，DIA）和双向免疫扩散法（double immunodiffusion，DID）等。IP法作为目前检测特发性肌炎自身抗体的金标准，具有很好的参考价值。但IP法的操作程序复杂且耗时，需要使用放射性同位素，对操作人员有一定的风险，故实际使用范围较少。因此，常采取ELISA法和（或）LIA法作为替代手段，可导致临床检测结果的不可靠。

在上述治疗方案基础上加用泼尼松30mg口服，1次/日；维生素D滴剂400U口服，1次/日；碳酸钙D3片600mg口服，1次/日。治疗一周后，患者感气促症状明显缓解。患者出院后定期门诊调整激素治疗剂量，复查生化指标有所下降（病例31表2），超声心动图提示心脏大小及功能明显恢复（病例31表3），提示治疗有效。

病例31表2　相关生化指标部分复查情况

日期	AST （U/L）	CK （U/L）	CK-MB （U/L）	cTnI （pg/ ml）	NT-proBNP （pg/ml）	ESR （mm/h）	hs-CRP （g/L）
03-14	40	307	25	544.10 ↑	895 ↑	12	2.23
04-15	33	225	20	157.20 ↑	660 ↑	10	1.8
05-18	35	158	21	151.90 ↑	450 ↑	11	1.5
06-20	30	172	19	132.33	404 ↑	8	2.1

病例31表3　超声心动图指标部分复查情况

日期	LVEDd （mm）	LAS（mm）	RVD （mm）	RAS （mm）	LVsd（mm）	LVPWd （mm）	LVEF （%）
02-25	57	48	36	48	9	10	40
05-18	47	35	28	34	10	10	56

五、相关知识点

特发性肌炎伴有心脏受累的患病率为9%[1]，心脏表现主要与心力衰竭和心律失常相关，包括呼吸困难、心悸和乏力等[2]。心肌病引起的心力衰竭是特发性炎性肌病罕见的严重表现，但却是患者死亡的首要原因[6]。对特发性肌炎相关性心肌病患者的临床特点如下[6-9]。

1. 存在肌酶谱改变　患者通常存在至少1项肌酶谱指标异常升高，其中以肌酸激酶升高最常见。近来发现，反映心肌损伤坏死的肌钙蛋白I只存在于心肌组织中，而肌钙蛋白T除存在于心肌外，可存在于再生骨骼肌中[10]。因此与超敏肌钙蛋白T相比，超敏肌钙蛋白I能更好地反映特发性炎性肌病相关心肌损伤。值得注意的是，特发性炎性肌病相关心肌病并非均存在肌酶谱的改变，而异常的肌酶水平亦非心肌受累的特异性指标。研究发现，肌酸激酶升高的特发性炎性肌病患者中约23%最终确诊为特发性炎性肌病相关心肌病，这一比例在合并高肌钙蛋白I及肌钙蛋白T水平的特发性炎性肌病患者中分别为21%和62%，但肌酶升高水平与左室大小、左室收缩功能及心力衰竭严重程度并无显著相关性[11-12]。

2. 存在心脏结构及功能异常　特发性肌炎相关心肌病主要表现为射血分数保留的心力衰竭（heart failure with preserved ejection fraction，HFpEF），部分患者也可出现射血分数下降的心力衰竭（heart failure with reduced ejection fraction，HFrEF）[9]。超声心动图显示以心腔扩大的扩张型表型为主，可表现为左心和（或）右心增大，少数患者亦可出现肥厚表型。NT-proBNP升高与特发性炎性肌病相关心肌病存在较好关联，其敏感性与特异性均＞90%[6]。特发性肌炎相关心肌病患者心肌核磁共振无特异性改变，HFrEF患者的均存在延迟钆显像，以侧壁及下壁受累多见。半数以上的HFpEF患者也存在心肌核磁延迟钆显像。心肌核磁共振对早期发现无临床症状的特发性炎性肌病相关心肌病患者具有优势。

3. 常合并心律失常　文献报道的特发性炎性肌病相关心肌病出现率最高的心律失常为频发室性期前收缩，其次为快速房性心律失常（房颤/房速/房扑）。此外，部分患者存在各种传导系统异常，以左束支传导阻滞最为常见，窦房结和/或房室结功能不良亦不少见，多与心肌炎症和纤维化累及传导系统有关。

4. 尚无标准诊断及治疗方案　目前尚无诊断肌炎相关心肌病的标准流程。文献推荐特发性肌炎患者存在以下情况时需考虑肌炎相关心肌病：①心肌坏死标志物尤其超敏肌钙蛋白I升高；②心脏彩超或心肌核磁共振检测提示心脏舒张和/或收缩功能不全；③心肌核磁延迟钆显像提示心肌纤维化；④无其他原因解释的心律失常。与此同时，目前仍无特发性炎性肌病相关心肌病治疗的指南推荐。虽然心肌的炎性改变被认为可能是心功能不全的原因，免疫抑制治疗疗效尚不明确。基于炎症是可以治疗的，而纤维化被认为不可逆转，故早期足量连续的抗炎治疗可能降低进展至弥漫性心肌纤维化的风险。

六、病例要点及小结

本例患者为53岁中年女性，发现cTnI水平明显升高，既往心电图示房性心动过速，当地心脏彩超发现右心增大，左心舒张功能减退；血生化检测发现肌酸激酶、肌酸激酶同工酶不成比例升高，以肌酸激酶升高为主，提示存在骨骼肌损害。诊断考虑心肌病，右心扩大，阵发性房性心动过速，心功能Ⅲ级；骨骼肌损伤。

本例患者最终考虑为特发性肌炎累及心肌，由于患者骨骼肌肌病症状不明显，增加了诊断难度。此外，患者肌炎抗体多次检测为阴性，为临床少见，也为明确诊断增加了难度。基于炎症是可以治疗的，予以激素治疗后患者症状明显缓解，由此确诊特发性肌炎性心肌病。

（吴陈璐：中南大学湘雅二医院）

参考文献

[1]Lilleker JB，Vencovsky J，Wang G，et al. The Euro Myositis registry：an international

collaborative tool to facilitate myositis research[J]. Ann Rheum Dis，2018，77：30-39.

[2]Gupta R，Wayangankar SA，Targoff IN，et al. Clinical cardiac involvement in idiopathic inflammatory myopathies：a systematic review[J]. Int J Cardiol，2011，148：261-270.

[3]Lundberg IE，Tjarnlund A，Bottai M，et al. 2017 european league against rheumatism/american college of rheumatology classification criteria for adult and juvenile idiopathic inflammatory myopathies and their major subgroups[J]. Arthritis Rheumatol，2017，69：2271-2282.

[4]Betteridge Z，McHugh N. Myositis-specific autoantibodies：an important tool to support diagnosis of myositis[J]. J Intern Med，2016，280：8-23.

[5]McHugh NJ，Tansley SL. Autoantibodies in myositis[J]. Nat Rev Rheumatol，2018，14：290-302.

[6]Fairley JL，Wicks I，Peters S，et al. Defining cardiac involvement in idiopathic inflammatory myopathies：a systematic review[J]. Rheumatology（Oxford），2021，61：103-120.

[7]Liu Y，Fang L，Chen W，et al. Clinical characteristics，treatment，and outcomes in patients with idiopathic inflammatory myopathy concomitant with heart failure[J]. Int Heart J，2020，61：1005-1013.

[8]Zhang L，Zhu H，Yang P，et al. Myocardial involvement in idiopathic inflammatory myopathies：a multi-center cross-sectional study in the CRDC-MYO Registry[J]. Clin Rheumatol，2021，40：4597-4608.

[9]Opinc AH，Makowski MA，Lukasik ZM，et al. Cardiovascular complications in patients with idiopathic inflammatory myopathies：does heart matter in idiopathic inflammatory myopathies[J]？ Heart Fail Rev，2021，26：111-125.

[10]Chen F，Peng Y，Chen M. Diagnostic approach to cardiac involvement in idiopathic inflammatory myopathies[J]. Int Heart J，2018，59：256-262.

[11]Lilleker JB，Diederichsen ACP，Jacobsen S，et al. Using serum troponins to screen for cardiac involvement and assess disease activity in the idiopathic inflammatory myopathies[J]. Rheumatology（Oxford），2018，57：1041-1046.

[12]刘颖娴，方理刚，田庄，等. 32例炎性肌病相关性心肌病的临床分析[J]. 中国心血管杂志，2018，23（4）：282-287.

病例32

暴发性心肌炎

一、概述

暴发性心肌炎是急性心肌炎中最为严重和特殊的类型，起病急骤，进展迅速，可在短时间内出现各种严重并发症，包括心源性休克、严重心律失常、多器官功能衰竭等，不经积极救治，死亡率极高。暴发性心肌炎最常见的病因为病毒感染，约18%～80%的患者会出现流感、呼吸道和胃肠道等前驱症状。其他病因还包括系统性自身免疫性疾病（如系统性红斑狼疮）、药物（如免疫检查点抑制剂）及疫苗（包括天花和mRNA COVID-19疫苗）。暴发性心肌炎早期病死率虽高，但一旦度过急性危险期，长期预后通常良好。

本例患者为34岁女性，突然出现头晕和无力症状，第二天就医过程中发生晕厥。在急诊室时也有多次晕厥发生，心电图检查示心室颤动，肌钙蛋白显著升高，诊断为暴发性心肌炎。

二、病例介绍

（一）病史简介

主诉：患者女性，34岁，因"头晕乏力3天伴抽搐6次"入院。

现病史：患者于2019年8月13日中午在受凉后出现持续头晕，伴有全身乏力，肌肉酸痛，纳差，嗜睡，自诉发热，体温未测量，无鼻塞、流涕，无寒战，无恶心、呕吐，无腹痛、腹泻等症状。8月14日前往当地诊所就诊，自诉给予静脉输液（具体不详），症状可稍缓解；晚间再次出现头晕、乏力，较前加重。8月15日上午患者再次前往当地诊所给予静脉输液，具体不详；输液途中患者出现抽搐，双眼上翻，意识丧失，持续数分钟后自行缓解，恢复意识；随后前往县人民医院就诊，相关检查提示：心电图，窦性心律，ST改变（急性前间壁心肌梗死待排）；肌钙蛋白I 11.83ng/ml（参考值0～0.3ng/ml），肌红蛋白92.9ng/ml（参考值0～65ng/ml），肌酸激酶同工酶36U/L（参考值0～5.0U/L）；凝血酶原时间13.30秒（参考值11.5～14.5秒），凝血酶原活动度84%（参考值80%～135%），国际标准化比值1.12（参考值0.8～1.2），纤维蛋白原344mg/dl（参考值200～400mg/dl）；谷丙转氨酶500U/L（参考值9～50U/L），谷草转氨酶649U/L（参考值15～40U/L），乳酸脱氢酶707U/L（参考值120～250U/L）；给予阿司匹林300mg、替格瑞洛180mg和抑酸护胃、护肝等治疗。期间共抽搐5次，每次抽搐前有心慌，抽搐时有意识丧失，持续数秒后可自行缓解。为求进一步诊治于我院急诊。就诊途中，患者诉心慌，后出现抽搐，意识丧失，小便失禁。8月15日23：37急诊心电图提示心室颤动，紧急行非同步电除颤。复律后行冠状动脉造影（CAG）＋主动脉内球囊反搏置入术（IABP），提示：LM、LAD、LCX和RCA未见明显狭窄（病例32图1）。门诊以"心肌炎"收治入我院心内科病房。

既往史：否认高血压、糖尿病、冠心病等病史。

（二）体格检查

体温36℃，脉搏77次/分，呼吸20次/分，血压96/64mmHg，血氧饱和度90%。神志清楚，四肢湿冷，皮肤巩膜无黄染，浅表淋巴结未触及肿大。唇无发绀，咽无充血。颈静脉无充盈，甲状腺不大。双肺呼吸音粗，可闻及湿性啰音，无明显哮鸣音。心率77次/分，心界不大，律齐，各瓣膜听诊区未及杂音。腹平软，无压痛，肝脾肋下未触及。生理反射存在，病理征阴性。

（三）入院诊断

1. 暴发性心肌炎；

2. 心源性休克；

3. 恶性室性心律失常。

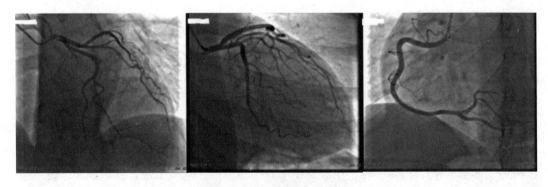

病例32图1　冠脉造影截图

左主干、左前降支、左回旋支和右冠状动脉未见明显狭窄

三、专家点评

该患者为年轻女性，发病突然，有明显病毒感染前驱症状如肌肉酸痛、纳差、嗜睡等，继而迅速出现血流动力学障碍，心肌损伤标志物（cTnI、Mb、CK-MB）、BNP明显

升高，伴随肝功能受损，心电图可见严重的室性心律失常，超声心动图可见弥漫性室壁运动减弱，行冠脉造影排除冠状动脉粥样硬化性心脏病，即可诊断暴发性心肌炎。

立即给予生命支持为依托的综合救治方案，同时在导管室立即实施了主动脉内球囊反搏治疗和心脏临时起搏器植入，以提供左心室辅助和心律支持。

四、诊疗过程及随访

入院第1天：入院后血常规检查，发现白细胞计数和中性粒细胞显著升高（病例32表1）。血生化检测发现各种炎症因子显著升高（病例32表2）。

病例32表1　入院时血常规

血常规	数值	正常参考值
白细胞（×10⁹/L）	14.57 ↑	3.5 ~ 9.5
中性粒细胞（×10⁹/L）	12.42 ↑	1.8 ~ 6.3
中性粒细胞（%）	85.2 ↑	40 ~ 75
淋巴细胞（×10⁹/L）	1.46	1.10 ~ 3.2
淋巴细胞（%）	10 ↓	20.0 ~ 50.0
单核细胞（×10⁹/L）	0.62 ↑	0.1 ~ 0.6
单核细胞（%）	4.3	3.0 ~ 10
嗜酸细胞（×10⁹/L）	0.04	0.02 ~ 0.52
嗜酸细胞（%）	0.3 ↓	0.4 ~ 8.0
嗜碱细胞（×10⁹/L）	0.03	0.00 ~ 0.10
嗜碱细胞（%）	0.2	0.0 ~ 1.0
红细胞（×10¹²/L）	4.46	3.8 ~ 5.1
血红蛋白（g/L）	122	115 ~ 150
血小板（×10⁹/L）	210	125 ~ 350

病例32表2　生化及炎症因子

生化及炎症因子	数值	正常参考值
谷丙转氨酶	357 ↑	≤ 33U/L
谷草转氨酶	385 ↑	≤ 32U/L
总蛋白	64.2	60 ~ 80g/L
白蛋白	36.3	32 ~ 45g/L

续表

生化及炎症因子	数值	正常参考值
球蛋白	27.9	20 ～ 35g/L
总胆红素	4.4	≤ 21mmol/L
间接胆红素	1.4	≤ 12.9mmol/L
总胆固醇	2.97	< 5.18mmol/L
三酰甘油	1.39	< 1.7mmol/L
高密度脂蛋白胆固醇	0.95 ↓	1.04 ～ 1.55mmol/L
低密度脂蛋白胆固醇	1.85	< 3.37mmol/L
肌酸激酶	929 ↑	≤ 170U/L
血清钾	4.76	3.5 ～ 5.1mmol/L
血清钠	131.6 ↓	136 ～ 145mmol/L
血清氯	98.5 ↓	99 ～ 110mmol/L
肌酐	91 ↑	45 ～ 84mmol/L
乳酸	4.72 ↑	0.5 ～ 2.2mmol/L
碳酸氢根	24.4	22 ～ 29
高敏肌钙蛋白	> 50000 ↑	≤ 26.2pg/ml
NT-proBNP	21116 ↑	< 300pg/ml
超敏 C 反应蛋白	27.3 ↑	< 3mg/L
血沉	6	0 ～ 20mm/h
降钙素原	0.18 ↑	0.02 ～ 0.05ng/ml
白介素 -1β	10.6 ↑	< 5.0pg/ml
白介素 -2	877 ↑	223 ～ 710U/ml
白介素 -6	11.38 ↑	< 7.0pg/ml
白介素 -8	10.5	< 62pg/ml
白介素 -10	10.3 ↑	< 9.1pg/ml
肿瘤坏死因子 α	21.8 ↑	< 8.1pg/ml

在导管室患者频发室速，当即考虑暴发性心肌炎可能性大，立即行IABP植入。设定心电触发模式，反搏比1∶1，测定反搏压70mmHg。

入院后IABP支持下，同时辅助予以升压药物［多巴胺16μg/（kg·min）］患者循环仍欠稳定（血压83/46mmhg，心率82次/分，四肢湿冷，仍诉胸闷），心电监护提示频繁发作室速、室早等心律失常。经评估，入院后5小时，行床边动脉-静脉体外膜肺氧合植入（V-A ECMO），穿刺右侧股动脉和股静脉作为血管入路，设置初始参数为转速3500转/分，流量为3.5L/min。患者血压逐渐回升至100/64mmHg。

当天晚上，观察患者入院后16小时小便量350ml，入量2700ml，为超滤减轻心脏负荷，保证体内水、电解质及酸碱平衡，恢复血管对血管活性药物的反应，同时过滤去除毒素和细胞因子，行床边连续性静脉-静脉血液滤过（CVVH）治疗一次，接ECMO，肝素抗凝，超滤量1.0L，患者诉胸闷、胸痛症状稍减轻，逐渐调低临时起搏器起搏频率调至60次/分，ECMO转速调至2080转/分，入院时血红蛋白122g/L，ECMO运行4小时后复查血常规提示血红蛋白94g/L，间断输注浓缩红细胞。予以激素（甲泼尼龙200mg静脉滴注＋丙种球蛋白10g静脉滴注）。

入院当日床边超声心动图发现：①左心室40mm，左心房30mm，右房及右室不大。②升主动脉窦部不宽（28mm），主动脉瓣瓣膜未见明显异常，舒张期主动脉瓣左室侧可见轻度反流信号和湍流频谱。③二尖瓣前后叶逆向运动，瓣膜回声正常。收缩期左房侧可见轻度反流信号及湍流频谱。④室间隔9mm，左室后壁9mm，两者运动不协调。左室弥漫性室壁运动减低。⑤左室射血分数30%。⑥三尖瓣和肺动脉瓣未见明显异常，肺动脉瓣舒张期右室侧可见轻度反流信号；三尖瓣右房侧收缩期可见轻度反流信号及湍流频谱，PFV=200cm/s，PG=16mmlg。⑦下腔静脉内径增宽（20mm），吸气塌陷<50%。

入院后第2天：患者诉胸闷、胸痛症状较前减轻。血压94/56mmHg（未使用血管活性药物），心率81次/分，血氧饱和度100%（吸氧5L/min）。复查血化验结果高敏心肌肌钙蛋白49947pg/ml，NT-proBNP 8841pg/ml，谷丙转氨酶252U/L，谷草转氨酶251U/L，白细胞8.51×109/L，血红蛋白122g/L，肌酐66μmol/L，乳酸3.63mmol/L。

予以激素（甲泼尼龙200mg静脉滴注＋丙种球蛋白10g静脉滴注）。继续生命支持治疗，持续IABP应用，调节ECMO参数，维持流量在2.5～3.5L/min，FiO_2约40%。患者右侧上肢指脉氧饱和度波动于93%～100%。患者神志清楚，仍有胸闷、气促不适，较昨日明显好转。心电监护提示心室率约为70～80次/分，可见频发室早，无室速，偶有起搏心律（起搏器下限频率70次/分）。

入院第3天：诉胸闷气短明显好转，患者无明显气促不适。肌钙蛋白虽然较前一天明显下降，但是仍然处于很高水平（高敏心肌肌钙蛋白I 22098.7pg/ml，NT-proBNP 7705pg/ml）。心电监护提示心室率波动于75～90次/分，继续予以激素（甲泼尼龙200mg静脉滴注＋丙种球蛋白10g静脉滴注）。

入院第4天：神志清楚，精神状态较前好转，诉胸闷稍好转。患者血压维持稳定状态（血压118/87mmHg，心率80次/分），间断予以硝酸甘油小剂量泵入，患者血氧饱和度波动于95%～100%，并逐渐降低VA ECMO辅助力度。复查超敏心肌肌钙蛋白17945pg/ml，NT-proBNP 5817pg/ml。心脏彩超提示射血分数恢复至30%左右。在入院后第4日（19日）撤除VA ECMO，血管外科行床边股动脉切开缝合，局部无菌处理后包扎。开始逐渐降低糖皮质激素用量至80mg/d，丙种球蛋白5g/d。继续予以营养支持治疗。在撤除ECMO后血压波动于100～140/60～85mmHg左右，开始给予抗心肌重构治疗（培哚普利2mg、1次/日起始）。

入院第5天：生命体征趋于稳定，下调临时起搏器至40次/分备用，未见临时起搏器起搏，遂停用心脏临时起搏治疗。复查超敏心肌肌钙蛋白3171.7pg/ml，NT-proBNP 3089pg/ml。

入院第6天：未诉特殊不适，将甲泼尼龙减量至80mg、1次/日静脉滴注。并停用抗病毒药物（喷昔洛韦）

入院第7天：症状逐渐消失，无明显胸闷气促不适。可进食软食（软的米饭及面条），已经停用营养支持药物（氨基酸，复合维生素）及抗感染药物（头孢哌酮舒巴坦钠）。心电监护可见偶发室性期前收缩，心室率波动于70～90次/分，血压维持在117/70mmHg。复查超敏心肌肌钙蛋白3171.7pg/ml，NT-proBNP 3089pg/ml。遂停用IABP，拔出股动脉鞘管。

入院第8天：患者生命体征稳定，培哚普利加量至4mg、1次/分，糖皮质激素改为醋酸泼尼松（强的松）20mg、1次/分口服。继续观察患者血压、心率，出院前逐渐增加美托洛尔剂量至47.5mg、1次/分，剂量维持至出院后首次随访。

入院第9天：患者生命体征稳定，加美托洛尔缓释片23.75mg、1次/分，护胃药物改为口服奥美拉唑，睡眠不佳加用艾司唑仑1mg，每晚口服。

入院第11天：患者生命体征稳定，可下床活动，饮食基本正常。复查心脏彩超提示射血分数恢复至58%。

磁共振-灌注成像（PWI）＋多方位延迟增强（注明检查部位）所见：左心室不大，舒张末期内径44cmm，收缩末期内径26mm，缩短率40%，左心房前后径25mm，舒张术期左室各节段心肌厚度正常，中间段前间壁8.0mm，下侧壁6.0mm，左室整体收缩运动尚正常，升主动脉近端直径。右心室不大，长径75mm，短径33mm，右心房横径38mm，右室整体收缩运动正常，三尖瓣未见明显反流信号影。T_2上左室心肌信号增高。心包膜不厚。心包及双胸腔未见液体信号影。左心室射血分数53%。心脏灌注：首过灌注心肌未见明显异常充盈缺损信号，延迟强化未见明显异常强化。心脏磁共振检查提示左心室心肌弥漫性水肿，呈现典型的心肌炎表现。

入院第15天：患者血压100/67mmHg，心率89次/分，自诉感觉良好，无明显胸闷、气促等不适症状。复查检验结果高敏心肌肌钙蛋白183pg/ml，NT-proBNP 499pg/ml，谷丙转氨酶36U/L，谷草转氨酶16U/L，白细胞11.22×10⁹/L，血红蛋白86g/L，肌酐71μmol/L，乳酸1.2mmol/L。

出院带药医嘱：盐酸曲美他嗪缓释片35mg口服、2次/日，辅酶Q₁₀片10mg口服、3次/日，培哚普利叔丁胺片4mg口服、1次/日，醋酸泼尼松片10mg口服、1次/日，艾司奥美拉唑镁肠溶片40mg口服、1次/日，琥珀酸美托洛尔缓释片47.5mg口服、1次/日，还原型谷胱甘肽片0.4g口服、3次/日，碳酸钙D3片600mg口服、1次/日。予以办理出院。

五、相关知识点

暴发性心肌炎患者可以大致分为三种类型，①心源性休克型：以顽固性心源性休克、严重左心衰竭为主要特点，主要临床表现为低血压，胸闷气促、呼吸困难、少尿等。②心律失常型：患者以恶性心律失常为主要临床特点，表现为心悸、黑矇、晕厥或猝死。③混合型：同时具有心源性休克和恶性心律失常的特征，兼有低血压和晕厥等混合性表现。本病例患者是非常典型的暴发性心肌炎起病过程，有典型的上呼吸道感染前驱表现，以严重恶性心律失常为特点，心电图为室速等室性心律失常，幸运的是患者在送医过程中屡次成功复苏，有机会来到医院接受诊治。按照《成人暴发性心肌炎诊断与治疗中国专家共识》的建议[1-2]，对于早期就诊的患者，应该立即予以生命支持装置的植入，以减轻心脏负担，维持循环和呼吸等重要系统的功能，避免进展成为多器官功能障碍综合征。需要强调的是，在暴发性心肌炎的生命支持治疗策略中，应该优先选择使用IABP植入[3]。IABP是临床最为常用的左心室辅助装置，可以显著减轻左心室后负荷。IABP的植入很大程度上有赖于患者自身残存的心脏功能。如果有反复发作的严重心律失常或者顽固性休克，IABP治疗效果是欠佳的。在患者转运至CCU之后，由于还是反复发作室速，权衡之后植入VA ECMO，序贯性进行生命支持，包括肾脏支持和呼吸支持。

如果说生命支持是为了患者赢取生存的机会，那么免疫调节治疗是改善患者预后的最重要措施[4-5]。在专家共识中，也十分强调暴发性心肌炎患者的免疫调节治疗，推荐早期使用糖皮质激素及丙种球蛋白，以减轻炎症风暴带来的心肌水肿和损害，恢复心肌的电学及机械功能。本例患者在入院时即使用了丙种球蛋白和较大剂量的糖皮质激素治疗，逐渐减量，直至炎症风暴消失。所以说暴发性心肌炎的治疗是一套组合拳，是一种综合救治方案，缺一不可。

六、病例要点及小结

本例患者为年轻女性，发病突然，有明显病毒感染前驱症状（肌肉酸痛，纳差，嗜睡），继而迅速出现血流动力学障碍，心肌损伤标志物（cTnI、Mb、CK-MB）、BNP明显升高，伴随肝功能受损，心电图可见室性心律失常，超声心动图可见弥漫性室壁运动减弱，行冠脉造影排除冠状动脉粥样硬化性心脏病，确诊为暴发性心肌炎。

在住院治疗过程中，患者频繁发作室性心动过速、室颤等恶性心律失常，在进行ECMO、IABP等措施救治同时，也在予以心脏临时起搏治疗，以维持循环的稳定。入院时即使用了丙种球蛋白和较大剂量的糖皮质激素治疗，逐渐减量，直至炎症风暴消失。最后抢救成功，痊愈出院。

（周　宁　汪道文：华中科技大学同济医学院附属同济医院）

参考文献

[1]汪道文，惠汝太. 推行暴发性心肌炎处理的中国方案·挽救更多生命[J]. 中华心血管病杂志，2022，50（3）：212-218.

[2]中华医学会心血管病学分会精准医学学组，中华心血管病杂志编辑委员会，成人暴发性心肌炎工作组. 成人暴发性心肌炎诊断与治疗中国专家共识[J]. 中华心血管病杂志，2017，742-752.

[3]Hang W，Chen C，Seubert JM，et al. Fulminant myocarditis：a comprehensive review from etiology to treatments and outcomes[J]. Signal Transduct Target Ther，2020，5：287.

[4]He W，Zhou L，Xu K，et al. Immunopathogenesis and immunomodulatory therapy for myocarditis[J]. Sci China Life Sci，2023，66：2112-2137.

[5]Zhou N，Zhao Y，Jiang J，et al. Impact of mechanical circulatory support and immunomodulation therapy on outcome of patients with fulminant myocarditis：Chinese registry of fulminant myocarditis[J]. Signal Transduct Target Ther，2021，6：350.

彩图

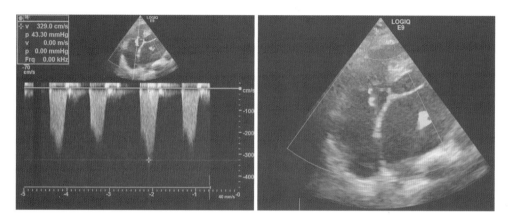

病例2图1　心脏B超（2020-10）

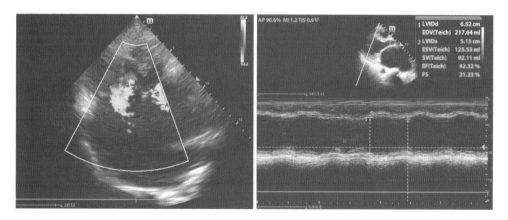

病例2图2　心脏B超（2021-02）

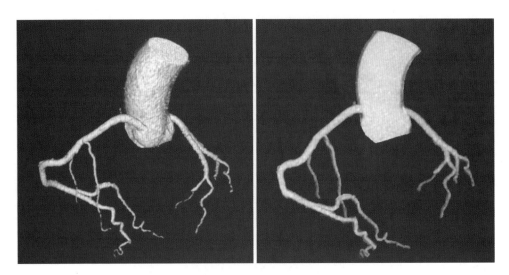

病例2图3　冠状动脉CT血管成像（2021-02）

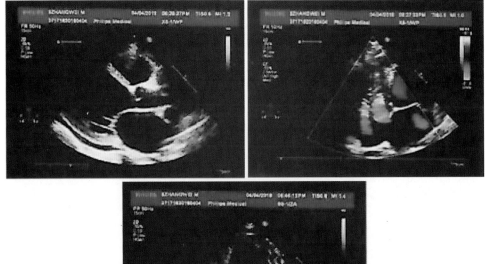

病例3图2　心脏B超见各室腔普遍增大，心功能不全

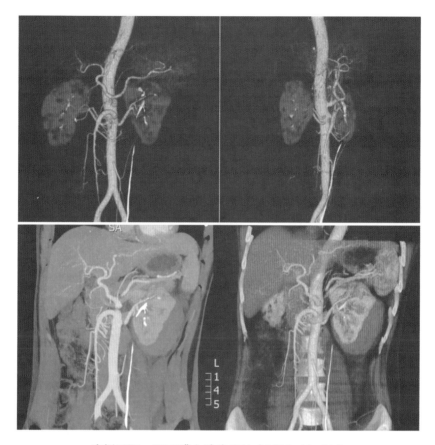

病例6图3　肠系膜上动脉CTA（2022-10-31）

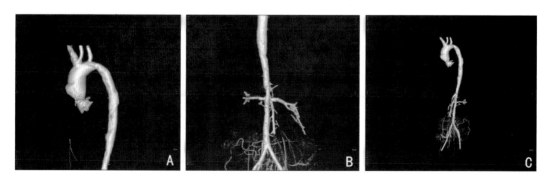

病例7图2　主动脉CT造影（2017年10月）

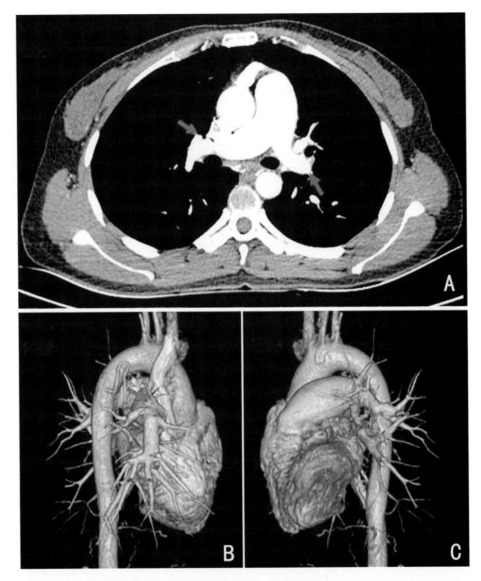

病例8图3　肺动脉CT血管成像及三维重建（2021-09-08）

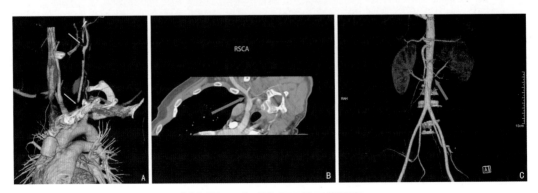

病例9图4　主动脉CTA及三维重建

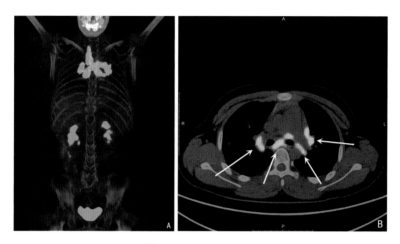

病例9图6　　^{18}F-FDG PET-CT检查及纵隔窗

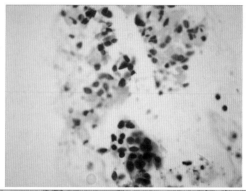

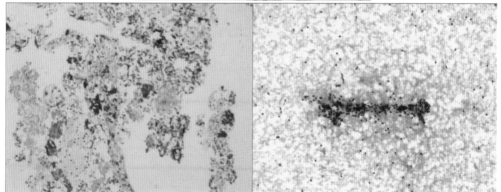

病例9图7　气管镜下纵隔淋巴结活检：可见T淋巴细胞及少量上皮细胞

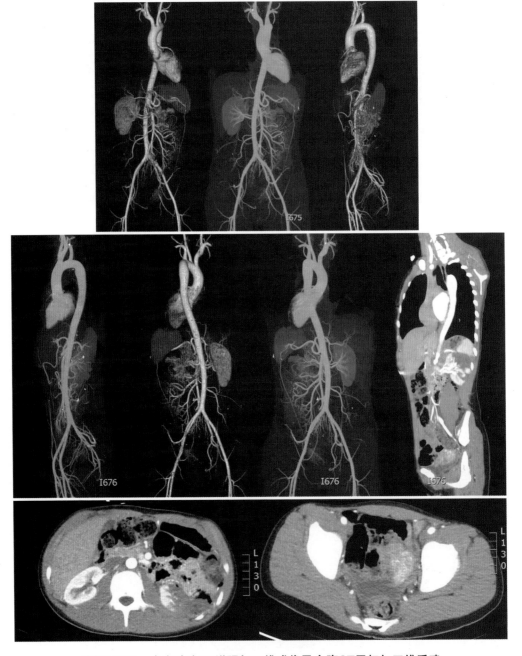

病例10图3　全主动脉CT增强加三维成像及全腹CT平扫加三维重建

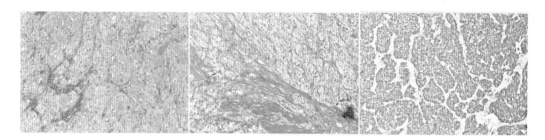

病例10图5 膀胱肿瘤组织病理检查

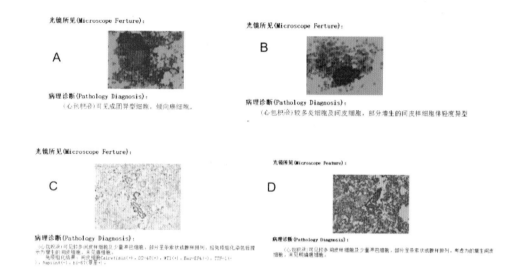

病例11图1 心包积液病理检查学分析

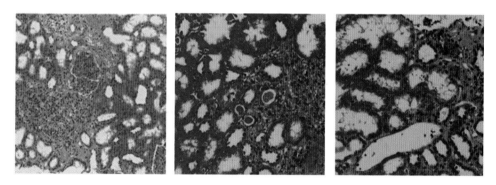

病例11图2 肾脏穿刺活检HE染色病理结果

光镜所见(Microscope Ferture)：

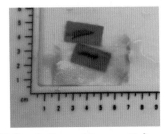 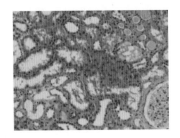

病理诊断(Pathology Diagnosis)：

(左肾组织)送检肾穿刺组织，间质内可见少量淋巴细胞灶状浸润，可见少许散在的组织细胞样细胞，未见泡沫样组织细胞，未见肉芽肿，少许血管玻璃样变性；肾小管部分上皮变性、节段性坏死，可见少量透明管型，未见恶性病变，请结合临床。

免疫组化结果：组织细胞样细胞CD68(+)，CD1a(-)，S-100(-)。

病例11图3　肾脏活检病理切片行免疫组化结果

光镜所见(Microscope Ferture)：

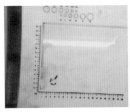 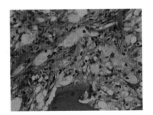

病理诊断(Pathology Diagnosis)：

(骨髓)送检骨髓组织内可见泡沫样组织细胞聚集，并见纤维组织增生及少量淋巴细胞浸润，结合临床所见符合Erdheim-Chester病病理改变，请结合临床。
泡沫样组织细胞CD68（+），S-100（-），CD1α（-）。

病例11图4　骨髓活检病理及免疫组化结果

病例12图2　胸水（细胞块）液基细胞学超薄片病理图像

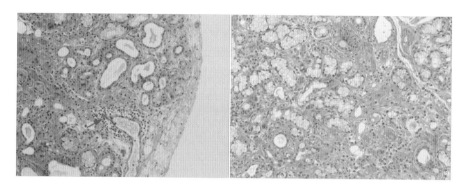

病例12图3　唇腺（左下唇）活检病理图像

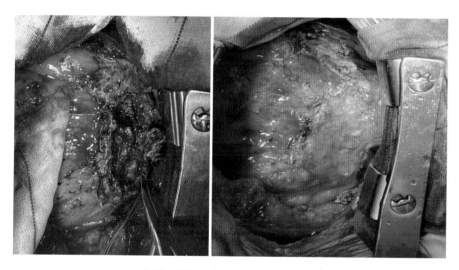

病例14图3　术中所见心包的病变

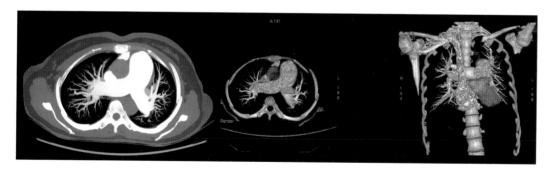

病例16图2　胸部CT和CTPA三维重建（2022-10）

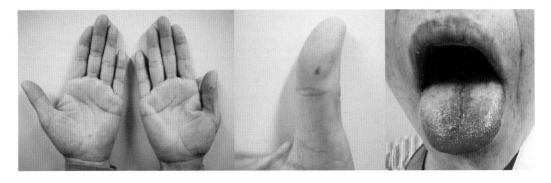

病例16图3　患者舌部及手部体征

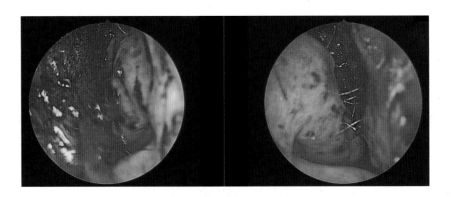

病例16图4　鼻内镜图像

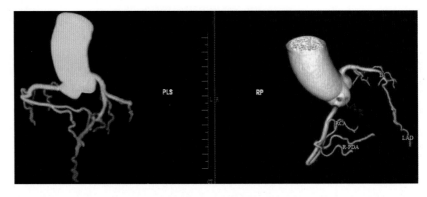

病例16图5　冠脉CTA前降支中段壁冠状动脉形成，相应管腔纤细

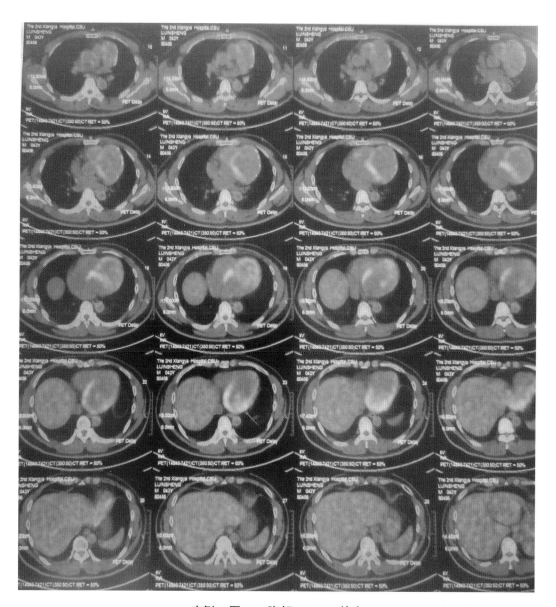

病例17图12　胸部PET–CT检查

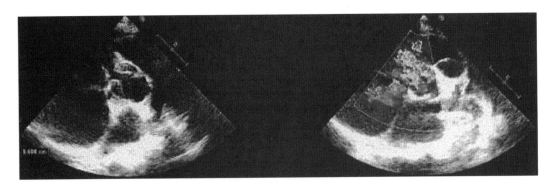

病例18图1　外院心脏B超

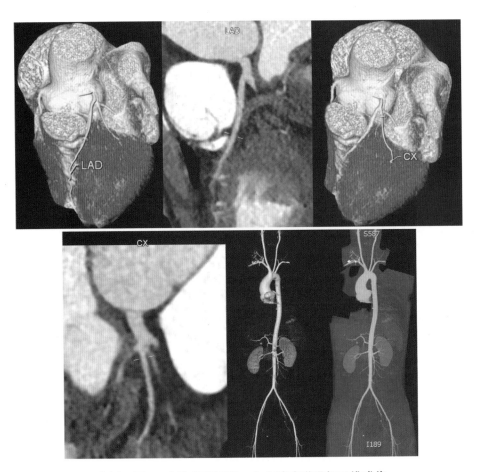

病例18图3　本院CTA冠脉＋全主动脉增强加三维成像

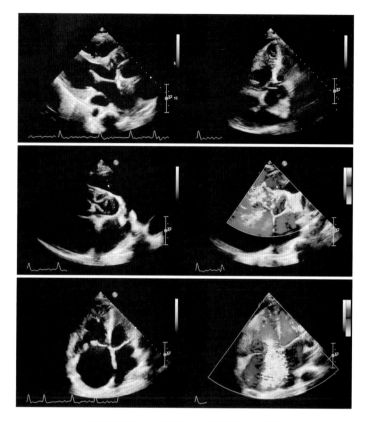

病例18图4　本院心血管内科心脏B超

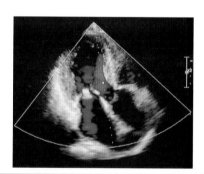

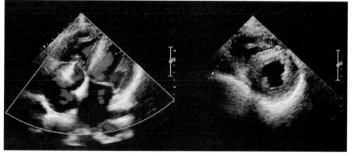

病例19图1　门诊心脏B超检查

z

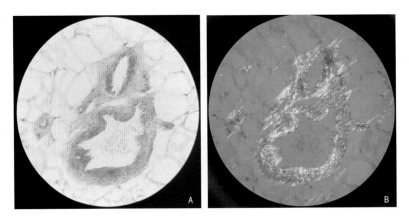

病例19图5　腹部皮下脂肪组织活检（刚果红染色）

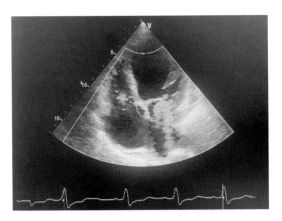

病例20图2　彩色多普勒血流显像CDFI：二尖瓣中度反流、三尖瓣中重度反流

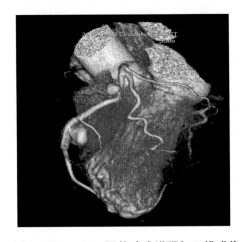

病例22图2　CTA冠状动脉增强加三维成像

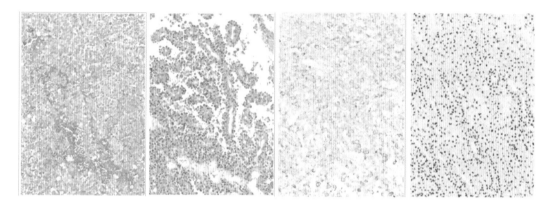

病例23图3 垂体病损碎组织病理（2023-03）

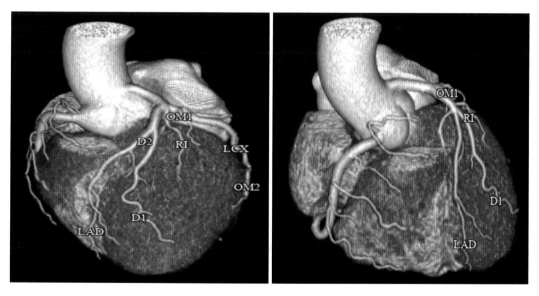

病例24图4 冠脉增强CT三维重建（未见异常）

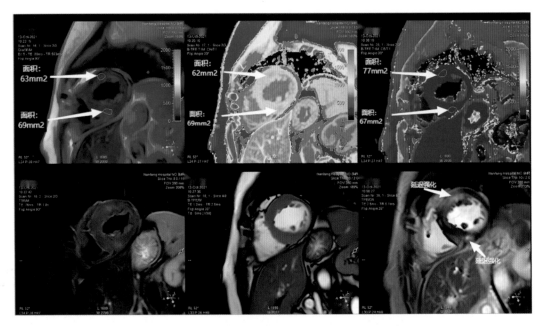

病例24图5　MRI心脏大血管增强扫描＋心功能检查

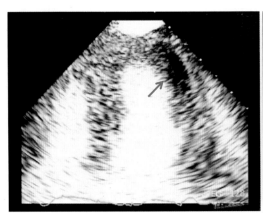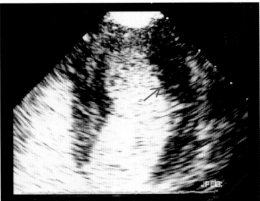

病例24图6　腺苷负荷超声心动图

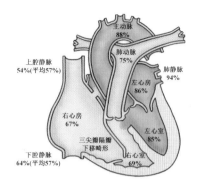

病例25图3　心脏解剖结构和血氧含量

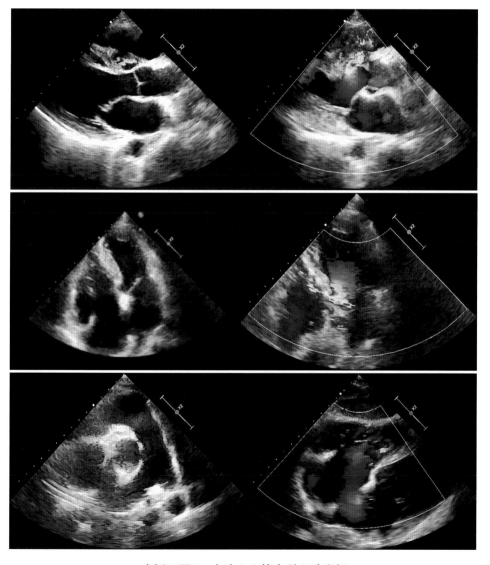

病例25图4　本院心血管内科心脏彩超

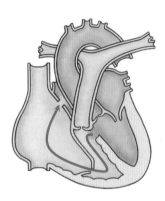

病例25图5　患者心脏心房水平右向左分流情况

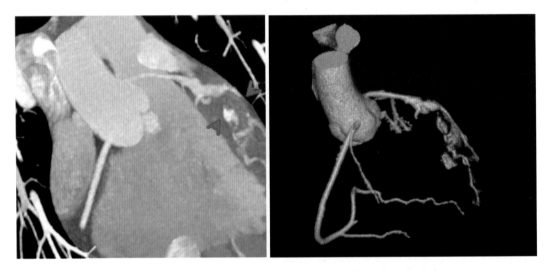

病例26图7　冠状动脉血管成像（CTA）额面切面及三维重建

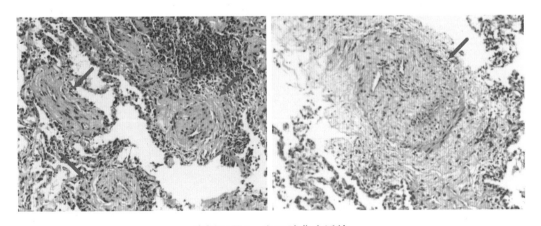

病例28图4　左下肺背支活检

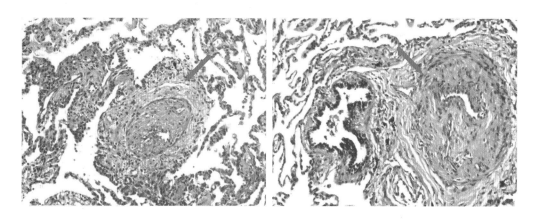

病例28图5　左上肺活检

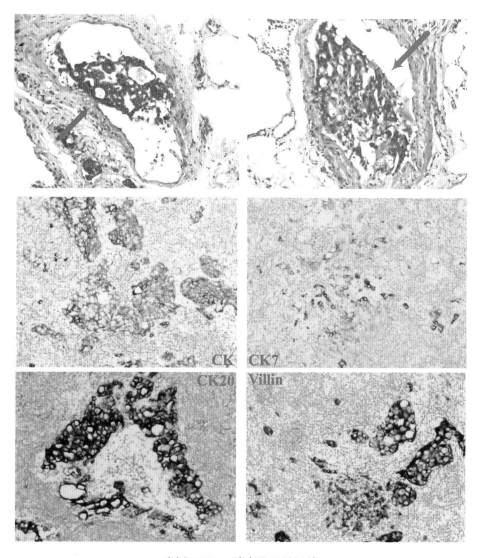

病例28图6　腋窝淋巴结活检

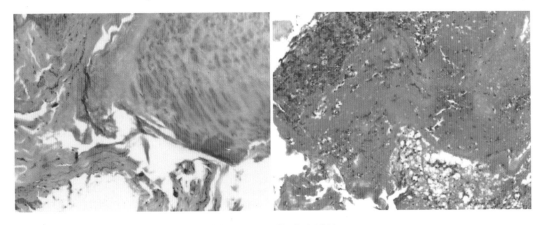

病例28图7　股动脉活检

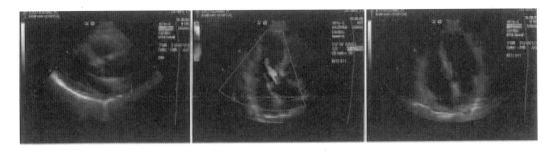

病例29图3　入院心脏彩超结果：左房稍增大（34mm）；室间隔增厚（12mm）左室舒张功能减退；射血分数56%

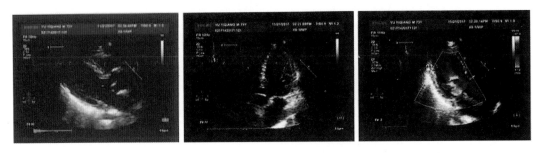

病例29图5　急诊床旁心脏超声提示：少量心包积液；右室前壁收缩期3.0mm，舒张期1.0mm

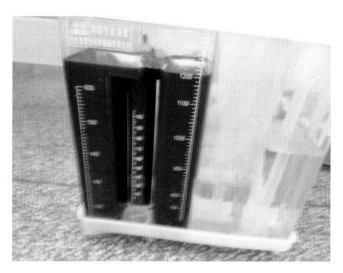

病例29图8 右侧胸腔引流出暗红色血性胸水

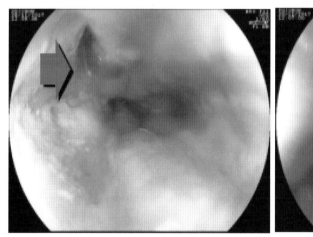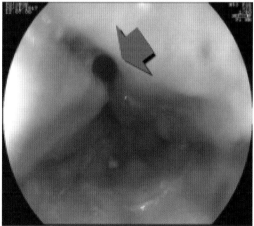

病例29图9 急诊胃镜发现食管–胸腔瘘和贲门炎

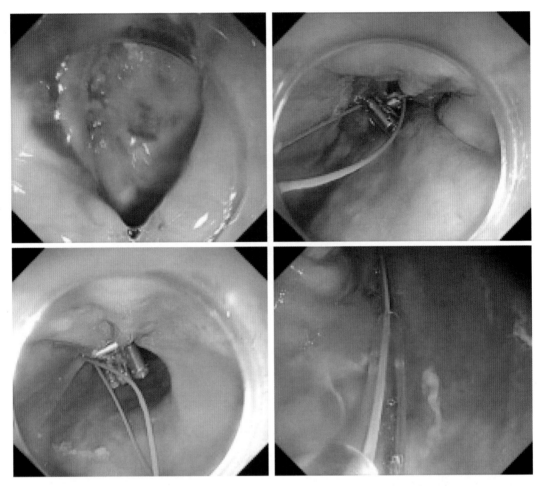

病例29图10　急诊内镜下钛夹夹闭裂口（荷包缝合术＋胃-空肠营养管置术）

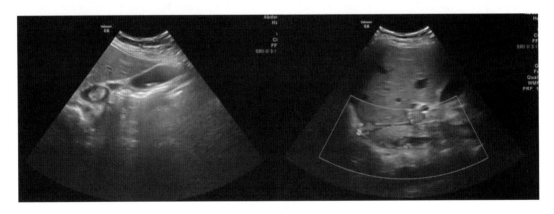

病例30图3　肝胆脾彩超

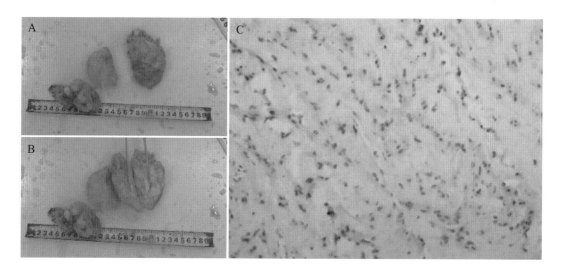

病例30图7　术中病理结果

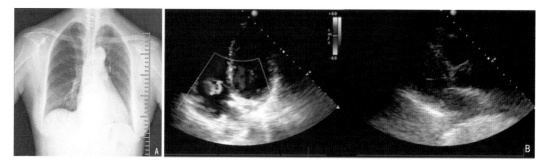

病例30图8　术后X线正位片和心脏彩超结果